第5版

Clinical
Dental
Anesthesiology

臨床歯科麻酔学

■編集委員

丹羽　均
入舩正浩
小長谷光
澁谷　徹
深山治久

永末書店

編・著

丹羽　均　　　大阪大学大学院歯学研究科口腔科学専攻高次脳口腔機能学講座歯科麻酔学教室　教授
入舩正浩　　　広島大学大学院医歯薬保健学研究科歯学分野歯科麻酔学研究室　教授
小長谷光　　　明海大学歯学部病態診断治療学講座歯科麻酔学分野　教授
澁谷　徹　　　松本歯科大学歯科麻酔学講座　教授
深山治久　　　東京医科歯科大学大学院医歯学総合研究科医歯学専攻口腔機能再構築学講座麻酔・
　　　　　　　生体管理学分野　教授

奥田真弘　　　愛知学院大学歯学部麻酔学講座　教授
北畑　洋　　　徳島大学大学院医歯薬学研究部歯科麻酔科学分野　教授
糀谷　淳　　　鹿児島大学大学院医歯学総合研究科先進治療科学専攻顎顔面機能再建学講座歯科麻
　　　　　　　酔全身管理学分野　准教授
櫻井　学　　　朝日大学歯学部口腔病態医療学講座歯科麻酔学分野　教授
佐藤健一　　　岩手医科大学歯学部口腔顎顔面再建学講座歯科麻酔学分野　教授
杉村光隆　　　鹿児島大学大学院医歯学総合研究科先進治療科学専攻顎顔面機能再建学講座歯科麻
　　　　　　　酔全身管理学分野　教授
高石和美　　　徳島大学病院歯科麻酔科　講師
土井　充　　　広島大学大学院医歯薬保健学研究科歯学分野歯科麻酔学研究室　助教
原田　純　　　前　愛知学院大学歯学部麻酔学講座　教授
藤澤俊明　　　北海道大学大学院歯学研究院口腔病態学分野（歯科麻酔学教室）　教授
松村朋香　　　東京医科歯科大学大学院医歯学総合研究科医歯学専攻口腔機能再構築学講座麻酔・
　　　　　　　生体管理学分野　講師
百田義弘　　　大阪歯科大学歯科麻酔学講座　教授
森本佳成　　　神奈川歯科大学大学院歯学研究科全身管理医歯学講座（高齢者・障害者）　教授
脇田　亮　　　東京医科歯科大学大学院医歯学総合研究科医歯学専攻口腔機能再構築学講座麻酔・
　　　　　　　生体管理学分野　准教授

五訂　序文

　前回の改訂は,2011年の9月であり,約7年ぶりの改訂となった.今回の改訂では,編集方針の見直しに伴い,内容,体裁ともに大幅に変更された.まず,本教科書のコンセプトが前版までは,読者として歯学部学生および研修医を対象としていたが,今回からは対象を歯学部学生に絞り,その内容も卒前教育に必要な範囲をわかりやすく解説することとした.ただし,単なる国家試験対策のマニュアル本ではなく,内容としても読みごたえのある内容を目指した.

　歯科麻酔学は「全身管理学」であり,時代の背景から高齢者の全身管理に重点を置いた構成としている.この方向性は国家試験出題基準や平成28年度の歯学教育モデル・コアカリキュラムにも明確に示され,本教科書はそれにも十分対応できるような内容とした.歯科麻酔学は生理学,薬理学,解剖学の知識を臨床に応用する学問であり,これらの基礎的知識なくしては,歯科麻酔の臨床はあり得ない.歯学部学生には,基礎的な知識を基盤として麻酔学を理解していただくことを望んでいる.さらに,今回,執筆者も大幅に若返り新鮮な内容となった.また,これまでのA4版からB5版に体裁が変わり,新しい教科書といっても過言ではない.

　新しく生まれ変わった本書が歯学部学生の歯科麻酔学を学んでいく際の入門書となることを期待する.

2018年12月

丹羽　均

四訂　序文

　今回，「第3版　臨床歯科麻酔学」が全面改訂された.

　今回の改訂では，執筆者が大幅に入れ替わったことが，大きな変更点の一つである.これは各大学における歯科麻酔学講座の担当者の世代交代が進んだためである.執筆者が変わることにより，その記載内容もこれまでとは，ずいぶん異なった切り口からのアプローチとなっており，大変興味深い.もう一つの変更点は，近年，全身麻酔法に関しては，静脈麻酔薬を中心とする麻酔法が主流を占めるようになり，それに関する内容が大幅に増加したことである.以前の吸入麻酔薬中心の時代から TIVA への移り変わりを強く反映した内容となっている.

　しかし，編集方針は以前と変わらず，歯科麻酔学を「全身管理学」と位置づけ，手術や麻酔による生体への影響を理解し，それを最小限とするためにはどのような医学的対応が必要かを理解していくことを主眼としている.このような観点からの記載を新しい執筆者へもお願いした.

　本書が，今回の改訂を経て，歯学部学生や研修医等が歯科麻酔学を学んでいく上での，より良い入門書となることを期待する.

2011 年 9 月

丹羽　均

三訂　序文

「臨床歯科麻酔学」が出版されたのがちょうど10年前，1995年5月である．そして4年後にマイナーチェンジされ新訂版が出版された．今回は全面改訂され，「第3版　臨床歯科麻酔学」として新しく生まれ変わった．

今回の改訂では，執筆者が一部入れ替わったこと，大きさがB5判からA4判に大きくなったことのほか，内容がより充実し，学生ばかりではなく，平成18年度から必修化される卒後研修のテキストとしても十分に使用できるものとなった．その一方，コアカリキュラムとの対応表，キイワード，メモ，ワンポイント，まとめを設けることにより，学生，研修医，一般臨床医がそれぞれの立場で必要な情報を容易に本書から引き出せるよう工夫し，幅広い読者の要求に答えられるような構成とした．

10年前に比べ歯科医学における「歯科麻酔学」の重要性は高まる一方である．また歯科麻酔学がカバーすべきフィールドも多岐にわたり，それぞれの分野で果たすべき役割も益々増えている．国立大学では大学院重点化に伴い歯科麻酔学講座の名称も「歯科麻酔学」とはかけ離れたものになってしまった．しかし，歯科麻酔学の本質は全身管理学，生体管理学，生体機能調節医学であることには変わりない．患者の生理状態を手術や歯科治療からの侵襲に対して正常に保つためにはどうすればよいかを研究し，臨床に反映させるのが「歯科麻酔学」である．

各著者の先生方には，ヒトの正常な生理機能を踏まえた上で，麻酔管理下に置かれた患者の状態を認識し，生体を種々の侵襲から防御し，合併症や副作用を最小限に抑えるのにはどうすればよいかという観点から，読者が理解しやすいよう執筆をお願いした．本書が，学生，研修医のみならず多くの歯科医師が歯科麻酔学を理解する上での手助けとなれば幸いである．

2005年3月

丹羽　均

改訂によせて

　昭和３０年頃から，歯科医師が歯科治療に際して患者さんの全身管理を余儀なくされる場合が徐々に見られるようになってきた．この傾向は，医療の進歩，福祉の充実にともない高齢者，有病者など治療を受けつつ日常生活をおくる人々が加速度的に増加することで，益々顕著となっている．つまり，歯科医師の診る患者さんは，全身管理と歯科治療を同時に行わねばならぬ場合が増加の一途をたどっている．このような全身管理について卒前，卒後ともに学習するには，麻酔学，特に全身麻酔を通じての臨床教育が最も有用である．

　このような歯科医療の情勢に鑑み，歯科麻酔学の教育について日頃より，同じような考え，意見を持つ者が集まり，「臨床歯科麻酔学」の初版を世に送り出したのが，１９９５年５月であった．その後，４年の年月とともに，歯科麻酔学も進歩をとげたこともあり，また，初版の著者の中には，御定年により退職される人々も出てきた．

　このようなことから，この度は，新しい著者にも御協力を得て，内容も充実を計るとともに，初版では，一部統一性を欠いていた部分についても修正し，全体としての一貫性，バランスに配慮しつつ新訂版を完成させた．この新訂版が歯科学生の愛読書となり，また，既に歯科臨床の現場で活躍しておられる臨床家の皆様の参考書として役立つことができれば，我々としては望外のよろこびである．

1999 年 3 月

松浦　英夫

序文―初版

　歯科における鎮痛，和痛のための麻酔の必要性は，我々の大先輩である H.Wells らの例に見るように，古くから認識されていた．一方，我が国においては，昭和３０年代頃から，歯科医師による歯科患者の全身管理が必要であり，これを学ばせるには全身麻酔を通じての臨床教育がきわめて有用であると認識され始めた．

　昭和４０年代以降は，口腔外科手術の急速な進歩による全身麻酔そのものの需要が高まると同時に，社会福祉，医療福祉の充実とともに障害者や高齢者の歯科治療が増加し，全身管理としての麻酔の需要が増加した．このような情勢から，歯科麻酔学は短期間に急速な成長を遂げ，学問としての体系を整えるに至った．すなわち，学問の高度化はもちろんのこと，歯科麻酔医の増加，歯科麻酔認定医，さらには同指導医の誕生を見ることとなった．そして，この間，全国の歯科大学や歯学部に歯科麻酔学講座，同診療科が設置された．

　このような歯科診療現場での情勢は，鋭敏にアンダー・グラジュエイトの教育にも反映され，より高度で充実した教育がなされるに至った．これにともない教科書も多数発刊された．しかし，我々教官がいざ学生に教育するとなると，いろいろな成書や文献から“よいとこ取り”をして，国家試験にも配慮しながら講義用ノートを準備しなければならなかった，というのが実情である．

　このようなことから，日頃より歯科麻酔学やその教育について同じような考え方，意見を持った者が，ここに集まり，一定の構想のもとに本書を世に送り出すことになった．より多くの歯科医学生の愛読書となり，我が国の新しい歯科医療の発展，充実に少しでもお役に立てるならば望外のよろこびである．

1995 年 3 月

松浦　英夫

目次

第1章	歯科麻酔学概論	2
1	**麻酔の概念**	**2**
2	**歯科麻酔学とは**	**2**

   1   特徴   2

   2   歯科麻酔学の担当分野および歯科麻酔医の役割   2

丹羽　均（大阪大学）

第2章	全身管理に必要な生理学	4
1	**循環生理**	**4**

   1   循環系   4

   2   心臓   5

   3   体循環   9

   4   肺循環   11

   5   冠循環   12

   6   脳循環   12

澁谷　徹（松本歯科大学）

2	**呼吸生理**	**12**

   1   換気力学（換気メカニクス）   12

   2   肺気量   14

   3   肺胞換気   16

   4   肺胞におけるガス交換   16

   5   血液による酸素の運搬   20

   6   二酸化炭素の運搬   22

   7   呼吸の調節   23

森本佳成（神奈川歯科大学）

3	**酸塩基平衡**	**24**

   1   体液   24

   2   水素イオン濃度   24

   3   水素イオン濃度の調節   25

   4   酸塩基平衡異常の原因   28

4	**神経生理（自律神経）**	**28**

   1   神経系   28

   2   交感神経と副交感神経   29

   3   化学伝達   29

	4	効果器官の反応	31
	5	自律神経に作用する薬物	32

入舩正浩（広島大学）

第3章　全身管理　　33

1　全身状態評価法　　33

	1	術前診察の方法	33
	2	バイタルサイン	39
	3	臨床検査	41
	4	手術危険度	46
	5	麻酔時期の決定	48

奥田真弘（愛知学院大学），原田　純（前　愛知学院大学）

2　管理上問題となる疾患　　48

	1	呼吸器系疾患	48
	2	循環器系疾患	52

藤澤俊明（北海道大学）

	3	内分泌系疾患	59
	4	腎疾患	62
	5	神経・筋疾患	64
	6	精神疾患	65

糀谷　淳（鹿児島大学）

	7	血液疾患	67

森本佳成（神奈川歯科大学）

3　モニタリング　　69

	1	循環器系モニタ	70
	2	呼吸器系モニタ	73
	3	その他のモニタ	76

松村朋香，深山治久（東京医科歯科大学）

第4章　注射の基本手技　　77

1　注射の基本手技　　77

	1	静脈内注射	77
	2	皮内注射	79
	3	皮下注射	79

ix

目次

4	筋肉内注射	80
5	骨髄内注射	81

杉村光隆（鹿児島大学）

第5章　局所麻酔　82

1　局所麻酔に必要な解剖　82

1	伝達麻酔に必要な解剖	82
2	浸潤麻酔に必要な解剖	84

櫻井　学（朝日大学）

2　局所麻酔薬　85

1	構造と物理化学的性状	86
2	局所麻酔薬の作用機序	88
3	局所麻酔作用に影響を及ぼす因子	90
4	局所麻酔薬の薬物動態	91
5	各局所麻酔薬の特徴	91
6	歯科で使用される局所麻酔薬	92

3　血管収縮薬　93

1	血管収縮薬含有の目的	93
2	血管収縮薬の特徴と薬理作用	94
3	使用上の留意点	95

入舩正浩（広島大学）

4　局所麻酔法　95

1	局所麻酔に使用する器具	95
2	局所麻酔時の消毒・滅菌	96
3	表面麻酔法	97
4	浸潤麻酔法	97
5	伝達麻酔法	100

櫻井　学（朝日大学）

5　局所麻酔の合併症　104

1	全身的合併症	104
2	局所的合併症	106

澁谷　徹（松本歯科大学）

第6章　精神鎮静法　108

1　概念　108
1　精神鎮静法の目的　108
2　精神鎮静法の適応と禁忌　108
3　精神鎮静法の種類　109

2　吸入鎮静法　109
1　亜酸化窒素吸入鎮静法の特徴　109
2　適応症　109
3　禁忌症　110
4　適応に注意する場合　111
5　亜酸化窒素吸入鎮静法の深度　111
6　至適鎮静状態　112
7　亜酸化窒素吸入鎮静法に用いられる装置　112
8　実施法　114

3　静脈内鎮静法　115
1　適応症　115
2　禁忌症　116
3　注意を要する場合　117
4　使用薬剤　117
5　実施法　119

深山治久（東京医科歯科大学）

第7章　全身麻酔　122

1　全身麻酔の理論　122
1　全身麻酔とは　122
2　吸入麻酔薬の吸収と排泄　123
3　吸入麻酔薬の力価　126
4　麻酔深度の判定法　127

北畑　洋，高石和美（徳島大学）

2　吸入麻酔法　128
1　吸入麻酔薬　128
2　麻酔器　131
3　麻酔用器具　134
4　麻酔導入法　136

目次

5	気道確保・気管挿管	**136**
6	麻酔維持	**139**
7	麻酔の覚醒	**139**

高石和美，北畑　洋（徳島大学）

3　静脈麻酔法 **140**

1	静脈麻酔薬	**140**
2	麻薬性鎮痛剤	**143**
3	全静脈麻酔	**145**

4　筋弛緩薬 **146**

1	神経筋伝達の機序および筋弛緩薬の作用機序	**146**
2	主な筋弛緩薬	**147**
3	筋弛緩モニタリング	**148**
4	筋弛緩の拮抗薬	**149**

藤澤俊明（北海道大学）

第8章　周術期管理 **150**

1　術前管理 **150**

1	インフォームド・コンセント	**150**
2	経口摂取制限	**150**
3	常用薬の取り扱い	**151**
4	その他	**153**

佐藤健一（岩手医科大学）

2　術中管理・合併症 **153**

1	呼吸管理	**153**
2	循環管理	**154**
3	体温管理	**155**
4	酸塩基平衡の管理	**156**
5	輸液	**156**
6	輸血	**158**
7	呼吸器系合併症	**162**
8	循環器系合併症	**164**
9	代謝性合併症	**166**
10	悪性高熱症	**166**

小長谷光（明海大学）

3	**術後管理・合併症**	**167**
1	術後管理の特徴	167
2	術後の患者管理・監視	168
3	術後疼痛管理	170
4	呼吸器系合併症	172
5	循環器系合併症	173
6	神経系合併症	174
7	その他の合併症	175

脇田　亮，深山治久（東京医科歯科大学）

第9章	**歯科外来の全身麻酔**	**177**
1	**外来全身麻酔の概念**	**177**
2	**障害者の麻酔**	**177**
3	**歯科外来全身麻酔の適応**	**181**
4	**歯科外来全身麻酔として選択すべきでない症例**	**182**
5	**歯科外来全身麻酔の流れ**	**182**
1	術前管理	182
2	麻酔管理	183
3	術後管理	185

百田義弘（大阪歯科大学）

第10章	**小児麻酔**	**186**
1	**小児の解剖・生理学的特徴と麻酔との関係**	**186**
2	**小児麻酔の実際**	**187**
1	術前評価	187
2	経口摂取制限	188
3	麻酔前投薬	188
4	麻酔の導入	189
5	気管挿管	189
6	麻酔の維持	191
7	麻酔回路	191
8	輸液	192
9	術中モニタリング	192
10	覚醒	192

目次

11	術後管理	**193**

丹羽　均（大阪大学）

第11章　高齢者の麻酔管理 **194**

1	高齢者の身体の医学的特徴	**194**
2	老化による身体的変化	**195**
3	高齢者の薬物療法	**196**
4	高齢者における局所麻酔法	**197**
5	高齢者における精神鎮静法	**198**
6	高齢者に対する全身麻酔	**198**

丹羽　均（大阪大学）

第12章　歯科治療時の全身的合併症・偶発症 **201**

1	局所麻酔の全身的合併症	**201**
2	その他の全身的合併症・偶発性	**201**

澁谷　徹（松本歯科大学）

第13章　救命救急処置 **206**

1	救急蘇生法	**206**
2	救命の連鎖	**206**
3	一次救命処置（BLS）	**207**
4	成人における窒息の解除	**212**
5	二次救命処置（ALS）	**213**
6	Rapid Response System（RRS）	**216**
7	小児の救急蘇生	**216**
8	脳死（Brain death）	**219**
	1　死の定義の分類	**219**
	2　脳死	**219**
	3　脳死判定基準	**219**
	4　小児に対する脳死判定	**220**

森本佳成（神奈川歯科大学）

第14章　ペインクリニック　221

1　痛みの定義　221

2　痛みの神経学的基礎　221

1　痛みの伝達　221

2　痛みの分類　222

3　痛みの制御と下行性疼痛抑制系　223

入舩正浩（広島大学）

3　痛みの評価　223

1　一元的評価　223

2　多元的評価　224

3　QOL 評価法　224

4　定量的感覚検査　224

5　その他　225

土井　充（広島大学）

4　口腔顔面の痛み　225

1　歯原性歯痛　225

2　非歯原性歯痛　226

3　その他の痛み　231

5　がん性疼痛　234

6　麻痺性疾患　235

1　顔面神経麻痺　235

2　三叉神経麻痺　236

杉村光隆（鹿児島大学）

第15章　東洋医学療法　特に口腔顔面痛に対して　237

1　総論　237

1　東洋医学療法の実際　237

2　各論　241

1　口腔顔面痛に対する東洋医学の応用　241

杉村光隆（鹿児島大学）

目次

第16章　救急薬剤のまとめ　　243

1　循環器系に作用する薬剤　　243

- 1　昇圧薬　　243
- 2　降圧薬　　243
- 3　冠血管拡張薬　　244
- 4　抗不整脈薬　　244
- 5　心不全治療薬　　244
- 6　利尿薬　　245
- 7　気管支拡張薬　　245

2　その他の薬剤　　245

- 1　抗けいれん薬　　245
- 2　アレルギー薬　　245
- 3　鎮痛薬　　246
- 4　その他の救急薬剤　　246

佐藤健一（岩手医科大学）

索引　　247

第5版

臨床歯科麻酔学

■編集委員

丹羽　均
入舩正浩
小長谷光
澁谷　徹
深山治久

Chapter 1 | 歯科麻酔学概論

1 麻酔の概念

　麻酔学は，歴史的に外科手術に伴う痛みをコントロールすることを目的に発展してきた．1844年，歯科医師であったH. Wellsは，笑気ガス（亜酸化窒素）を用いて，無痛的な抜歯に成功した．しかし，翌年に行われた公開手術の際，被験者としてあまりに強壮な人を選んだため，十分な鎮痛が得られず失敗し，笑い者となってしまった．これを見た，同じく歯科医師のMortonはエーテル麻酔の研究を始め，1846年，Massachusetts General Hospital（MGH）でエーテル麻酔を用い，下顎部腫瘍の摘出に成功した．後にこの場所はエーテルドームと呼ばれ，「麻酔の聖地」となっている．このように世界の臨床麻酔のパイオニアとして，歯科医師が大きな役割を果たしてきた．一方，日本においては，華岡青洲が1804年に世界で初めて「通仙散」による全身麻酔で乳がんの摘出術に成功した．

　しかし，近年，麻酔学の分野は，単に手術時の痛みのコントロールにとどまらず，術前，術後も含めた周術期の全身管理学に拡大している．その中では，チーム医療として多職種と連携しながら，術前の段階から麻酔科医が積極的に患者管理にかかわり，より質の高い術中・術後管理を目指すようになってきた．

2 歯科麻酔学とは

1 特徴

　①口腔外科手術を含め歯科治療により生じるさまざまなストレスから患者を守るための方法を研究し，実践していくのが歯科麻酔学であり，いわば生体反応を制御する全身管理学である．特に口腔顔面領域は感覚が鋭敏であり，その領域の処置は，患者の身体的・精神的ストレスを惹起しやすいという特徴がある．

　②歯科麻酔の臨床では，術野が口腔顔面領域となるため，術中・術後の気道管理が非常に重要となる．さまざまな原因により気道閉塞や呼吸抑制が生じる可能性があり，そのことを十分理解し，全身管理を行わなければならない．

2 歯科麻酔学の担当分野および歯科麻酔医の役割

1) 口腔外科手術における麻酔管理

　口腔外科手術のうち身体的侵襲や精神的ストレスの高いものについては，歯科麻酔医の全身管理のもと行われる．歯科麻酔医は全身麻酔法や鎮静法等を適用し，これらのストレスが最小となるよう，全身管理を行う．

第1章　麻酔学概論

2) 知的障害者の歯科治療時の行動調整

知的障害者の中には歯科治療に非協力的な患者も多く，暴れたり，開口を拒否したりして通常のやり方では治療が困難な場合が多い．このような場合，その行動調整を目的として全身麻酔法や鎮静法が用いられる．知的障害者の鎮静では，完全な意識の消失を伴う深鎮静（deep sedation）を必要とすることが多い．

3) 有病者の歯科治療時の全身管理

何らかの理由で通常の歯科治療が困難な患者に対し，全身管理の下，「快適で安全な歯科治療」を受けてもらえるよう管理する．たとえば，高血圧症をもつ患者では，歯科治療時のストレスにより，血圧が上昇することがある．そのような場合，鎮静法によりストレスを軽減し，術中のモニタリングにより循環動態を監視する．また歯科治療に対し強い不安を持つ患者や絞扼反射（嘔吐反射）が強い患者に対して，鎮静法を適用し，快適で安全な歯科治療を提供する．

4) 口腔顔面領域のペインクリニック

口腔顔面領域の痛みや麻痺，さらに違和感を訴える患者は多く，その治療を行うのがペインクリニックである．たとえば三叉神経痛などの神経障害性疼痛や顔面神経麻痺や医原性の三叉神経知覚障害，さらに舌痛症や顎関節症などが対象となる疾患である．神経ブロック，理学療法，薬物療法，さらには鍼灸や漢方などの東洋医学的療法も適用して治療に当たる．

5) 院内緊急時の初期対応

歯科治療が契機となり全身的合併症を引き起こすことも多い．血管迷走神経反射や過換気症候群，さらに患者の持つ基礎疾患が増悪する場合もある．このような救急患者に対して初期対応を行うのが歯科麻酔医の役割であり，必要に応じ，他の医療機関への搬送等を判断する．さらに歯科麻酔医の多くが，何らかの形でそれぞれ施設における医療安全管理体制の構築にかかわっており，院内における緊急時対応（一次救命処置：BLS）の教育に携わっている．

6) 超高齢社会における歯科麻酔医の役割

日本は，2007年に高齢化率が21.5%となり，超高齢社会へ突入した．しかし，元気な高齢者ばかりではなく，要介護状態となる患者も少なくない．そのような状況の中で歯科医師は，要介護高齢者の容態に応じた適時・適切な「口腔機能の回復・管理」を担うことが期待されている．しかし，これらの患者は何らかの医学的問題を抱えており，その問題を十分評価した上での治療やケアプランが策定されなければならない．このような場面において歯科麻酔医は，自身のもつ専門性を発揮し，積極的にかかわっていく必要がある．

Chapter 2 全身管理に必要な生理学

1 循環生理

1 循環系　Circulatory system

循環系には，心臓血管系とリンパ管系がある．心臓血管系は，心臓，動脈，毛細血管，静脈から構成され，**体循環**と**肺循環**に分かれる（図2-1）.

循環系の基本的役割は，血液やリンパを循環させることにより身体の各臓器・器官・組織・細胞に対して，必要な酸素や栄養物質を輸送し，そこで産生された二酸化炭素や老廃物を運び去ることである．循環血液量は体重の約8％（70～80mL/kg）で，血液は心臓7％，動脈系15％，毛細血管系5％，静脈系64％，肺9％の割合で全身の各部分に分布している．

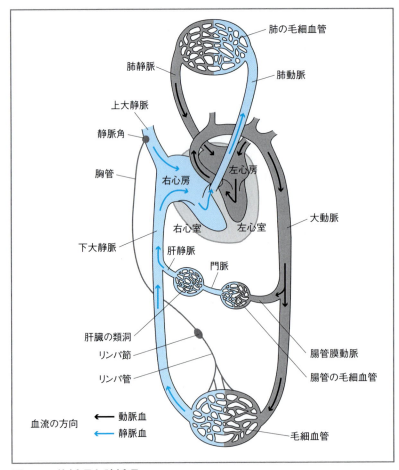

図2-1　体循環と肺循環

2 心臓 Heart

1) 心臓の構造と機能　Structure and function of the heart

心臓は横紋筋で形成された袋状の臓器で，右心房，右心室，左心房，左心室の4つの心腔に分かれており，血液を体循環と肺循環に還流させるポンプの役割をしている．心臓内の血液循環を図2-2に示す．上・下大静脈から心臓へ還流した血液は，右心房，右心室から肺動脈弁を通って肺動脈へ流れる．肺静脈から左心房へ戻った血液は，左心室から大動脈弁を通って大動脈へと流れる．右心房と右心室，左心房と左心室の間には，それぞれ三尖弁と僧帽弁があり，血液が逆流せずに一方向へ流れるようになっている．一心拍ごとに右心室と左心室から駆出される血液量を1回拍出量と呼び，成人の安静時では約80mLである．

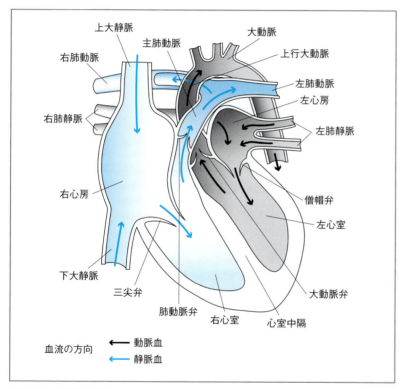

図2-2　心臓の構造

2) 刺激伝導系　Propagation of the cardiac impulse

心筋は特殊心筋と固有心筋に分かれ，特殊心筋群は刺激伝導系と呼ばれ，自発的に興奮する能力を有している．このうち最も興奮性の高い部位は洞房結節で，ここがペースメーカー（歩調取り）となり他の特殊心筋群へ刺激が伝達される．一方，固有心筋は心房や心室の壁を構成し，特殊心筋からの興奮により収縮し，血液を循環させる．

洞房結節で生じた興奮は，3本の伝導経路により右心房内を房室結節へと伝達され，このうち1本から枝分かれした経路で左心房へ興奮が伝わる．房室結節内の伝導速度は他に比べて遅いため，心房と心室の収縮に時間的なズレが生じる．房室結節からの興奮はヒス束を経て右脚と左脚に別れ，左脚はさら

に左脚前枝と左脚後枝に分かれる．これらから樹枝状に枝分かれした**プルキンエ線維**が右心室・左心室へと興奮を伝達する（図2-3）．

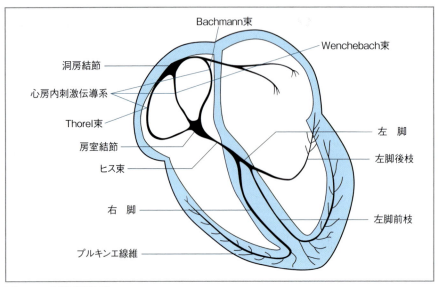

図2-3 刺激伝導系

3）心電図　electrocardiogram：ECG

（1）心電図の基本波形

心筋で生じた電気的活動を体表面電極で記録したものが心電図である．基本的な心電図波形は**P波〜T波**から構成される（図2-4）．P波は心房の脱分極により生じ，これに続く**QRS波**は心室の脱分極により生じる．P波の始まりからQ波の始まりまではPQ間隔と呼ばれ，房室伝導時間を表す．心室の再分極による波がT波でその後に**U波**が表れることがある．Q波の始まりからT波の終わりまではQT時間と呼ばれる．

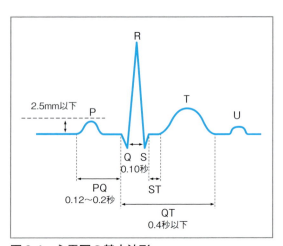

図2-4 心電図の基本波形

（2）心電図を記録するための誘導

心臓病の診断を目的とした心電図では，**6つの肢誘導**（Ⅰ，Ⅱ，Ⅲ，aVR，aVL，aVF）と6つの**胸部誘導**（V1〜V6）を合わせた12誘導心電図（図2-5）が用いられる．また術中・術後のモニターとしては，第Ⅱ誘導，CM_5（右鎖骨下－心尖部），CS_5（胸骨柄-心尖部）などが用いられる（図2-6）．

（3）心電図の臨床的意義

心電図からは，心拍数の他に**表2-1**に示すさまざまな事項を知ることができる．

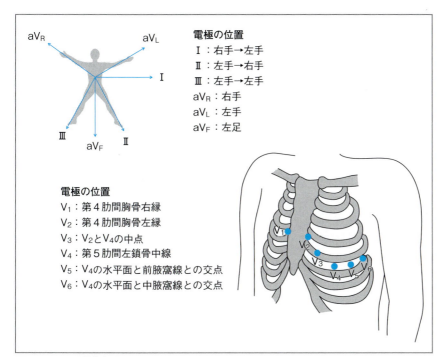

図 2-5　12 誘導心電図

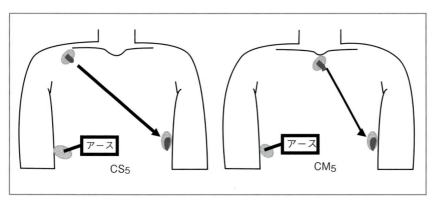

図 2-6　モニター誘導

表 2-1　心電図所見から可能な診断

不整脈	心房性不整脈：心房性期外収縮，心房細動，心房粗動 心室性不整脈：心室性期外収縮，心室性頻拍，心室細動
伝導障害	房室伝導障害：房室ブロック 心室内伝導障害：右脚ブロック，左脚ブロック
心筋虚血	狭心症，心筋梗塞
その他	心房拡大，心室肥大 早期興奮症候群：WPW 症候群，LGL 症候群 電解質異常：高 Ca^{2+} 血症，低 Ca^{2+} 血症，高 K^+ 血症，低 K^+ 血症 薬物中毒：ジギタリス，キニジン

4）心周期　cardiac cycle

心臓の収縮・拡張を繰り返す周期は，**心房収縮期，等容収縮期，駆出期，等容弛緩期，充満期**の5つに分けられる．**図2-7**にこれらと左心室圧，大動脈圧，心電図，**心音**などとの関係を示す．

心室が収縮し始め，心室内圧が心房内圧を上回ると僧帽弁と三尖弁が閉鎖し，**Ⅰ音**が発生する．続いて大動脈弁と肺動脈弁が開き，血液はそれぞれ大動脈と肺動脈へと駆出される（急速駆出期）．やがて心室内圧が低下し始め駆出速度は緩徐となり（緩徐駆出期），大動脈弁と肺動脈弁が閉鎖することにより**Ⅱ音**が発生する．心室内圧が心房内圧を下回ると，僧帽弁と三尖弁が開き心房から心室へ血液が流入する．さらに心房の収縮により血液は心室へと移動する．

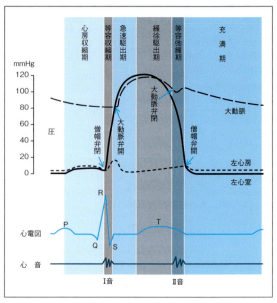

図2-7 心周期

5）心拍出量　cardiac output

1分間に心臓から駆出される血液量の総和を**心拍出量**といい，成人の安静時では約6Lである．1回の心拍動により心臓から駆出される血液量は**1回拍出量**と呼ばれ，前負荷，後負荷および心筋収縮力により決まる．心拍出量＝1回拍出量×心拍数という関係にあるため，心拍出量は前負荷，後負荷，心筋収縮力，心拍数の4つの要因により決まることになる．

（1）前負荷　（preload）

拡張期に心室内に充満した血液量で，左心室拡張終期容量や左心室拡張終期圧で表される．前負荷が増加すると心筋の拡張終期長が長くなり，心筋収縮力は増大する（Frank-Starlingの法則）．したがって心臓への静脈還流量が増加すると前負荷は増加し，心筋収縮力の増大により1回拍出量は増加する．

（2）後負荷　（afterload）

収縮期に心臓が血液を駆出する際にかかる動脈系の血管抵抗である．動脈の収縮により血管抵抗が増加すると後負荷は増加し，1回拍出量は減少する．

（3）心筋収縮力　（cardiac contractility）

交感神経緊張，カテコールアミン，Ca^{2+}，ジギタリスなどは心筋収縮力を増加させ（陽性変力作用），1回拍出量は増加する．一方，迷走神経緊張，K^+などは心筋収縮力を低下させ（陰性変力作用），1回拍出量は減少する．

（4）心拍数　（heart rate）

交感神経緊張，カテコールアミンは心拍数を増加させる（陽性変時作用）．一方，迷走神経緊張，ジギタリスは心拍数を減少させる（陰性変時作用）．

3 体循環　Systemic circulation

1）各臓器の血流分布

左心室から体循環へと駆出された血液は，脳に約15％，冠動脈に約5％，肝臓に約30％，腎臓に約25％，骨格筋に約15％が流れる．

2）動脈圧　arterial blood pressure

血流が血管壁に及ぼす側圧を**血圧**（blood pressure）といい，通常は動脈圧を指す．心臓の収縮期に血圧は最も高く（**収縮期血圧**：systolic blood pressure），拡張期には最も低くなる（**拡張期血圧**；diastolic blood pressure）．これら両者の差を脈圧という．また，**平均血圧**（mean arterial pressure）は拡張期血圧＋脈圧×1/3 で求められる．成人では収縮期血圧90〜130mmHg，拡張期血圧60〜85mmHgで，加齢とともに収縮期血圧は上昇傾向を示す．一方，乳幼児や小児の血圧は成人と比べて低い．

心臓の拡張期においても拡張期血圧は0mmHgにはならない．これは大動脈へ血液が駆出されたときに大動脈壁が伸展し，この部分に心拍出量の約50％が貯められ，心臓拡張期に伸展していた大動脈がもとに戻ることにより持続的に血液が末梢へ送られるためである．この大動脈壁による働きを**Windkessel作用**（空気のポンプ室作用）と呼ぶ（**図2-8**）．

体循環系各部位の血圧を**図2-9**に示す．大動脈から伏在動脈などの比較的太い動脈までは，収縮期血圧は徐々に高く，拡張期血圧は徐々に低くなり，脈圧が増加する．これをpeaking現象と呼ぶ．さらに細い動脈に入ると，血管抵抗の増大により血圧は低下し始め，細動脈レベルで急激に血圧は低下する．これは細動脈での血管抵抗が最も大きいためで，細動脈は**抵抗血管**とも呼ばれる．

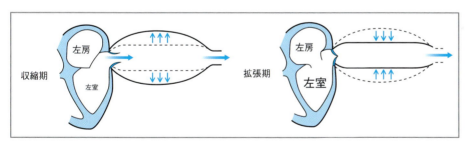

図2-8　Windkessel作用

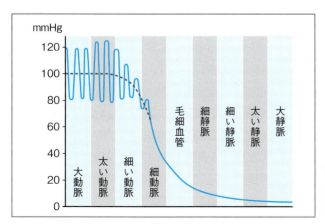

図2-9　体循環各部位の血圧
各部位の血管直径は，大動脈2.5cm，太い動脈4〜10mm，細動脈30μm，毛細血管5〜8μm，細静脈20〜40μm，太い静脈5〜10mm，大静脈3.0cmである．

3）静脈圧 venous pressure

静脈の壁は動脈と比べて薄く，伸展性が高い．内圧が10mmHg上昇すると静脈内の血液量は約6倍に増加することから，静脈は**容量血管**とも呼ばれる．通常，細静脈での圧は約15mmHgで，上・下大静脈では5〜10mmHgである．

右心房に近い上・下大静脈の圧を**中心静脈圧**（central venous pressure：CVP）という．外頸静脈，鎖骨下静脈，大腿静脈などから右心房の手前までカテーテルを挿入し，この部位の圧を測定する．中心静脈圧は循環血液量や心機能の指標となり，出血などによる循環血液量減少，末梢血管拡張による静脈還流量減少により低下する．また，輸液や輸血の過量に伴う循環血液量増加や心不全では上昇する．

4）循環の調節

（1）神経性調節

交感神経刺激は心臓に対して促進的に作用し，心拍数を増加させる．また，心筋収縮力の増大と末梢血管への収縮作用により血圧を上昇させる．一方，**迷走神経**（副交感神経）刺激は心拍数を減少し，血圧を低下させる．

（2）反射性調節

❶ 圧受容体反射

圧受容体を介するネガティブフィードバックによる血圧調節機構で，血圧が上昇し頸動脈洞と大動脈弓にある圧受容体が刺激されると，舌咽神経→迷走神経（頸動脈洞），迷走神経→迷走神経（大動脈弓）を介する反射により心拍数が低下し，血圧はもとに戻る．血圧が低下した場合には，逆に心拍数が増加する．

❷ ベインブリッジ反射

心臓への静脈還流量増加により右心房内圧が上昇すると，心房内の伸展受容体が刺激され，迷走神経→交感神経を介する反射により心拍数が増加する．

❸ 呼吸心臓反射

吸気時には肺胞の伸展により迷走神経活動が抑制され，心拍数は増加する．

❹ 眼球心臓反射

眼球を強く圧迫すると，三叉神経→迷走神経を介する反射により心拍数が減少する．

> ✌ **ワンポイント**
>
> 頸動脈マッサージやバルサルバ試験（声門を閉じた状態で強制的呼気を行う）は，圧受容体反射や呼吸心臓反射により心拍数を減少させる．これらの手技は，発作性上室性頻拍の治療に用いられる．

（3）体液性調節

❶ 交感神経副腎系

交感神経刺激により副腎髄質から**アドレナリンとノルアドレナリン**が分泌され，心筋収縮力増大と末梢血管収縮をきたし，血圧は上昇する．

❷ レニン・アンギオテンシン系

血圧低下により腎血流量が減少すると，傍糸球体装置からレニンが分泌される．レニンによりアンギオテンシノーゲンが分解されアンギオテンシンⅠが産生され，さらに変換酵素によりアンギオテンシンⅡに変わる．アンギオテンシンⅡには強力な血管収縮作用があり，血圧を上昇させる．また，副腎髄質からのアルドステロン分泌を促進し，腎尿細管におけるNa^+と水の再吸収を促進す

ることにより循環血液量が増加し，血圧は上昇する．

❸ バソプレシン（抗利尿ホルモン）

循環血液量の増加により心房の圧受容体が刺激されると，脳下垂体後葉からのバソプレシン分泌が抑制され，尿中への水排泄が増加し，循環血液量は減少する．

❹ 心房性ナトリウム利尿ペプチド

循環血液量の増加により心房圧が高くなると，心房から心房性ナトリウム利尿ペプチドが分泌される．この物質は血管平滑筋弛緩により血圧を低下させるとともに，腎での Na^+ 排泄を増加させ，循環血液量は減少する．

（4）化学的調節

頸動脈体と大動脈体にある末梢化学受容体は，PaO_2 低下に反応して心拍数増加，心拍出量増加および血管収縮による血圧上昇をもたらす．また，$PaCO_2$ 上昇や pH 低下も末梢化学受容体を興奮させるが，その作用は弱い．

---

4 肺循環 Pulmonary circulation

肺循環には体循環と同じ量の血液が流れるが，体循環に比べて血管抵抗が低いために還流圧が低く，低酸素により血管収縮が生じるなどの特徴がある．

1）肺動脈圧 pulmonary arterial pressure

肺動脈の収縮期血圧は約 25mmHg，拡張期血圧は約 10mmHg，平均血圧は約 15mmHg と低く，体循環のおよそ 1/5 〜 1/6 である．

2）低酸素性肺血管収縮 hypoxic pulmonary vasoconstriction

通常，低酸素により組織の血管は拡張し血流を増加させようとするが，肺においては逆に低酸素により血管は収縮し，その部位の血流は減少する．これにより換気が悪く低酸素状態となった部位から，換気の良い部位へと血流が再分布され，換気・血流比不均衡による肺での血液酸素化の効率低下が防がれている．

> 👆 **ワンポイント**
>
> **全身麻酔薬の低酸素性肺血管収縮に対する影響**
>
> 全身麻酔時に使用するセボフルランなどの揮発性麻酔薬は，濃度依存的に低酸素性肺血管収縮を抑制する．ガス麻酔薬である亜酸化窒素にも弱い抑制作用がある．一方，静脈麻酔薬には低酸素性肺血管収縮の抑制作用はない．

3）肺血流に影響する因子

❶ 呼吸

肺血流量は吸気時に増加し，呼気時に減少する．また，強制的な呼気や人工呼吸時の陽圧換気により胸腔内圧は上昇し，肺血流量は減少する．

❷ 重力

直立している肺では，肺底部の血流が多いのに対して，肺尖部の血流は非常に少ない．

5　冠循環　Coronary circulation

　心拍出量の約5％の血液が，大動脈起始部から分枝した左右の冠動脈により心臓自身に流れる．心臓表面を太い動脈が走行し，そこから枝分かれした細い動脈が心筋層に入り込む．
　冠循環には次のような特徴がある．①他の体循環とは異なり拡張期に増加する　②心筋の酸素摂取率が高く，動静脈間の酸素含有量較差が大きい　③冠血流は心筋の局所代謝に依存し，酸素需要の増加により冠血流量が増加する　④心拍数が増加すると冠血流量は減少する．

6　脳循環　Cerebral circulation

　脳血流量は動脈血中の二酸化炭素分圧（$PaCO_2$）に比例して増減する．$PaCO_2$ が 20 〜 80mmHg の範囲では，$PaCO_2$ が 1mmHg 上昇するごとに脳血流量は約4％増加する．一方，動脈血酸素分圧の脳血流への影響は少なく，PaO_2 が 50mmHg 以下に低下して初めて脳血流量の増加が生じる．
　心臓や脳，腎といった重要臓器には，血圧がある一定の範囲内で変化しても臓器血流量が一定に維持される自己調節機能がある．脳では特にこの自己調節機能が発達しており，平均血圧が 50 〜 150mmHg の範囲では，脳血流量はほぼ一定に保たれる．

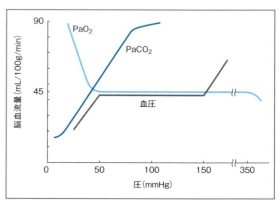

図 2-10　脳血流量の変化

2　呼吸生理

1　換気力学（換気メカニクス）　Ventilatory mechanics

1）呼吸運動

（1）胸郭のポンプ作用

　胸郭は胸壁と横隔膜からなる弾性体で，内部には肺が位置している．胸腔は密閉されており，胸腔内圧は大気圧より低い．肺の収縮しようとする弾性力とそれに対抗する胸郭の弾性力により，胸腔内圧は $-2.5cmH_2O$ 程度の軽度陰圧に保たれている．この時の肺容量が機能的残気量である．吸気時に横隔膜は収縮して下方に移動し，外肋間筋が収縮すると肋骨は挙上され外上方に移動して胸郭の前後径および左右径が増大する（図 2-11）．これにより胸腔内の体積が増加し内圧が減少する（陰圧が強くなる）ために肺が広がる．このとき気道内圧がわずかに陰性となり空気が肺内に入る（図 2-12）．通常，胸腔内圧は呼気時の $-5.0cmH_2O$ から吸気時は $-7.5cmH_2O$ となり，これにより気道を通して約 500mL の空気が肺に取り込まれる．胸郭拡大に及ぼす影響は横隔膜の方が大きい．
　乳幼児では肋骨が水平に走行しているので，水平方向の胸郭拡大は少なく，横隔膜による腹式呼吸

が主体である．深呼吸時には横隔膜，外肋間筋のほか斜角筋，胸鎖乳突筋，肩甲挙筋，大胸筋などの呼吸補助筋が使われる．吸息運動では肺と胸郭は能動的に伸展するが，呼息運動は肺と胸郭が弾力性により元の大きさに戻ろうとすることにより，受動的に収縮する過程で肺から空気が排出される．

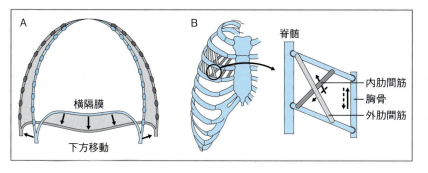

図 2-11 呼吸筋の運動
A：吸息時の横隔膜の収縮と胸郭の容積増加．B：外肋間筋と内肋間筋の走行と運動方向．
松本茂二：呼吸，基礎歯科生理学，医歯薬出版，東京，2014．をもとに作成

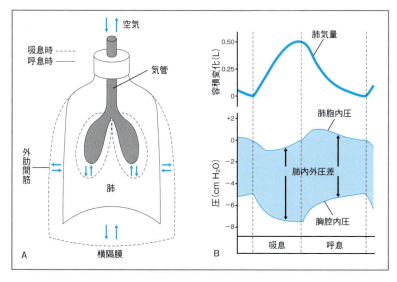

図 2-12
A：呼吸運動
市瀬祐一：シャピロ血液ガスの臨床，医学書院，東京，1996．をもとに作成
B：正常呼吸における肺気量，胸腔内圧，肺胞内圧，肺内外圧差
御手洗玄洋総監訳：ガイトン生理学，エルセビア・ジャパン，東京，2010．をもとに作成

2）肺の弾性特性

❶ コンプライアンス（compliance）

単位圧力あたりの肺気量変化を**コンプライアンス**という．胸郭と肺の弾性力により発生し，肺の膨らみやすさを示す．すなわち，コンプライアンスをC，肺を膨らませるのに必要な圧をΔP，これにより増加した肺容量をΔVとすると，$C = \Delta V / \Delta P$で表され，成人の肺コンプライアンスは約200mL/cmH$_2$Oである．

肺コンプライアンスは肺線維症，無気肺，肺水腫で低下し，肺気腫，肺囊胞症で上昇する．胸郭コンプライアンスは肥満，胸郭変形，重症筋無力症，胸水で低下する．

❷ 表面張力

肺胞内面の液層は**表面張力**により肺胞を縮小させようとするが，肺表面活性物質（サーファクタント）は肺胞の表面張力を減少させ，肺のコンプライアンスを増加させる．

3）換気に対する抵抗

❶ 弾性抵抗

弾性抵抗は肺や胸郭の弾性力によって生じる抵抗で，胸郭を1L膨らませるのに必要な圧を示す．コンプライアンスは弾性抵抗の逆数である．

$$\frac{1}{全コンプライアンス} = \frac{1}{肺コンプライアンス} + \frac{1}{胸郭コンプライアンス}$$

❷ 気道抵抗 （airway resistance）

気道に一定流速のガスを流したときの圧 − 流量特性を示す Poiseuille の式から算出される．

$$R = \frac{8nl}{\pi r^4} \quad （R：抵抗, \ r：半径, \ n：粘稠度, \ l：長さ）$$

で表され，半径が1/2になると抵抗は16倍になる．正常値は 1.0 〜 3.0cmH$_2$O/L/sec で，総断面積が大きく抵抗の少ない末梢気道よりも中部気道の変化を反映している．気管が狭窄する病態（気道内分泌物の貯留，気管支喘息，慢性気管支炎，肺気腫）では 気道抵抗は著しく増加する．体格に比べ気管チューブの太さが細い場合も気道抵抗は増加する．

2　肺気量　Lung volume （図 2-13）

1）肺気量分画

肺内に含まれる気体の容量を全肺気量といい，下記のように分類される．2つ以上の単容量 volume を加えたものを複容量 capacity という．

（1）単容量 （volume）

1回換気量 （tidal volume：TV）：毎回の呼吸毎に出入りする空気量．成人で約 500mL．

予備吸気量 （inspiratory reserve volume：IRV）：安静吸気位から最大吸気位まで，最大努力によって吸入されうる空気量．約 2 〜 2.5L．

予備呼気量 （expiratory reserve volume：ERV）：安静呼気位に続き最大呼気位まで，努力して呼出しうる最大の空気量．約 1L．

残気量 （residual volume：RV）：最大限呼出した後も肺内に残っている空気量．約 1.5L．

（2）複容量 （capacity）

肺活量 （vital capacity：VC）：最大吸気位から最大呼気位まで呼出しうる空気量．成人男性で約 4 〜 5L，女性で約 3 〜 4L．

最大吸気量 （inspiratory capacity：IC）：安静呼気位から最大吸気位まで吸入できる空気量．約 2.5 〜 3L．

機能的残気量 （functional residual capacity：FRC）：安静呼気の終末時に肺内に残存する空気量．約 2.5L．仰臥位，肥満および全身麻酔中や術後に減少する．

全肺気量 （total lung capacity：TLC）：肺内に入りうる最大の空気量．約 5 〜 6L．

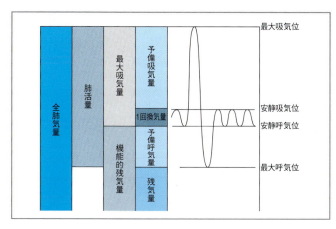

図 2-13 肺気量分画
星野友昭他：日内科誌．101：1543-1548，2012．より引用改変

2）スパイログラム

1回換気量と肺活量は，スパイロメータで測定される（**図 2-14**）．

（1）肺活量（vital capacity：VC）

最大吸気位から最大呼気位まで，ゆっくりと呼出しうる最大呼気量を**肺活量（VC）**という．肺線維症のように肺の伸展性が減少した場合や重症筋無力症のように胸郭の伸展が減少した時に，肺胞の拡張障害をきたし低下する．これを**拘束性換気障害**という．

$$\%肺活量 = \frac{肺活量測定値}{肺活量標準値} \times 100\% \quad （標準値は身長，年齢，性別から計算する）$$

（2）1秒量，1秒率

最大吸気位から最大呼気位まで，可及的に速く呼出したときの最大呼気量を**努力性肺活量**（forced vital capacity：**FVC**）という．努力性肺活量のうち呼気開始から最初の1秒間で呼出された量を**1秒量（REV$_1$）**という．努力性肺活量に対する1秒量の比を**1秒率（FEV$_1$%）**という．気管支喘息や肺気腫など末梢気道が狭窄し呼気時間が延長すると低下し，**閉塞性換気障害**と診断される．

（3）closing volume（CV）

安静呼気位から徐々に呼気を行うと，最大呼気位に達する前に一部の細気管支が閉塞し始め，肺胞内に空気が閉じ込められる．この時点から呼気が完全に終了し最大呼気位になるときまでの量を **closing volume** という．また，closing volume と残気量（RV）を併せたものを **closing**

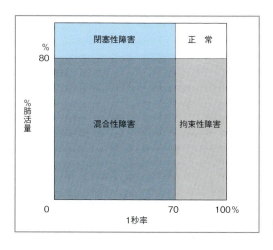

図 2-14 換気障害診断図

capacity という．この末梢気道の閉塞は肺胞内に空気を残し肺胞の虚脱を防止するが，肺胞内に残る空気はガス交換にあずからないので肺内シャントとなる（**図 2-15, 16**）．Closing capacity は気道のつぶれやすさを反映し，喫煙者や高齢者で増加する．すなわち，高齢者では安静呼気時にすでに末梢気道の閉塞が起こっている．

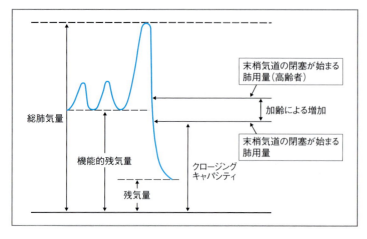

図 2-15　クロージングボリュームとクロージングキャパシティー
多賀直行：麻酔に必要な解剖・生理，1．呼吸；竹内護編：実践臨床麻酔マニュアル，P3，中外医学社，東京．2013．より転載

3　肺胞換気　Alveolar ventilation

1）分時換気量，分時肺胞換気量　minute volume, pulmonary minute volume

分時換気量とは1分間あたりの換気量で，**肺胞換気量**とは死腔を除外し肺胞に到達して実際の換気にあずかる呼吸量のことである．1分間の総換気量（**分時肺胞換気量**）で表す．

> **ワンポイント**
>
> **換気効率**
>
> 　死腔があることによって，浅くて頻回の呼吸は，深くて緩徐な呼吸に比べ，分時換気量が同じ場合であっても肺胞換気量は減少し換気効率が悪い．例えば，普通の呼吸（1回換気量500mL，12回／分）と浅く速い呼吸（1回換気量300mL，20回／分）の肺胞換気量を比べてみると，どちらも分時換気量は同じ6Lである．ところが，死腔量を150mLとすると，肺胞換気量は普通の呼吸では（500－150）×12=4.2L／分に対し，浅く速い呼吸では（300－150）×20=3L／分と少ないことが分かる．

4　肺胞におけるガス交換

　肺胞の基本的機能は，静脈血の酸素含量を増やし酸素化することによって動脈血化することと，静脈血の二酸化炭素量を減らすガス交換にある．そのためには，①肺胞での換気　②肺胞と肺毛細血管の間のガス拡散　③肺毛細血管に流れる適切な血流量とその均一な分布　④換気／血流比が重要となる．

第2章 全身管理に必要な生理学

1） 拡散

肺胞に到達した酸素は，圧勾配に従い肺胞－毛細血管関門（$0.3\mu m$）を通過し，血漿および赤血球内へ移動（拡散）していく．肺胞膜はガスが肺毛細血管に移行するのに十分薄い膜でできており，血液と接触する面積は $50 \sim 100m^2$ と広く，ガス交換のために血液が肺胞と接触する時間はわずか 0.75 秒である．Fick の法則から，次式で表される．

$$拡散量 \propto \frac{A}{T} \times D \times (P_1 - P_2) \qquad 拡散定数 \propto \frac{A}{\sqrt{分子量}}$$

A：組織の面積，T：厚さ，D：拡散定数，$P_1 - P_2$：ガス分圧の差

本式より，溶解度が大きく分子量の小さいガスのほうが速く拡散する．肺胞と毛細血管の間では約 0.25 秒で酸素分圧が平衡に達する．また，二酸化炭素は酸素の約 20 倍の拡散能力があり，肺における拡散障害は起きにくい．

拡散障害は，肺胞膜の肥厚（肺水腫など），Hb の減少（貧血），肺毛細血管の拡張（肺うっ血），肺毛細血管の血流速度の亢進（貧血，運動時など）により生じる．

2） 吸入気ガス分圧

空気には，酸素が 20.9% 含有されている．このときの酸素分圧は，大気圧を 760mmHg とすると，$760mmHg \times 0.209 = 159mmHg$ である．空気を吸入すると気道を通る間に加湿され，体温 37℃ の場合，飽和水蒸気圧は 47mmHg に達する．そのため，肺胞に到達する前に吸入気酸素分圧（PIO_2）は，159mmHg から $(760-47)\, mmHg \times 0.209 = 149mmHg$ に減少する．

3） 肺胞気ガス分圧

肺胞気の酸素分圧 PAO_2 は以下の**肺胞気方程式**で表される．なお，拡散障害がなければ，臨床的には $PACO_2$（肺胞気 CO_2 分圧） ≒ $PaCO_2$（動脈血 CO_2 分圧）と考えられる．

$$PAO_2 = PIO_2 - \frac{PaCO_2}{R} \quad \left[PAO_2：肺胞内酸素分圧，\, PIO_2：吸入酸素分圧，\, R：呼吸商（約 0.8） \right]$$

この式により，肺胞低換気による PAO_2 の低下と $PaCO_2$ の上昇の関係が示される．

PAO_2 と動脈血液ガス分析にて測定された PaO_2 の差を肺胞気－動脈血酸素分圧較差（A-aDO$_2$）と呼び，換気血流比不均等の有用な指標となる．A-aDO$_2$ ≧ 20mmHg の場合を異常と判断する．

肺胞気の二酸化炭素分圧は以下の**肺胞換気方程式**で表される．

$$PACO_2 = PaCO_2 = \frac{\dot{V}_{CO_2}}{\dot{V}_A} \times K \quad \left[\begin{array}{l} \dot{V}_{CO_2}：二酸化炭素産生（排出）量（mL/ 分） \\ \dot{V}_A：分時肺胞換気量（L/ 分），K：定数（0.863） \end{array} \right]$$

この式から，二酸化炭素産生量が一定であれば，$PaCO_2$ は肺胞換気量により調節されることがわかる．一方，換気量の低下は PAO_2 の低下を招き，$PACO_2$ を上昇させる．

17

> ☝ **ワンポイント**
>
> **表記法**
>
> 　呼吸生理学における表記として，P は分圧，A は肺胞，a は動脈，I は吸入気を表す．たとえば，PAO_2：肺胞内酸素分圧，$PaCO_2$：動脈血二酸化炭素分圧，PIO_2：吸入気酸素分圧などと表す．

4）死腔　dead space

　換気により取り込まれた空気の一部は，血液に触れずに再び体外に呼出される．すでに肺胞換気量のところで述べたが，このようにガス交換にあずからない肺気量を生理学的死腔と呼び，解剖学的死腔と肺胞死腔がある．

❶ 解剖学的死腔　（anatomical dead space）

　換気は気道を介して行われるため，呼気の最後に残った気道内のガスは，吸気の最初に肺胞内に到達することになり，血液の酸素化には無効な部分である．この鼻・口腔から肺胞までの気道の部分を解剖学的死腔という．その容積は，成人では約 150mL（上気道 80mL，下気道 70mL）である．

　気管挿管は解剖学的死腔を 2/3 に，気管切開は 1/2 に減少させる．全身麻酔で使用するフェイスマスクや麻酔回路と接続すると，これらの機械的死腔が加わり死腔量はやや増加する．

❷ 肺胞死腔　（alveolar dead space）

　肺胞と接している血管に血流が全くないとき，換気により肺胞内に入ったガスは血流に触れないためガス交換ができず，無効換気となる．これを肺胞死腔という．肺塞栓症により肺血流が途絶えると増加する．

❸ 生理学的死腔（physiological dead space）

　生理学的死腔は解剖学的死腔と肺胞死腔を併せたものである．死腔量の 1 回換気量に占める割合は，安静換気時で 0.2 〜 0.35 の範囲である．これは次の式で計算される．

$$\frac{V_D}{V_T} = \frac{PaCO_2 - PECO_2}{PaCO_2} \qquad \left[V_D：生理学的死腔，V_T：1 回換気量，PECO_2：呼気中の CO_2 \right]$$

5）換気血流比（$\dot{V}_A/\dot{Q}$ 比）　ventilation-perfusion ratio

　肺胞換気量（$\dot{V}_A$）と肺血流量（$\dot{Q}$）の比を換気血流比という．安静呼吸時の肺全体では，肺胞換気量（$\dot{V}_A$）4.2L/min と肺血流量（$\dot{Q}$）5.5L/min の比は約 0.8 である．換気血流比が不均等になると，PO_2 と PCO_2 に影響を及ぼす（**図 2-19, 20**）．

　立位における安静呼吸では重力の影響を受けるため，血液は肺尖部より肺底部で多く流れる．換気量も肺底部のほうが肺尖部より多い．したがって，肺尖部では肺底部に比べ換気量が著しく少ないので，換気血流比は大きくなる．肺底部では，換気量に比べて肺血流量が著しく増加するので，換気血流比は小さくなる（**図 2-21, 22**）．仰臥位では，背部（肺後部）の血流は胸部（肺前部）の血流よりも多くなるため，前胸壁部で換気血流比は大きくなり，背部では小さくなる．

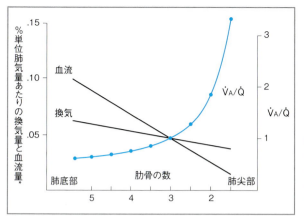

図 2-16　立位の正常肺における換気と血流の分布

換気血流比（$\dot{V}_A/\dot{Q}$）は肺底部に向かって減少する．
West JB 著，桑平一郎訳：ウエスト呼吸生理学入門　正常肺編，メディカル・サイエンス・インターナショナル，東京，2009．をもとに作成

$\dot{V}_A$	$\dot{Q}$	$\dot{V}_A/\dot{Q}$	R	P_{O_2}	P_{CO_2}
0.24	0.07	3.30	2.0	132	28
0.33	0.19	1.80	1.3	121	34
0.42	0.33	1.30	1.1	114	37
0.52	0.50	1.00	0.92	108	39
0.59	0.66	0.90	0.85	102	40
0.67	0.83	0.80	0.78	98	41
0.72	0.98	0.73	0.73	95	41
0.78	1.15	0.68	0.68	92	42
0.82	1.29	0.63	0.65	89	42

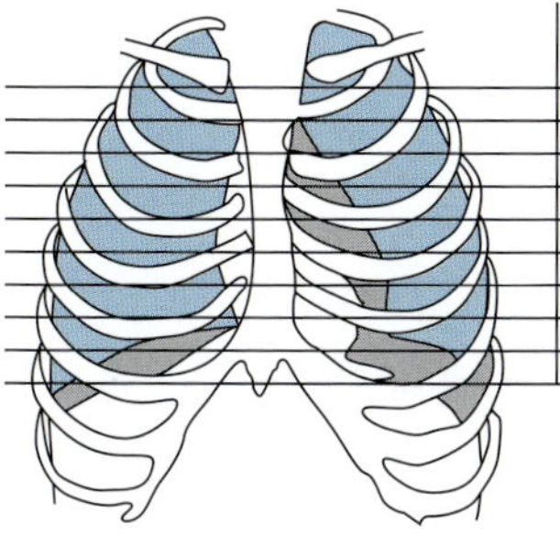

図 2-17　立位の正常肺における局所のガス交換の違い

古屋英毅他編：歯科麻酔学，第 5 版，医歯薬出版，東京，2000．より引用

6）シャント　shunt

一部の血液は換気のある肺胞を通過することなく，ガス交換を受けずに左心系（動脈系）へ流入（シャント）する．その結果，動脈血酸素分圧が低下する．酸素吸入を行ってもシャントが原因の低酸素血症の改善は少ない．

❶ 解剖学的シャント　（anatomical shunt）

肺毛細血管を経由せずに直接左心系へ流入する血液のこと．健康な人でも 2 ～ 5%が気管支静脈，胸膜静脈，テベシアン（Thebesian）静脈を経由して左心系に還流する．病的なものに肺動静脈瘻や心室中隔欠損でみられる右－左短絡がある．

❷ 真性シャント　（true shunt）

肺毛細血管を経由するが肺胞気によるガス交換を受けない血液のこと．換気血流比 $\dot{V}_A/Q=0$ の状態である．無気肺では肺胞での換気が行われないので，その肺胞を通過する血液はガス交換が行われない．

❸ シャント様効果　（shunt like effect）

換気血流比の低い肺胞を経由した血液は十分酸素化が行われない．これをシャント様効果という．

＊シャント率（$\dot{Q}_S/\dot{Q}_T$）

全肺血流量に対する肺内シャント量の比をシャント率（$\dot{Q}_S/\dot{Q}_T$）という．

$$\frac{\dot{Q}_S}{\dot{Q}_T} = \frac{Cc'O_2 - CaO_2}{Cc'O_2 - C\bar{v}O_2}$$

［$\dot{Q}_S$：シャント血流量，$\dot{Q}_T$：総血流量，$Cc'O_2$：肺毛細血管終末血の酸素含量，CaO_2：動脈血の酸素含量，$C\bar{v}O_2$：混合静脈血の酸素含量］

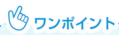

低酸素血症の原因

これまでの生理学的知見から，低酸素血症の原因は以下のようにまとめられる．
（1）肺胞低換気
（2）拡散障害
（3）シャント
（4）換気血流比（$\dot{V}_A/\dot{Q}$）の不均等
（5）吸入気の酸素分圧の低下

5　血液による酸素の運搬　Oxygen transport

1) 酸素の運搬

酸素は血液中で2つの形で運搬される．すなわち，溶解した形とヘモグロビンと化学結合した形である．血中酸素含量は**血中溶解酸素**と**Hb結合酸素**を併せたものである．

❶ 溶解酸素

溶解酸素は，ヘンリーの法則にしたがいその分圧に比例する．酸素分圧（PO_2）1mmHgあたり0.0031mL/100mL（血液）が溶解する．

❷ Hb結合酸素

Hb（分子量64,500）1gと結合する酸素量は，$22.4 \times 10^3 mL \times 4/64,500 = 1.39mL$ である．ただし，Hbの酸素飽和度（SaO_2）は，酸素分圧に関連して変化する．

血中酸素含量

O_2含量は $1.39 \times Hb$濃度$\times SaO_2/100 + 0.0031 \times PO_2$ である．いま，Hb濃度15g/100mL，PaO_2 100mmHg で SaO_2 が97%とすると，HbのO_2含量 = $1.39 \times 15 \times 97/100 = 20.3mL$ となる．これに，溶解酸素0.31mLを加えた20.6mLが，100mL中に15gのHbをもつ血液100mLが含有する酸素量である．生命活動には21mL/100mLの酸素が必要である．

2) ヘモグロビン酸素解離曲線　oxyhemoglobin dissociation curve

酸素はヘモグロビン（Hb）と可逆的に結合し，酸化ヘモグロビン（HbO_2）となる．HbのSaO_2はPO_2の値によって規定されており，PO_2が1～100mmHgの間ではS字状の曲線（**ヘモグロビン酸素解離曲線**）となる（図2-18）．PO_2=97mmHgではHbは約98%のO_2で飽和しており，この分圧は肺胞気酸素分圧に相当し，解離曲線上部の平坦部に位置する．肺では肺胞気の酸素分圧が少々低下しても酸素飽和度はあまり減少せず，Hbは十分な酸素と結合できる．一方，末梢組織に相当するPO_2=40mmHg付近では解離曲線の傾きは急峻で，わずかなPO_2の低下で酸素飽和度が大きく減少するため，HbO_2から末梢組織に対して酸素の解離が促進される．P50（50%飽和度）はPO_2=27mmHgで，PO_2=40mmHgでは約75%飽和している（混合静脈血）．

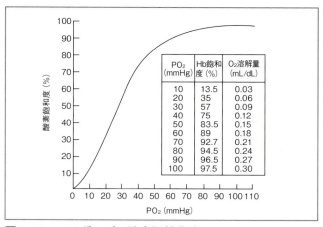

図 2-18 ヘモグロビン酸素解離曲線
岡田泰伸他訳：ギャノン生理学，第22版，丸善，東京，2006．より引用改変

3）Hb の酸素親和性の変化

　種々の条件によりヘモグロビン酸素解離曲線は移動する．右方移動では PO_2 に対するヘモグロビン酸素飽和度は低下し酸素との親和性が減少するため，血液は組織で酸素を放出しやすくなる．その原因として，体温上昇，赤血球の 2,3-ジホスホグリセリン酸（DPG）増加，PCO_2 上昇，H^+ 濃度の上昇（pH 低下）がある．左方移動では PO_2 に対するヘモグロビン親和性が増加し，ヘモグロビンの酸素飽和度は上昇して親和性が増す．原因は上記の逆の現象である．特に，PCO_2 や H^+ 濃度の変化による酸素解離曲線の移動をボーア（Bohr）効果と呼ぶ（図 2-19）．

> **ワンポイント**
> 　赤血球の最終代謝産物の一つである 2,3-ジホスホグリセリン酸（DPG）は，高地や慢性肺疾患による慢性低酸素状態で上昇し，末梢組織への酸素供給が促進される．輸血用に貯蔵された血液では 2,3-DPG が枯渇しているため，酸素供給が障害される．

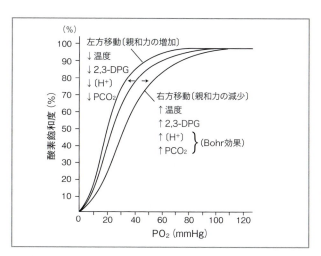

図 2-19 ヘモグロビン酸素解離曲線の左方・右方移動
古屋英毅他編：歯科麻酔学，第5版，医歯薬出版，東京，2000．より引用改変

4）低酸素血症　hypoxia

　チアノーゼは還元型ヘモグロビンが 5g/100mL（血液）以上になると生じる．貧血では現れにくく，多血症では現れやすい．

6　二酸化炭素の運搬　Carbon dioxide transport

組織の代謝により産生された二酸化炭素は組織毛細血管中に拡散し，血液中に**溶解**，**重炭酸塩**および**カルバミノ化合物**の形で存在している（図2-20）．

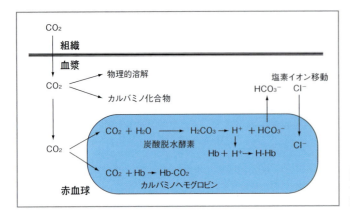

図2-20　二酸化炭素の運搬
古屋英毅他編：歯科麻酔学，第5版，医歯薬出版，東京，2000. より引用

1）溶解 CO_2（約 10％）

血中 CO_2 の約 10％は，ヘンリーの法則により物理的に溶解している（溶解度は 0.067vol％）．残りの 90％は血漿から**炭酸脱水酵素**（carbonic anhydrase：CA）をもつ赤血球中に移行する．

2）重炭酸イオン機構（約 70％）

赤血球と腎尿細管細胞に含まれる CA は，CO_2 の水への溶解と炭酸（H_2CO_3）の加水分解を促進し，水素イオン（H^+）と重炭酸イオン（HCO_3^-）に解離する．

$$CO_2 + H_2O \underset{CA}{\rightleftarrows} H_2CO_3 \rightleftarrows H^+ + HCO_3^-$$

HCO_3^- 濃度が赤血球内で上昇すると血漿中に拡散する．このとき電気的中性を保つために塩素イオン（Cl^-）が赤血球内へ拡散する（**chloride shift**）．

3）カルバミノ－二酸化炭素機構（約 20％）

赤血球内に拡散した CO_2 の 20～30％は Hb 分子のグロビン部内に含まれているアミノ酸と化学的に結合し，**カルバミノ CO_2** を形成する（カルバミノヘモグロビン：Hb-NHCOOH）．

4）ホールデン効果　Haldane effect

還元型ヘモグロビンは酸化型ヘモグロビンよりもはるかに CO_2 結合力が大きい．このため，静脈血はより多くの CO_2 を含有でき CO_2 運搬に有効である．二酸化炭素解離曲線は，酸素飽和度が低いほど上方に移動している．すなわち，血液は O_2 を失うと，同じ Pco_2 でも大量の CO_2 を取込み，逆に O_2 を受け取った肺では CO_2 を放出しやすくなる．これを**ホールデン（Haldane）効果**という．

7 呼吸の調節　Regulation of respiration

呼吸は，脳幹からのインパルスにより営まれ，随意的に調節する場合は大脳皮質が呼吸を調節する．呼吸運動はこれら呼吸中枢による調節，化学的調節，大脳皮質による調節を受ける．

1）中枢神経による呼吸調節

呼吸中枢は，延髄（延髄網様体）から橋にかけて分布する神経細胞群に存在している．この呼吸中枢の周期的な興奮が，運動神経を介して呼吸筋に伝わり呼吸運動が行われる．呼吸中枢は，背側呼吸ニューロン群（吸気を調節）と腹側呼吸ニューロン群（呼気を調節）からなり，換気のリズムを形成する．
橋にある呼吸調節中枢は吸気を抑制し，吸気の容量や呼吸数を調節する（図2-21）．

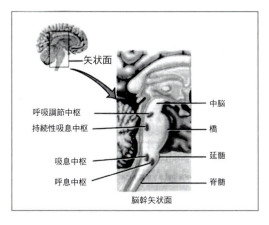

図 2-21　呼吸中枢
大野忠雄他訳：トートラ人体の構造と機能，第2版，丸善，東京，2008. より引用改変

2）化学受容器による呼吸調節

（1）末梢化学受容器　peripheral chemoreceptor）

末梢化学受容器は，総頸動脈分岐部にある頸動脈小体と大動脈弓の上下にある大動脈小体に存在する（図2-22）．主にPaO_2の低下に反応するが，PaO_2は$PaCO_2$やH^+濃度と共同あるいは相加的に呼吸中枢を刺激する．$PaO_2 < 50mmHg$のとき呼吸が促進される．これらの刺激は，舌咽神経または迷走神経を介して延髄に伝えられる．

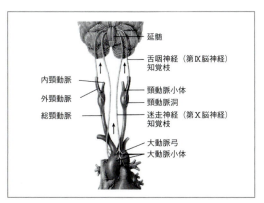

図 2-22　末梢性化学受容器
大野忠雄他訳：トートラ人体の構造と機能，第2版，丸善，東京，2008. より引用改変

（2）中枢化学受容器　（central chemoreceptor）

延髄の化学受容器は延髄腹側表面の近傍に位置し，脳脊髄液と脳間質液のpHを監視する．血中の

H^+ や H_2CO_3 は血液脳関門を通過しにくく，呼吸刺激作用はない．一方，血中の CO_2 は拡散により容易に血液脳関門を通過して脳脊髄液に入り，$H_2O + CO_2 \rightleftarrows H_2CO_3 \rightleftarrows H^+ + HCO_3^-$ の反応により CO_2 は脳局所の H^+ を上昇させ，延髄の化学受容器を刺激して呼吸を促進させる．

（3）肺伸展受容器による呼吸調節

肺伸展受容器は，気管，気管支の平滑筋内に存在し，吸気による肺の伸展に呼応して活動し，迷走神経を介して刺激を呼吸中枢に送り，吸気の抑制，呼気の促進が起こる（ヘーリング – ブロイエル反射：Hering-Breuer reflex）．

（4）大脳皮質による呼吸調節

意識や感情により呼吸は変動する．これは，大脳皮質や脳幹網様体からの情報により調節を受けている．意識的に過換気を行って $PaCO_2$ を低下させることは可能であるが，意識的に低換気にすることは困難である．その他，大脳辺縁系や視床下部も呼吸調節に関与し，たとえば激しい怒りや恐怖等の感情で呼吸のパターンは変化する．

（5）総合的な換気応答

❶ 二酸化炭素に対する換気応答

換気を調節するのに最も重要なものは動脈血 $PaCO_2$ である．吸気中の PCO_2 が仮に 15mmHg 増加しただけでもただちに呼吸が促進され，CO_2 排泄が増加し肺胞気 P_ACO_2 はせいぜい 3mmHg くらいしか上昇しない．しかし，この呼吸応答には上限があり，吸気の CO_2 濃度が 7% を超えると換気率は逆に低下し，$PaCO_2$ は突然上昇して高炭酸ガス血症となる．これにより中枢神経は抑制され，傾眠傾向や昏睡となる（CO_2 ナルコーシス）．このときの換気応答は，CO_2 の刺激が無効となり低酸素による刺激のみとなっているため，高濃度酸素の吸入により刺激がなくなると逆に呼吸が抑制されたり，呼吸停止が起こることにつながる．

❷ 酸素に対する換気応答

肺胞気 P_AO_2 が約 50mmHg まで低下すると，有意な換気の増加を引き起こす．低酸素血症は頸動脈小体と大動脈小体の末梢化学受容器を介して換気を刺激する．

3　酸塩基平衡　Acid-base balance

1　体液　Body fluid

健常成人では体重の約 60% が水分である．この体内にあるすべての液体成分のことを体液という．体液は，細胞内液と細胞外液に大別され，細胞外液は血漿と間質液および細胞通過液に分けられる．体液中には，主に水分，電解質とタンパク質が含まれる．

2　水素イオン濃度　Hydrogen ion concentration

1）pH の定義

体液中の水素イオン濃度（$[H^+]$）は通常きわめて低値に調節されており数字としては取り扱いにく

いため，一般的には pH を用いる．pH は，$pH = \log \dfrac{1}{[H^+]} = -\log [H^+]$ と定義されており，低い pH は高い $[H^+]$ を，高い pH は低い $[H^+]$ を意味する．

2) アシドーシスとアルカローシス

生体内の H^+ の恒常性を保つには，H^+ の摂取や産生と体内からの排泄の間にバランスが取れている必要がある．体内におけるほとんどすべての酵素活性は $[H^+]$ に影響されるため，$[H^+]$ の変化は細胞や身体の機能を実質的に変化させてしまう．したがって，体液の $[H^+]$ は厳密に調節される必要がある．

動脈血の正常な $[H^+]$ は約 0.00004mEq/L なので，$pH = -\log [0.00000004] = 7.40$ である．この動脈血の pH は 7.35 ～ 7.45 の狭い範囲に調節されている．動脈血の pH が 7.35 以下のことをアシデミアと呼び，**アシドーシス**とは体液に H^+ が過剰に加えられた状態をいう．反対に動脈血の pH が 7.45 以上のことをアルカレミアといい，H^+ が過度に取り除かれた状態を**アルカローシス**という．

> ### 👆 ワンポイント
>
> **酸と塩基**
>
> 水溶液中で水素イオン（H^+）を放出できる水素原子を含んだ分子を酸（acid）と呼ぶ．たとえば，炭酸（H_2CO_3）は水溶液中で H^+ と重炭酸イオン（HCO_3^-）に電離することから酸である．また，塩基（base）とは H^+ を取り込めるイオンや分子のことである．したがって，HCO_3^- は H^+ と結合し H_2CO_3 となるため塩基である．体液中の酸と塩基の量は平衡しており，これを酸塩基平衡と呼ぶ．

3　水素イオン濃度の調節　Regulation of hydrogen ion concentration

アシドーシスやアルカローシスを防ぐため，体液の $[H^+]$ は，①酸塩基緩衝系，②肺，③腎の3つの基本的な機構により調節されている．体内で $[H^+]$ の変化があると，ただちに体液中の緩衝系がこの変化を最小にするよう反応する．緩衝系は H^+ を体内から除いたり加えたりするのではなく，新しい平衡状態へ移行させるだけである．肺は数分で CO_2 つまり弱酸である炭酸（H_2CO_3）を体内から除去できる．この2つの機構は，3番目の機構である腎での過剰な酸や塩基の体外への排泄が終了するまで $[H^+]$ の調節を行う．腎は他の機構に比べゆっくりと反応するが，数時間から数日かけて行う最も強力な酸塩基調節機構である．

1) 緩衝系による調節

a) 緩衝系

一般に弱酸とその共役塩基の混合溶液に酸あるいは塩基を投与しても，その pH は変動しにくい．このような溶液を緩衝溶液という．

溶液中で弱酸 HA は，HA → H^+ + A^- のように解離する．A^- を弱酸 HA の共役塩基という．塩酸（HCl）のような強酸は，溶液中ですべてが解離して H^+ と Cl^- になる．しかし，弱酸 HA では完全に解離することなく，常に HA と A^- が共存している．つまり，$[H^+]$ の高いところでは HA $\rightleftarrows$ H^+ + A^- の反応は左へ移動し HA の量が増え，逆に低いところでは右へ移動し A^- の割合が増す．HA と A^- が同じ濃度で存在するような pH のことを pK といい，各物質は固有の値を示す．物質は A^- のようにイオン化した型では組織や細胞膜を移動しにくい．pH が低下すると反応が左へ進み，A^- が移動しやすい HA の型になるため生体内のあらゆる部位で急激な濃度変化が起こる．

平衡式 $HA \rightleftarrows H^+ + A^-$ の HA の濃度を［HA］，A^- の濃度を［A^-］，平衡定数を K とすると，質量作用の法則から

$$K = \frac{[H^+]\,[A^-]}{[HA]}$$

の式が成り立つ．両辺に対数をとって，

$$logK = log\,[H^+]\, + log\,[A^-]\, - log\,[HA]$$
$$\therefore pH = -log\,[H^+]\, = -logK + log\frac{[A^-]}{[HA]}$$

$-logK = pK$ とおけば，

$$pH = pK + log\frac{[A^-]}{[HA]} \cdots (1)$$

(1) 式を Henderson-Hasselbalch の式という．

b) 重炭酸緩衝系による調節

生体における主な緩衝系は重炭酸緩衝系と呼ばれ，次の通りである．

CO_2 は水に溶解し H_2CO_3 となる．この反応は水溶液中ではきわめて遅いが，炭酸脱水酵素の作用で促進される．この酵素は CO_2 を放出する肺胞壁に特に豊富に存在するが，腎尿細管の上皮細胞にも存在する．H_2CO_3 はイオン化して H^+ と重炭酸イオン（HCO_3^-）になる．これらの反応を平衡式で表すと，

$$CO_2 + H_2O \rightleftarrows H_2CO_3 \rightleftarrows H^+ + HCO_3^-$$

となる．この式から，体液には弱酸である H_2CO_3 とその共役塩基である HCO_3^- が共存することがわかる．これらを (1) 式にあてはめると，

$$pH = pK' + log\frac{[HCO_3^-]}{[H_2CO_3]} \cdots (2)$$

が成り立つ．［H_2CO_3］は二酸化炭素分圧（PCO_2）に溶解係数（0.031, 38℃）を乗じたものと等しいから，(2) 式より，

$$pH = pK' + log\frac{[HCO_3^-]}{0.031 \times PCO_2} \cdots (2')$$

と表せる．37℃ での pK' は 6.1，健康な人の動脈血中の［HCO_3^-］は約 24mEq/L，PCO_2 は約 40mmHg であるから，これらの数値を (2') 式に代入すると pH は約 7.4 となる．

(2) 式から，pH は［HCO_3^-］と［H_2CO_3］の絶対値というよりは，その比率により決まることがわかる．また，［H_2CO_3］は肺で調節されるので肺性因子，［HCO_3^-］は腎で調節されるので腎性因子といえる．

以上より，重炭酸緩衝系は最も強力な細胞外緩衝系である．結果的に，細胞外液の pH は腎における HCO_3^- の排泄や再吸収と肺からの CO_2 の呼出の相対的な比率により精密に調節されていることになる．

c) その他の緩衝系

その他の緩衝系として，次のようなものがある．

①ヘモグロビン（Hb）緩衝系（$HHb \rightleftarrows H^+ + Hb$）

Hb が組織で O_2 を離すと，代わりに H^+ が結合する．つまり，Hb は酸を吸収する緩衝作用を有する．

②リン酸緩衝系（$H_2PO_4^- \rightleftarrows H^+ + HPO_4^{2-}$）

腎の糸球体で濾過されてきた HPO_4^{2-} は，$HPO_4^{2-} + H^+ \rightarrow H_2PO_4^-$ の反応によって H^+ を吸収し，NaH_2PO_4 の型で尿中へ排泄される．

③蛋白緩衝系（$H \cdot Protein \rightleftarrows H^+ + Protein^-$）

タンパク質は NH_3^+ 基と COO^- 基の両方を有する．等電点では両者の割合が同じになり荷電はゼロとなる．pH が等電点より高いところでは，COO^- の量が多くなり H^+ と結合し，H^+ の処理能力が高くなる．タンパク質は特に細胞内に高濃度存在するので，重要な細胞内緩衝物である．

2）肺による調節

組織の代謝で生じた CO_2 は赤血球の炭酸脱水酵素の働きで HCO_3^- に変換され，肺で CO_2 に戻され呼出される．PCO_2 の変化は化学受容器で検知され，換気量が調節されて，PCO_2 は一定に保たれる．PCO_2 の上昇または pH の低下は換気量を増加させる．逆に，PCO_2 の低下または pH の上昇は換気量を減少させる．（2'）式から，PCO_2 の上昇はアシドーシスを，低下はアルカローシスをもたらすことがわかる．呼吸が原因で生じるアシドーシス，アルカローシスをそれぞれ呼吸性アシドーシス，呼吸性アルカローシスという．

3）腎による調節

腎臓は，①H^+ の分泌，②HCO_3^- の再吸収，③新たな HCO_3^- の産生により酸塩基平衡の調節を行っている．体内には，H_2CO_3 以外に酸としてタンパク質の代謝により産生される不揮発性酸が存在する．不揮発性酸は肺から呼出できないため，リン酸塩やアンモニウム塩の形で尿中に排泄される．主に①H^+ の分泌は遠位尿細管や集合管で，②HCO_3^- の再吸収は近位尿細管で行われる．近位尿細管，ヘンレの係蹄，遠位尿細管では，グルタミンから2つのアンモニウムイオン（NH_4^+）と2つの HCO_3^- が産生される．これにより③新たな HCO_3^- が産生されることになる．一方，尿細管上皮細胞内ではグルタミナーゼなどの作用によりグルタミンや種々のアミノ酸からアンモニア（NH_3）が産生される．この NH_3 は集合管において尿中へ移行し，そこで H^+ と結合し NH_4^+ となる．NH_4^+ は膜を通過しないので再吸収されず，Cl^- と結合した NH_4Cl の形で尿中に排泄される．代謝の異常あるいは腎臓の障害で起こる不揮発性酸の血中増加はアシドーシスをもたらす．これを代謝性アシドーシスという．逆に，嘔吐で HCl を喪失すると不揮発性酸が減少してアルカローシスになる．これを代謝性アルカローシスという．表2-2 に基本的酸塩基平衡異常の特徴を示す．

表2-2　基本的酸塩基異常の特徴

	pH	H^+	PCO_2	HCO_3^-	BE
正常	7.4 ± 0.05	0.00004mEq/L (40nEq/L)	40 ± 5mmHg	24 ± 4mEq/L	0 ± 2mEq/L
呼吸性アシドーシス	↓	↑	⇑	↑	↑
呼吸性アルカローシス	↑	↓	⇓	↓	↓
代謝性アシドーシス	↓	↑	↓	⇓	⇓
代謝性アルカローシス	↑	↓	↑	⇑	⇑

⇑⇓は最初の変化を表す．呼吸性酸塩基障害ははじめに PCO_2 の増減が起こることに注目すること．それに対して代謝障害ははじめに HCO_3^- の変化が起こる．
Guyton AC and Hall JE: ガイトン生理学，第11版，p414，エルゼビア・ジャパン，東京，2010．より引用改変

4 酸塩基平衡異常の原因　Causes of acid-base disorders

酸塩基平衡異常の原因の例を次に挙げる．

1）呼吸性アシドーシス

- 肺や気道の疾患による CO_2 の呼出不全
- 呼吸中枢の抑制による中枢性肺胞低換気
- CO_2 の吸入

2）呼吸性アルカローシス

- 低酸素血症に伴う過換気
- 精神的な緊張などのため呼吸中枢が活動亢進を起こしたことによる過換気症候群

3）代謝性アシドーシス

- 糖尿病や飢餓で起こるケトン体の蓄積
- 激しい運動による乳酸の蓄積
- 腎機能障害での H^+ の排泄不全
- 胃腸や腎機能障害での HCO_3^- の喪失

4）代謝性アルカローシス

- 嘔吐による HCl の喪失
- 高アルドステロン血症による低カリウム血症
- 低カリウム血症による H^+ の細胞内移動

> **ワンポイント**
>
> **過剰塩基**
>
> 過剰塩基（Base excess：BE）は，血液を 37℃，PCO_2 を 40mmHg にしたとき，pH を 7.40 にするために要した酸の量と定義される．たとえば BE が −10 であったとすると，細胞外液 1L につき 10mM の緩衝力が不足していることになる．だいたいの細胞外液量を体重の 20% とすると，体重 50kg のヒトには，50×0.2×10＝100mEq の緩衝液を補充すればよい．したがって，この場合，市販の 8.4%炭酸水素ナトリウム（1mEq/1mL）100mL を補充すれば，理論的には BE がゼロになるはずである．しかし，臨床ではまずこの半量を投与し，再度 BE 測定後に補充量を決定する．

4 神経生理（自律神経）　Nervous system（Autonomic nerve）

1 神経系　Central or peripheral nervous system

神経系は中枢神経系と末梢神経系からなる．中枢神経系は脳と脊髄より構成され，末梢神経系は体性神経系と自律神経系からなる．ここでは，特に麻酔管理上重要な循環系や呼吸器に重大な影響を及ぼしうる自律神経系について述べる．

自律神経系は末梢神経系に属し，自律神経系のうち遠心性神経を一般に自律神経と呼んでいる（図 2-23）．自律神

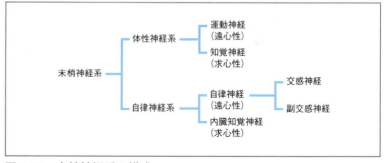

図 2-23　末梢神経系の構成

経は心筋, 平滑筋および内分泌腺などに広く分布し, 無意識的, 不随意的にこれらの臓器や組織の機能を調節しており, 血圧, 消化管の運動と分泌, 膀胱からの排泄, 発汗, 体温など, その他多くの内臓機能を補助している.

自律神経は主に脊髄, 脳幹, 視床下部の中枢で活性化される. また, 大脳皮質の一部, 特に大脳辺縁系は下位中枢へインパルスを伝達し, それによって自律神経系を調節することができる. 自律神経節, 脊髄, 脳幹, または視床下部に入った感覚性シグナルに対しては適切な反応が直接送り返され, 内臓の諸器官の活性が調節される. また, 遠心性の自律神経シグナルは, 交感神経か副交感神経のいずれかを介してそれぞれの効果器に伝えられる.

> 👆 **ワンポイント**
>
> **求心性神経と遠心性神経**
>
> 末梢で受容した情報を中枢神経へ伝える神経を求心性神経 (afferent nerve), 逆に中枢神経の指令を末梢器官へ伝える神経を遠心性神経 (efferent nerve) という. 末梢神経系は体性神経系と自律神経系からなるが, 体性神経系は求心性神経の知覚神経と遠心性神経の運動神経からなる. 最初 Langley により自律神経系は遠心性神経のみからなるとされたが, 最近では求心性神経の内臓知覚神経も自律神経系に含めている (**図 2-32**).

2 交感神経と副交感神経　Sympathetic and parasympathetic nerves

自律神経は交感神経と副交感神経からなる. 中枢神経から出たこれらの自律神経は, 自律神経節でいったん神経線維を換えて効果器官に達する. すなわち自律神経節でシナプスを形成する. 自律神経はこのシナプスの前か後かにより節前と節後線維に区別されている. 交感神経と副交感神経の解剖学的特徴を以下に述べる.

1) 交感神経

交感神経節前線維の神経細胞体は, 第1胸髄から第3腰髄の灰白質側角にある. これらの節前線維は脊髄前根を通って交感神経節に入り, ここで節後線維とシナプスを形成する. 交感神経は全身の効果器官に広く分布している.

2) 副交感神経

副交感神経節前線維の神経細胞体は, 中脳, 延髄および仙髄にある. 副交感神経節は支配臓器内またはこれに近接して存在する. したがって, 節前線維は長く, 節後線維はきわめて短い. 交感神経に比較して副交感神経の分布は限局的である.

3 化学伝達　Chemical transmission

節前線維と節後線維の間や, 節後線維と効果器官の間の興奮は, 神経伝達物質 (neurotransmitter) により化学的に伝達される. 自律神経の主な伝達物質はアセチルコリン (ACh) とノルアドレナリン (NA) である. ACh を伝達物質とする神経をコリン作動性神経, NA を伝達物質とする神経をアドレナリン作動性神経と呼ぶ.

ACh はシナプス後膜にある ACh 受容体と結合しその機能を発現する. ACh 受容体はその分子構造および作動薬 (agonist) や拮抗薬 (antagonist) に対する親和性の違いにより2つに大別される. 1つ

は毒キノコの成分であるムスカリンと特異的に結合する**ムスカリン受容体**である．ムスカリン受容体はGタンパク質共役型の受容体であり，ムスカリン受容体を活性化することにより生じる反応をムスカリン様作用という．もう1つはタバコの成分であるニコチンと特異的に結合するニコチン受容体である．**ニコチン受容体**はイオンチャネル内蔵型の受容体であり，ニコチン受容体を活性化することにより生じる反応をニコチン様作用という．

アドレナリン受容体はGタンパク質共役型の受容体であり，$α_1$，$α_2$および$β_1$，$β_2$受容体に細分類されている．

自律神経における化学伝達の特徴を次に挙げる（**図2-24**）．

①交感，副交感神経節前線維はコリン作動性であり，その神経終末から遊離されたAChはシナプス後膜にあるニコチン受容体と結合して節後線維を興奮させる．

②副交感神経節後線維の伝達物質もAChであるが，効果器官にあるムスカリン受容体と結合し，ムスカリン様作用を現す．

③交感神経節後線維はアドレナリン作動性であり，神経終末から遊離されたNAは効果器官の$α_1$，$α_2$および$β_1$，$β_2$受容体と結合して，交感神経刺激作用を現す．

④交感神経節後線維のうち，汗腺や骨格筋の血管へ分布する神経は，例外的にコリン作動性である．

> **ワンポイント**
> **コリン作動性神経とアドレナリン作動性神経**
> 　自律神経は解剖学的には交感神経と副交感神経に分類される．しかし，この分類は伝達物質による分類と必ずしも一致しない．したがって，機能的には伝達物質による自律神経の分類が用いられる．自律神経は主にコリン作動性神経とアドレナリン作動性神経からなる．

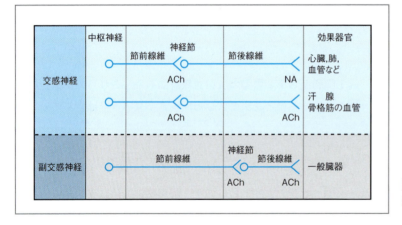

図2-24　自律神経における神経伝達物質と効果器官

> **ワンポイント**
> **ムスカリン様作用とニコチン様作用**
> 　副交感神経節後線維の効果器におけるAChの作用は，効果の発現が遅く持続的で，ムスカリンを投与したときに生じる作用と類似している．この作用をムスカリン様作用といい，消化管の蠕動運動亢進，気管支・子宮などの平滑筋収縮，唾液・汗などの分泌促進，縮瞳および血圧低下や洞性徐脈などを起こす．
> 　一方，交感・副交感神経節前線維や神経筋接合部におけるAChの作用は，効果の発現がきわめて速く一過性・局所的で，ニコチンを少量投与したときに生じる作用と類似している．この作用をニコチン様作用といい，自律神経節の興奮，副腎髄質からのカテコールアミン放出および神経筋接合部の伝達促進などを起こす．

4 効果器官の反応　Responses of effector organs

　交感神経節後線維（アドレナリン作動性）と副交感神経節後線維（コリン作動性）を刺激した場合の各効果器官の反応を表2-3に示す．ここでは麻酔管理上特に必要と思われる効果器官の反応のみを挙げる．

　表2-3から，交感神経刺激はある効果器官に対しては興奮性に，ある効果器官に対しては抑制性に働くことがわかる．同様に，副交感神経刺激もある効果器官に対しては興奮性に，ある効果器官に対しては抑制性に働く．また，一方の神経がある効果器官の機能を促進しているときに他方は抑制的に作用することがあり，これは両神経が相反的に作用することを意味する．しかし，ほとんどの効果器官では，どちらか一方の神経支配が優位である．したがって，ある時点での効果器官の活動は交感神経と副交感神経の二つの神経支配の総和となって現れる．

表2-3　自律神経刺激による各効果器官の反応

効果器官		交換神経刺激 受容体	交換神経刺激 反応	副交感神経刺激 反応
眼	瞳孔散大筋	α_1	収縮（散瞳）	（－）
	瞳孔括約筋		（－）	収縮（縮瞳）
	毛様体筋	β_2	弛緩（遠方視）	収縮（近接視）
心臓	洞房結節	β	心拍数増加	心拍数減少
	心室	β_1	収縮力増大	（－）
血管	冠血管	α, β_2	収縮（α），拡張（β_2）	（－）
	皮膚，粘膜	α	収縮	拡張
	骨格筋	α, β_2	収縮（α），拡張（β_2）	拡張
	脳	α	収縮	拡張
	腹部内蔵	α, β_2	収縮（α），拡張（β_2）	（－）
肺	気管支平滑筋	β_2	弛緩	収縮
	気管支分泌	α_1	抑制	促進
皮膚	立毛筋	α_1	収縮	（－）
	汗腺	α_1	軽度の局所性分泌	全身性分泌
唾液腺		α_1	分泌促進（粘液性）	分泌促進（漿液性）

$\alpha = \alpha_1 + \alpha_2$，$\beta = \beta_1 + \beta_2$，（－）該当なし

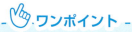

> **集合発射**
> 　一般に交感神経は緊急事態のときに働き，完全な一体として同時に神経発射される．これを**集合発射**と呼び，結果として，瞳孔の散大，心拍数の増加，血圧上昇，皮膚血管の収縮，気管支拡張，血糖値の増加などを起こす．これらはいずれもエネルギー消費を高める異化作用（catabolism）の方向にある．これに対して，副交感神経の活動によって胃腸管運動や外分泌の亢進，括約筋の弛緩などが起こり，食物を消化，吸収しやすくする．また，グリコーゲン合成を促進し，エネルギーを蓄積させる同化作用（anabolism）の方向に進む．

5 自律神経に作用する薬物 Drugs acting at autonomic nerves

自律神経効果器接合部に作用する薬物を**表 2-4** に示す.

ACh 受容体やアドレナリン受容体は全身に広く分布しているので,自律神経に作用する薬物を全身投与した場合,同時に多くの臓器や組織に影響が及ぶことを考慮する必要がある.

表 2-4 からもわかるように,たとえば,自律神経を介した循環系への影響は血圧,心拍数および心拍出量などに直接反映され,呼吸器への影響は気管支平滑筋や気管支分泌腺の反応によりただちに換気条件に反映される.また,手術時の痛みを介する交感神経刺激は術中高血圧の原因となりうる.したがって,自律神経の解剖,生理および薬理を十分理解しておくことは麻酔管理上大変有意義である.

表 2-4　自律神経効果器接合部に作用する薬物

	受容体	作動薬	拮抗薬
交感神経	$\alpha+\beta$	アドレナリン	アモスラロール
	α	ノルアドレナリン	フェノキシベンザミン
	α_1	フェニレフリン	プラゾシン
	α_2	デクスメデトミジン	ヨヒンビン
	β	イソプレナリン	プロプラノロール
	β_1	ドブタミン	メトプロロール
	β_2	サルブタモール	ブトキサミン
副交感神経	ACh ムスカリン	ACh ムスカリン	（一） アトロピン，スコポラミン

$\alpha=\alpha_1+\alpha_2$, $\beta=\beta_1+\beta_2$, ACh ＝ニコチン＋ムスカリン,（一）該当なし

Chapter 3　全身管理

1　全身状態評価法

　周術期の患者リスクは，患者のもつ身体的要因と，侵襲度の大きさによる手術的要因の2つからなる．全身状態を評価する目的は，患者のもつ身体的要因を把握し，個々の患者に対する最適な周術期管理法を麻酔法を含め選択することで，周術期のリスクを軽減することである．

1　術前診察の方法　Preoperative examination

1）カルテからの患者情報の収集　patient information

　患者への医療面接の前に，カルテや検査データから，病歴についての情報を得ておく．医学的情報だけでなく社会的な患者背景の情報も大切である．

2）医療面接による問診　medical interview

　患者に健康状態，既往歴等に関する問診表を渡し，あらかじめ記載してもらう．
　カルテおよび問診表から得た情報を，患者との対話から，さらに詳しく深めていくことを目的とする．

（1）現病歴

　手術対象疾患の症状と経過を問う．疾患の部位，原因，発症時期，治療経過を詳細に問い，疾患が全身状態へ与える影響を推測し，周術期のリスクを判断する．

（2）既往歴および現在の健康状態

　過去および現在に罹患している疾病について問診する．特に循環器疾患，呼吸器疾患，脳血管疾患，肝，腎，けいれん・神経疾患については，現在は症状がなくても麻酔に影響する可能性があるため，場合によっては精査が必要となる（**表3-1**）．

　患者によっては臨床検査データよりも日常生活における活動性の評価がリスクを判定するうえで有効となる．特に小児の場合は活発さや活動性の異常の有無を保護者に問うことが重要である．また小児は感染症の友人と接触していることもあり，潜伏期を考慮して手術日を決定する．

❶ 循環器疾患

　高血圧症患者では脳，心臓，腎臓の疾患を合併していることがある．また術前に血圧のコントロールが十分でない患者は術中，術後に血圧変動をきたしやすく，それによる合併症を起こしやすい．日常の血圧や治療薬の確認が大切である．しばしば動悸を感じるという患者では不整脈に注意する．
　冠動脈疾患は，周術期の患者リスクを著しく高める（**表3-18**）．心筋梗塞の既往があればその発症時期と治療法，狭心症発作がみられれば，胸痛は運動時か，安静時か，最終発作時期，治療薬などを確認する．また，どれくらいの日常活動であったら胸部症状を起こさずにできるか日常生活状況を確認することで運動耐容能と患者リスクを判断する（**表3-2, 3**）．冠動脈ステント留置手

表 3-1　注意して問診する既往および合併疾患

1. 循環器疾患に関する問診

(1) 現在の血圧と高血圧症：いつ頃からか．投薬は受けているか

(2) 虚血性心疾患：胸痛発作の種類と頻度．最終発作時期．投薬の有無．投薬内容

(3) 不整脈：自覚症状はあるか．頻脈発作があったか．治療は受けているか

(4) 身体活動のレベル：通常の日常生活が送れるか

2. 呼吸器疾患に関する問診

(1) COPD（慢性閉塞性肺疾患）：発症時期．重症度

(2) 気管支喘息：発症時期．治療歴．最終発作時期．投薬内容

(3) 風邪症状：時期．咳，喀痰，発熱の程度

(4) 喫煙歴：1日何本か．何年か

3. 脳神経疾患に関する問診

(1) 脳血管障害（脳梗塞，脳内出血，脳動脈瘤破裂）：発症時期．治療法．後遺症

(2) けいれん性疾患・てんかん：発症時期．コントロール状況．投薬の種類

4. 肝臓・腎臓疾患に関する問診

(1) 肝炎：発症時期と治療法．現在の肝機能

(2) ネフローゼ，腎炎：発症時期．治療法．後遺症

(3) 腎不全：現在のコントロール状況と治療法．腎機能

5. 内分泌疾患に関する問診

(1) 糖尿病：発症時期．治療法

(2) 甲状腺機能亢進症・低下症：発症時期．治療法．他疾患の合併

表 3-2　運動別の消費エネルギー量（MET）

3METs	普通歩行（4km/h），軽い筋トレ
4METs	速歩（6.4km/h），階段を楽に2階まで昇る
6METs	軽いジョギング，階段昇降
8METs	ランニング，水泳
	4METs 以上が可能であれば，小手術には耐えうる

表 3-3　New York Heart Association（NYHA）の心機能分類

Ⅰ度	心疾患を有するが，そのために身体活動が制限されることのない患者．通常の身体活動では疲労，呼吸困難，あるいは狭心症症状を起こさない
Ⅱ度	心疾患を有し，そのために身体活動が軽度に制限される患者．安静時は無症状であるが，通常の身体活動では疲労，動悸，呼吸困難，あるいは狭心症症状を起こす
Ⅲ度	心疾患を有し，そのために身体活動が高度に制限される患者．安静時は無症状であるが，通常以下の身体活動では疲労，動悸，呼吸困難，あるいは狭心症症状を起こす
Ⅳ度	心疾患を有し，そのために非常に軽度の身体活動でも愁訴をきたす患者．安静時においても心不全症状あるいは狭心症症状をきたす．わずかな身体活動でも苦しさが増強する

術を受けた患者では，再血栓形成防止のため留置後一定期間の手術は避ける．

❷ 呼吸器疾患

あらゆる手術における呼吸器合併症の発生頻度は，6.8％との報告があり，術後1週間以内の死亡原因の4分の1を占める．呼吸器に障害があると運動時の息切れが現れる．息切れは心不全でも生じるが，運動耐容能の低下は術後の呼吸器合併症リスクを増大させる（**表3-4**）．息切れを訴える疾患で最も重要なのは慢性閉塞性肺疾患（COPD）で，COPD患者の術後呼吸器合併症の発生率は健康な人の2.7〜4.7倍と報告されている．気管支喘息患者も増悪期には呼吸困難が強いが，コントロールが良好な場合は周術期のリスク因子とはならない．

上気道感染がある患者では喉頭けいれんをはじめ術中術後の呼吸器合併症の発生頻度が高くなる．

表3-4　息切れの程度についての Hugh-Jones の分類

Ⅰ度	階段の昇り降りが健常者なみにできる
Ⅱ度	階段の昇り降りは同年代の健常者なみにはできないが，歩行は健常者なみにできる
Ⅲ度	健常者なみには歩けないが，自分のペースなら1.6km程度の歩行ができる
Ⅳ度	休みながらでないと50m以上歩けない
Ⅴ度	会話や衣服の着脱で息が切れ，外出できない

❸ 脳神経疾患

意識消失発作の原因の多くは脳血管障害によるもので，動脈硬化による脳動脈や内頚動脈の狭窄，血栓による脳梗塞，あるいは動脈瘤破裂によるクモ膜下出血などがある．いずれも周術期に再発するリスクを有しており注意する．一過性脳虚血発作（TIA）の既往がある場合，発症後90日以内に脳卒中を発症する率は15〜20％といわれており，その間は手術を避ける．内頚動脈狭窄のある患者の25％は冠動脈にも狭窄がみられるという．

❹ 内分泌疾患

糖尿病患者では発症時期と現在のコントロール方法の問診が重要である．コントロールの良否は血液検査で判定されるが，空腹時血糖値が200mg/dL以上であれば，周術期合併症の発症頻度が増加し，未治療の場合はさらにその頻度が高まる．また糖尿病患者の多くは，冠動脈疾患や腎疾患，神経疾患などの慢性の合併症を有し，それらの存在が，周術期のリスクを高めている．糖尿病患者では頚動脈の狭窄が健常者の10倍の頻度で見つかるとされる．また，冠動脈疾患の発症頻度は，健常者の2〜4倍になり，糖尿病患者の5人に1人は無症候性の心筋梗塞の既往があるとされる．したがって，問診では冠動脈疾患に焦点を当て胸痛の有無，運動耐容能にも注意する必要がある．

❺ 現在の常用薬物

手術対象となる疾患以外に，他臓器の疾病，あるいは全身性の疾病を合併している患者では，その治療のために継続して薬物投与を受けていることが多い．投与されている薬物（**表3-5**）が，周術期の患者のリスクを高めることがあるため，詳細な問診が必要になる．特に心臓血管系作動薬，向精神薬，抗血栓薬に関して継続，休薬ともに問題を生じさせる可能性があるため，患者の状態により慎重に判断する．内服薬の種類によっては，手術にアドレナリン含有局所麻酔薬の使用を予定する場合，内服を中止するか，アドレナリン含有局所麻酔薬の使用を制限する必要がある．

表 3-5　術前の服用に注意が必要な薬物

継続する薬物	
降圧薬	ACE 阻害薬，ARB 薬以外は術当日朝まで継続
抗不整脈薬	当日朝まで継続
冠血管拡張薬	
気管支拡張薬	
抗精神病薬	
抗うつ薬	三環系抗うつ薬，非選択的 MAO 阻害薬以外はすべて前日まで継続．当日朝は個々に判断
抗てんかん薬	前日まで継続．当日朝は個々に継続
抗パーキンソン薬	前日まで継続．当日朝は個々に判断
抗甲状腺薬，甲状腺薬	当日朝まで継続
中止する薬物	
降圧薬	ACE 阻害薬，ARB は当日朝は休薬
抗凝固薬，抗血小板薬	個々に判断
経口血糖降下薬	当日朝は休薬
非選択的 MAO 阻害薬	2～3 週間前から休薬
三環系抗うつ薬	当日朝は休薬，できれば 2 週間前から休薬

LiSA：Vol.17, No.6, 553, 2010. より引用改変

> 👆 **ワンポイント**
>
> **MAO**
>
> 　MAO とは monoamine oxidase の略である．従来抗うつ薬として使用されていた非選択的 MAO 阻害薬は現在日本では製造販売中止となっている．現在日本で使用されている MAO 阻害薬は MAO-B 選択的阻害薬（塩酸セレギリン）で，パーキンソン治療薬として使用されている．アドレナリン，ノルアドレナリンの代謝にはほとんど関与しない．

---

a）心臓血管系作動薬

　原則として，降圧薬は当日朝まで服用する．β_1 遮断薬，α_2 作動薬は急な停止でリバウンドが生じ，激しい血圧上昇が起きる（反跳性高血圧）．ただし，ACE（アンジオテンシン変換酵素）阻害薬と ARB（アンジオテンシン II 受容体拮抗薬）は，麻酔薬との相互作用で術中に血圧低下を生じやすいため，当日朝は中止する．配合薬として，β 遮断作用と α 遮断作用を共に有した薬剤や，ARB の作用とカルシウム拮抗薬の作用を共に有した薬剤を服用している患者もいるので，注意が必要である．

b）向精神薬

　抗うつ薬として用いられる非選択性のモノアミン酸化酵素阻害薬（MAO 阻害薬）は手術の 2～3 週間前から休薬し，三環系抗うつ薬は可能なら 2 週間前から休薬する．これ以外の抗うつ薬，抗精神病薬，抗てんかん薬，パーキンソン治療薬は原則として前日まで継続する．

c）抗血栓薬（抗血小板薬，抗凝固薬）

　冠動脈や脳血管疾患患者は抗血栓薬の投与を受けていることが多く，術中術後の出血が増加する．手術前に中止するか否かは血栓症の危険性と出血の危険性のバランスから個々に判断する．術後は 24 時間以内に抗血小板薬の再開が望まれる．抗血栓療法を受けている患者の抜歯については，日本有病者歯科学会のガイドラインが参考になる．

d）経口避妊薬（ピル）

　経口避妊薬服用患者では静脈血栓症のリスクが上昇するため，侵襲の大きい手術では術前 4 週間は内服を中止する必要がある．

❻ 手術歴・麻酔歴

過去に受けた麻酔の種類，術中術後の異常の発生の有無を問う．

❼ アレルギー

薬物，食物による蕁麻疹，呼吸困難を起こしたことがあるかを問う．バナナ，キウイ，アボカドなどにアレルギーがある場合，ラテックスアレルギーを考える．卵と大豆にアレルギーがあればプロポフォールの使用は避ける．

❽ 予防接種歴

全身麻酔によりワクチン接種後の副反応が増強する恐れがあるため，不活化ワクチン接種後 1～2 週間，生ワクチン接種後 4 週間は手術・麻酔を避ける．

❾ 妊娠歴

手術・麻酔は胎児に影響を与えるため，妊娠の有無，月経の時期をたずねる．

❿ 喫煙歴

喫煙は全身に影響を与え，術後の呼吸器合併症は非喫煙者の 6～7 倍の率で発症し，冠血管障害のリスクを高め，創部感染を増加させる．今までにどれくらいの喫煙をしていたかを問い，禁煙を指導する（P.51-52「6）喫煙」を参照）．

（3）家族歴

家族の麻酔歴とそのときの異常の有無を問う．悪性高熱症など家族内発症がみられる疾患もある．

3）身体所見　physical findings

視診，触診，聴診より患者の健康状態を評価し，麻酔管理を行う上での問題点を探し出す．視診によりマスク換気の困難さ，開口制限の有無，気管挿管困難の可能性などを評価する（表 3-6，図 3-1，2）．体格では胸郭の変形に注意する．肥満は BMI で評価することが多い．BMI30 以上を肥満と診断する（表 3-7）．肥満患者では周術期に種々の合併症が起こりやすい．

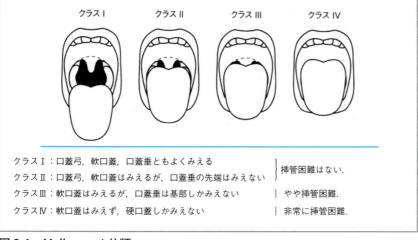

図 3-1　Mallampati 分類

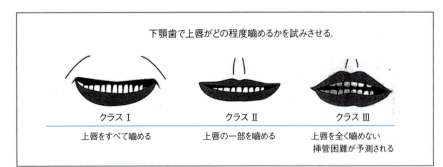

図 3-2 Upper lip bite 法による気管挿管困難の予測
Anesth Analg, 96：595-599, 2003. より引用改変

表 3-6 挿管困難を予測させる因子

開口障害
最大開口時に上下切歯間距離　35mm 未満
下顎骨折，顎関節症
下顎後退，小顎症
Pierre Robin 症候群
Treacher Collins 症候群
甲状軟骨オトガイ間距離　60mm 未満
胸骨頸切痕オトガイ間距離　125mm 未満
歯の異常
突き出た上顎切歯
動揺歯
頸部の異常
運動制限，関節リウマチ
短頸，甲状腺肥大
気管の偏位
口腔内・舌の異常
扁桃肥大，巨舌，Down 症

表 3-7 肥満度の評価

肥満度　BMI (body mass index) ＝ 体重 (kg) ÷〔身長 (m) ×身長 (m)〕
　　　　　　22～23：標準
　　　　　　25～30：太り気味
　　　　　　30 以上：肥満

　　　　　%肥満度＝(BMI－22)×100/22

第3章　全身管理

2　バイタルサイン　Vital sign

バイタルサインは生命徴候と訳され，人が生きていることを証明するしるしといえる．一般には意識，体温，呼吸，脈拍，血圧を指す．全身管理の基本になる指標であり，確実に把握する．

1）脈拍の触診　pulse

通常は橈骨動脈の上に第2，3，4指の3本の指を置き，拍動の触れ具合から次のことを観察する．橈骨動脈が触知しにくい場合は，上腕動脈，総頸動脈，大腿動脈，足背動脈などで触診する．

（1）脈拍数　（pulse rate）

健康な成人では1分間あたり60～90回であり，小児では多く，高齢者では少ない．スポーツをしている人では40～50回のことがある．1分間100回以上を頻脈，60回未満を徐脈という．状況により健常者でも頻脈や徐脈はよくみられるが，病的原因が潜んでいることもある（**表 3-8**）．

表 3-8　脈拍異常を起こす主な原因

頻脈	痛み，発熱，精神的緊張，興奮，出血，アナフィラキシーショック，甲状腺機能亢進症，低酸素血症初期，β刺激薬
徐脈	血管迷走神経反射，甲状腺機能低下症，頭蓋内圧亢進，低酸素血症末期，β遮断薬，Ca拮抗薬
不整脈	血圧上昇，精神的緊張，興奮，心房細動，心筋梗塞，心不全，電解質異常，甲状腺機能亢進症，低酸素血症，高二酸化炭素血症

（2）リズム　（rhythm）

リズムが不規則なものを不整脈といい，心疾患の重要な症状の1つである．心音と脈拍が同調せず，心拍数に比し脈拍数が少ないことを**脈拍欠損**という．不整脈は触診上，**表 3-9**に分類される．

表 3-9　触診で分かる不整脈

呼吸性不整脈	吸気で速く，呼気で遅くなる
絶対性不整脈	脈拍がまったく不整で，規則性がない
期外収縮	規則的な拍動に，ときどき早過ぎる拍動が生じる

（3）緊張度　（tension of pulse）

外からの圧力で圧迫されやすいかをみる．橈骨動脈に当てた3指のうち，最も中枢側の指をどれくらいの力で押しつけると末梢側の指に拍動を触れなくなるかを調べる．収縮期血圧を反映し，強い力がいるものを硬脈，弱い力で済むものを軟脈という．

2）血圧測定　blood pressure（P.71「（1）血圧モニタ」参照）

動脈血管内の圧力は左室収縮時に最高となり，これを最高血圧ないし収縮期血圧といい，左室拡張時に最低となり，これを最低血圧ないし拡張期血圧という．収縮期血圧と拡張期血圧の差を脈圧という．血圧は一般に上腕にマンシェット（圧迫帯，カフ）を巻いて測定する．マンシェットは幅が上腕直径よりも20％ほど広いものを，下縁が肘窩より3cm上になる位置に巻く．細いものを使用すると実際より

高い値が示される．触診法と聴診法を併用
して測定する．

3）呼吸の観察　respiration

健康な人では呼吸運動は規則正しく，呼吸数と脈拍の比率は，ほぼ1:3〜4である．

（1）呼吸数

安静時の成人の呼吸数は1分間に12〜18回で，24回以上を頻呼吸，12回未満を徐呼吸という．健康な人でも運動時や精神的な緊張で呼吸数が増えるが，さまざまな疾患で呼吸数の異常が生じる（表3-10, 11）．

（2）深さ

1回換気量を示し，成人では約500mLである．

（3）リズム

健常者の安静時の呼吸でも多少の不規則性がみられるが，極端に不規則なものは異常である．

（4）呼吸困難の有無

呼吸するのに努力を要する状態で，胸鎖乳突筋，大胸筋など補助呼吸筋が呼吸運動に参加している．喉頭，気管の狭窄でみられる吸気性呼吸困難，喘息など細気管支の狭窄でみられる呼気性呼吸困難がある．

☞ ワンポイント

血圧測定時の注意

①測定前に5分以上の安静状態に置く．
②マンシェットを巻く位置と心臓の高さを同じにする．
③マンシェット内のカフ（ゴム嚢）が上腕動脈の真上に来るように当てる．
④マンシェットを巻く強さは，指が2本入る程度に，きつ過ぎず，ゆる過ぎず巻く．きつく巻くと実際より測定値が低くなり，ゆるく巻くと高くなる．
⑤マンシェットの幅は腕の円周の40%あるいは腕の直径の1.2倍がよいが，一般的に成人では12cmのものが使用されることが多い．
⑥マンシェットは一般には左腕用に作られており，右腕に使用する場合はカフが動脈を圧迫できないことがある．

表 3-10　呼吸異常を起こす主な原因

呼吸数増加	精神的緊張，興奮，発熱，肺炎，心不全，低酸素血症，代謝性アシドーシス
呼吸数減少	薬物（静脈麻酔薬，鎮痛薬，鎮静薬，麻薬），頭蓋内圧亢進，脳疾患，代謝性アルカローシス

表 3-11　呼吸の種類

頻呼吸	呼吸数が正常よりも多い（24回/分以上） 呼吸の深さは正常と変わらないか，浅い
徐呼吸	呼吸数が正常よりも少ない（12回/分未満） 呼吸の深さは正常と変わらない
過呼吸	呼吸の深さが増す．数は増加，減少，正常，いずれでもある
過換気	呼吸数と深さの双方が増す
クスマウル呼吸（Kussmaul）	呼吸数と深さの双方が増している 糖尿病アシドーシス，尿毒症でみられる
チェーン・ストークス呼吸（Cheyne-Stokes）	呼吸期と無呼吸期が交互に繰り返される 重症の心疾患，腎疾患，脳疾患，薬物中毒にみられる
ビオー（Biot）呼吸	規則性のまったくない呼吸 脳腫瘍，髄膜炎，脳外傷でみられる
起坐呼吸	呼吸困難のため仰臥位になれず，座位により努力呼吸をしている状態． うっ血性心不全，気管支喘息発作でみられる

第3章 全身管理

4）意識障害の評価　consciousness

術後あるいは緊急対応時には患者の意識を確認する．わが国で広く利用されている意識障害の評価法を挙げる（**表3-12**）．

表3-12　3-3-9度方式による意識障害の評価（JCS：Japan Coma Scale）

判定度数		状態の説明
0		意識清明
Ⅰ		刺激しないでも覚醒している状態
	1	だいたい意識清明だが，いまひとつはっきりしない
	2	見当識障害がある
	3	自分の名前，生年月日が言えない
Ⅱ		刺激すると覚醒する状態，刺激をやめると眠り込む
	10	普通の呼びかけで容易に開眼する
	20	大きな声または体をゆさぶることにより開眼する
	30	痛み刺激を加えつつ呼びかけを繰り返すと，かろうじて開眼する
Ⅲ		刺激をしても開眼しない状態
	100	痛み刺激に対し，払いのけるような動作をする
	200	痛み刺激で少し手足を動かしたり顔をしかめる
	300	痛み刺激にまったく反応しない

5）体温測定　body temperature

体温は，視床下部の体温中枢の働きにより恒常性が維持され，腋窩温で36～37℃である．朝が最も低く，夕にかけ0.5～1.0℃高くなる．乳幼児は37℃を超えることが多く，高齢者は35℃台が多くなる．発熱は，感染症，悪性腫瘍，アレルギー疾患，甲状腺機能亢進症など多くの疾患で生じる．35℃未満を低体温症と呼び，甲状腺機能低下症やショックでみられる．

3　臨床検査　Laboratory examination

臨床検査は患者の状態を客観的に把握するのに非常に有用である．一般的にはスクリーニングとして次の検査が行われている．

1）胸部エックス線写真　chest radiograph

肺野の異常だけでなく心陰影，胸膜，横隔膜，脊椎，肋骨，軟部組織の形態にも注意を払う（**図3-3**）．場合によっては側面像も参考にする．

胸部エックス線写真で注意すべき部位は，次の通りである．
　①胸郭の大きさ，形態
　②心陰影の大きさ
　③肋骨の形態，間隔
　④肺野の明るさ（肺気腫，肺嚢胞，気胸）
　⑤肺野の異常陰影（肺炎，肺うっ血，無気肺，肺線維症，胸水貯留）
　⑥肺門陰影（肺うっ血）
　⑦気管の太さ，偏位，圧迫，狭窄
　⑧横隔膜の位置，左右差（横隔神経麻痺，癒着）

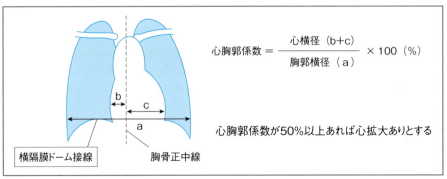

図 3-3　心胸郭係数

2）血液検査　hematological examination

　血液一般，電解質，生化学および出血・凝固検査を行う（**表 3-13**）．**ヘモグロビン**濃度は 10 g/dL 以上，**ヘマトクリット**は 30% 以上が望ましいが，予定されるのが小手術であれば 7～8 g/dL であってもあえて術前に輸血する必要はない．白血球数の増加は感染や炎症で生じるため，精査し原因を追求する．感染や炎症に対して白血球よりも特異的に反応する値が CRP（**C 反応性タンパク**）値である．炎症刺激後 6 時間頃から上昇を始める．**血小板数**が 5 万/mm^3 以下になると出血傾向が現れる．**血清カリウム**値が高くても低くても不整脈，心停止が生じることから，術前に異常値がみられたら手術を延期して補正する．

3）尿検査　urinalysis

　尿検査は血液検査で得られる以上の情報が少ないため省略されることもある．簡便な試験紙法を用いるのが一般的である（**表 3-14**）．

4）心電図　electrocardiogram

　標準 12 誘導を記録する．不整脈，心筋虚血，心肥大，電解質異常などに注意する（P.7　**表 2-1 参照**）．虚血性心疾患の既往のある患者では負荷心電図，不整脈のある患者ではホルター心電図を用いることもある．

第3章　全身管理

5）心エコー検査　echocardiography

　心血管系に異常を疑わせる症状や既往のある患者の術前検査に適応がある．心室壁の形態や運動，弁の動きを検出し心機能を評価できる．断層法，Mモード法，カラードップラー法があり，断層法は心

表3-13　術前スクリーニングと基準値

血液一般			
赤血球	男　450～530万/mm³ 女　400～480万/mm³	ヘマトクリット	男　40～50% 女　36～47%
白血球	3,000～10,000/mm³	血小板	15～44万/mm³
ヘモグロビン	男　14～18g/DL 女　12～16g/DL		
電解質			
Na⁺	136～146mEq/L	Cl⁻	98～108mEq/L
K⁺	3.6～5.0mEq/L	Ca⁺⁺	4.2～5.5mEq/L
血液生化学			
AST	10～35U/L	γ-GTP	男　6～80U/L 女　5～18U/L
ALT	5～40U/L	ChE	0.8～1.7pH
ALP	2.6～10.0KAU	総コレステロール	122～244mg/dL
LDH	195~360U/L	BUN	8～21mg/dL
総ビリルビン	0.2～1.2mg/dL	クレアチニン	0.7～1.2mg/dL
直接ビリルビン	0～0.6mg/dL	CK	男　48～176U/L 女　38～109U/L
間接ビリルビン	0.2～0.6mg/dL		
総タンパク	6.7～8.3g/dL	空腹時血糖値	70～110mg/dL
アルブミン	3.8～5.1g/dL	CRP	0～0.4mg/dL
出血・凝固検査			
出血時間	2～5分（Duke法）	PT（プロトロンビン時間）	11～14秒
凝固時間	5～15分（Lee White法）		
PT-INR	1.0±0.1	APTT（活性化部分トロンボプラスチン時間）	30～45秒

表3-14　尿試験紙検査項目と基準値

pH	4.8～7.5	ブドウ糖	陰性
比重	1.006～1.022	ケトン体	陰性
潜血	陰性	ビリルビン	陰性
白血球	陰性	ウロビリノーゲン	微量陽性
タンパク質	陰性	亜硝酸塩	陰性

臓の全体像を把握するのに適し，Ｍモード法は心臓の構造物の動きを検出するのに適し，カラードップラー法は血流の流れを観察するのに適している．

6) 肺機能検査　pulmonary function test

(1) 肺活量 （vital capacity：VC）

年齢，身長，性を考慮して算出される%肺活量（% VC）で評価することが多い．%肺活量が80%未満は拘束性換気障害を示す．

(2) 努力性肺活量 （forced vital capacity：FVC）

最大吸気位から最大呼気位まで，ゆっくりと呼出して計測される肺活量（VC）に対し，精一杯の力を込めて一気に呼出させて計測されるのが努力性肺活量（FVC）である．

(3) 1秒量 （FEV$_{1.0}$），1秒率 （FEV$_{1.0}$%）

最大吸気位から一気に呼出したときの最初の1秒間に呼出された量が1秒量で，1秒量を努力性肺活量に対する比率で表したものが1秒率である．1秒率70%未満は閉塞性換気障害を示す（図3-4）（P.15 2章参照）．また，%肺活量が80%未満かつ1秒率が70%未満のときを混合性換気障害という．

👆 **ワンポイント**

CHADS$_2$スコアによる脳卒中発症リスク

心房細動のある患者は血栓の遊離による脳梗塞を起こしやすい．

脳梗塞の発症の危険性を判定する方法としてCHADS$_2$スコアが使用される．

CHADS$_2$スコア

(1) 慢性心不全の既往
(2) 高血圧
(3) 75歳以上
(4) 糖尿病
(5) 脳卒中ないしTIAの既往
　(1)～(4)は1点，(5)は2点として合計する

CHADS$_2$スコアの合計点から脳卒中リスク，血栓塞栓症リスクを判定する．

CHADS2 スコアによる 脳卒中発症リスク		CHADS2 スコアによる 周術期の血栓塞栓症のリスク	
CHADS2 スコア	発症率（%）	CHADS2 スコア	発症リスク
0	1.9		
1	2.8	1～2	低リスク（4%以下）
2	4.0		
3	5.9	3～4	中リスク（4～10%）
4	8.5		
5	12.5	5～6	高リスク（10%以上）
6	18.2		

（LISA：vol.17，No.7，663，2010）より引用

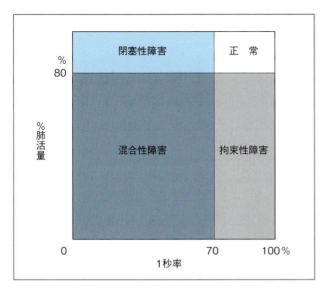

図 3-4　閉塞性換気障害と拘束性換気障害

7）出血凝固系検査　coagulation study

　一般に，血小板数，出血時間，活性化部分トロンボプラスチン時間（APTT），プロトロンビン時間（PT），フィブリノゲンが検査される．血栓症が危惧される患者ではD-ダイマーが検査される．出血時間は血小板の数と機能の異常を検出し，APTTは内因性凝固因子の異常，PTはCaイオンと組織トロンボプラスチン以外の外因性凝固因子の異常を検出できる（図3-5）．近年PTの代わりにPT-INRが利用されている．日本有病者歯科学会のガイドラインでは，ワルファリン投与中の患者の抜歯はPT-INRが3.0以下であれば可能とされ，またPT-INRの検査は抜歯前48時間以内，できれば抜歯当日が望ましいとされる．

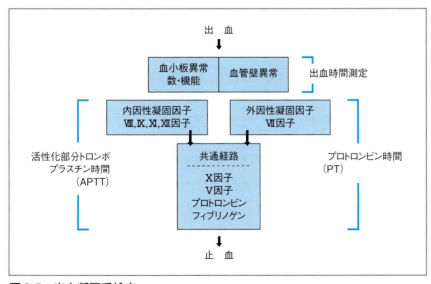

図 3-5　出血凝固系検査

4 手術危険度　Surgical risk

　手術危険度の判断は，問診および検査データから得た患者の総合的な全身評価と，手術内容から求める．歯科手術では，アドレナリン含有局所麻酔薬が使用されることが多いことから，特別な配慮が必要である．

1) 手術内容による周術期リスク

　周術期の心合併症の発生率は手術侵襲の大きさに従い上昇する（**表 3-15**）．手術範囲，手術時間に影響され，低リスク手術の合併症発生率は1%未満である．歯科領域の手術侵襲は低～中リスクにある．また，周術期の呼吸器合併症の発生原因は，手術による肺機能の低下で，侵襲の大きい手術では機能低下は1週間以上継続する．

表 3-15　手術内容による周術期心合併症発生率

手術侵襲	心合併症発生率	手術内容
高リスク手術	5%以上	大血管手術
中リスク手術	1～5%未満	頭頸部手術，開腹開胸手術
低リスク手術	1%未満	外来手術，体表手術

麻酔；vol.58，No. 2, 230, 2009. より引用改変

2) 患者の総合的全身評価による周術期リスク

　患者の全身状態を総合的に評価し，手術・麻酔のリスクを判定する基準として米国麻酔科学会（ASA）が作成した全身状態分類がある（**表 3-16**）．PS4 以上の高リスク患者は歯科麻酔の適応とならない．

表 3-16　米国麻酔科学会（ASA）による術前状態の分類（Physical Status）

ASA class	全身状態
PS1	器質的，生理的，生化学的，あるいは精神的な異常がない 手術対象となる疾患は局在的であって，全体的（系統的な）障害を引き起こさないものである
PS2	軽～中等度の系統的な障害がある その原因としては，外科的治療の対象となった疾患またはそれ以外の病態生理学的な原因によるもの
PS3	重症の系統的疾患があるもの この場合，系統的な障害を起こす原因は何であってもよいし，はっきりした障害の程度を決められない場合でも差し支えない
PS4	それによって生命が脅かされつつあるような高度の系統的疾患があって，手術をしたからといって病変を治療できるとは限らないもの
PS5	瀕死の状態の患者で，助かる可能性は少ないが手術をしなければならないもの
PS6	臓器移植のドナーで，脳死と宣告された患者
救急手術では E という字を上記各「数値」の横に併記する．例：PS2E	

また心機能からみた総合的危険度判定法として，ACC/AHA の非心臓手術のための周術期心血管評価ガイドラインにある active cardiac conditions（**表 3-17, 18**）による評価が広く利用されている．

1999 ～ 2003 年の日本麻酔科学会調査では，術中の死亡率は 1 万人に対し，6.78 人で，死亡原因は術前合併症によるものが 64.6％と最多で，冠動脈疾患，心筋梗塞が最も多く，次いで中枢神経系合併症，呼吸器系合併症となっている．麻酔が原因の死亡率は 1 万人に対し 0.1 人であった．術後呼吸器合併症の発生原因は，手術・麻酔による呼吸機能の低下である．

ASA，PS2 以上と評価された患者では，PS1 の患者に比べ危険度は 5 倍になる．肝障害の周術期リスクの判定としては Child-Pugh 分類によるものがある．クラス B 以上の肝障害はリスクが高いとされる（**表 3-19**）．

表 3-17　重度の周術期心血管危険因子となる Active Cardiac Conditions

1. 不安定冠症候群	
	不安定狭心症，重症狭心症（CCS 分類III，IV）
	発症 7 日以上 30 日以内の心筋梗塞
2. 非代償性心不全（NYHA IV）	
3. 重症不整脈	
	高度房室ブロック Mobitz II 型房室ブロック 完全房室ブロック 症候性心室性不整脈 安静時心拍数 100 回 / 分以上の上室性不整脈（心房細動を含む） 症候性徐脈 新規の心室頻拍
4. 重度弁疾患	
	重度大動脈弁狭窄症 症候性僧帽弁狭窄症 （労作時呼吸困難の悪化，意識消失発作，心不全がある）
これらのうちのどれかでも該当すれば，予定手術は延期して精査を行う	

アメリカ心臓病学会 / アメリカ心臓協会による非心臓手術のための周術期心血管評価ガイドライン，2007. より引用

表 3-18　中等度の危険因子となる Clinical Risk Factor と周術期心リスク

リスク因子	周術期心リスク
1. 虚血性心疾患の既往	2.4 倍
2. 心不全の既往	1.9 倍
3. 脳血管障害の既往	3.2 倍
4. 糖尿病（インスリン治療中）	3.0 倍
5. 腎不全	3.0 倍

表 3-19　Child-Pugh 分類

項目	スコア		
	1点	2点	3点
脳症	ない	Grade1 〜 2	Grade3 〜 4
腹水	ない	少量	中等量
血清ビリルビン（MG ／ dL）	2.0 未満	2.0 〜 3.0	3.0 超
血清アルブミン（G ／ dL）	3.5 超	2.8 〜 3.5	2.8 未満
PT-INR	1.7 未満	1.7 〜 2.3	2.3 超

クラス：A ＝ 5 〜 6 点，B ＝ 7 〜 9 点，C ＝ 10 〜 15 点

5　麻酔時期の決定　Decision making for anesthesia

　患者にとって最良の状態が達成されておらず，内科的治療によってさらに改善することが予測されるならば，手術の延期を考慮する．

　以下の患者では手術・麻酔の延期をすることが勧められる．

　　①急性心筋梗塞直後（ただし，状態が安定していれば発症後 4 〜 6 週後で手術は可能である）

　　②コントロールが不良な高血圧，心不全，不安定狭心症，重症糖尿病，気管支喘息

　　③全身感染症がある肺炎

　　④肝酵素の急激な上昇がある急性肝炎

　　⑤下痢，嘔吐のある 38℃ 以上の発熱

　　⑥予防接種後（2 〜 4 週間を経ていない）

　　⑦妊娠 12 週までの妊婦

　　⑧活動期の上気道炎に罹患している小児

2　管理上問題となる疾患

1　呼吸器系疾患　Respiratory diseases

1）かぜ症候群　cold syndrome

【概念・病態】気道の急性カタル性炎症性疾患の総称である．一般に鼻腔から喉頭までの気道を上気道といい，狭義にはこの上気道におけるウイルス性急性炎症性疾患である普通感冒（common cold）と同義的に用いられているが，下気道炎症状や消化器症状を含めた全身性症候群であるといえる．原因微生物は，80 〜 90% がウイルスとされている．

【臨床症状】潜伏期間は，通常 12 〜 72 時間である．全身倦怠感，発熱，鼻水，鼻づまり，咽頭痛などがあり，下気道まで炎症が及ぶと咳や痰がみられ，消化器系では，悪心や下痢などもみられる．

【術前評価】小児において，術前 2 週間以内のかぜ既往は，術中の呼吸器系合併症（気管内分泌物増加，換気困難）のリスクが有意に高くなり，手術の可否を慎重に決定すべきである．術野と気道が近接する

歯科口腔外科領域においては，術前2週間以内のかぜの既往に加えて，直前まで鼻水，咳，白血球増加が一つでもある症例は，**周術期呼吸器合併症**のリスクが有意に高くなり，延期可能な手術は延期すべきである．

【患者管理】乾性分泌物貯留による**術後無気肺**を防止するために十分な輸液を心がけ，また，気道刺激を最小限にする麻酔管理と十分な気道内分泌物吸引を心がける．

2）気管支喘息　bronchial asthma

【概念・病態】1980年代までは，「可逆性気流閉塞」と「**気道過敏性**」で定義されていたが，その後，この2つの背景に気道炎症の存在が明らかになり，「慢性気道炎症性疾患」と認識されるようになった．喘息症状は，気道平滑筋攣縮，炎症に伴う粘膜浮腫や分泌物貯留，**気道モデリング**（平滑筋・気道上皮・腺細胞増殖と気道壁線維化など）により生ずる．

【臨床症状】発作性・反復性の呼吸困難・咳・**喘鳴**，聴診所見での**笛様音（wheezing）**がみられる．

【術前評価】「喘息予防・管理ガイドライン2015」のコントロール状態の評価（**表3-20**）で，「コントロール不十分」の場合は，可能ならコントロール優先が好ましい．「コントロール不良」の場合は，予定手術は延期すべきである．

【患者管理】必要に応じ，吸入ステロイドの術前数週間継続投与やステロイドの術前投与（経口，静注）を考慮する．全身麻酔においては十分な麻酔深度を保つことが最重要である．導入時では気管支拡張作用を有し，気道刺激の少ないセボフルラン，維持期ではセボフルランまたはデスフルランを用いる．導入時の静脈麻酔薬は，プロポフォール，ミダゾラムを用いる．麻薬性鎮痛薬の使用の可否については意見が分かれる．術中の喘息発作には，早期発見（気道内圧，**カプノグラム**波形，バッグの手応え，胸部聴診）と対処（吸入麻酔薬にて麻酔深度を深くする，麻酔回路からの**β_2刺激薬**投与，アミノフィリン静注，アドレナリン皮下注等）が重要である．筋弛緩拮抗薬は，**ヒスタミン遊離作用**を有するワゴスチグミンよりスガマデクスが好ましい．中途半端な覚醒時での抜管は喘息発作のリスクが増すので注意する．

表3-20　喘息コントロール状態の評価

	コントロール良好（すべての項目が該当）	コントロール不十分	コントロール不良
喘息症状（日中および夜間）	なし	週1回以上	コントロール不十分の項目が3つ以上当てはまる
発作治療薬の使用	なし	週1回以上	
運動を含む活動制限	なし	あり	
呼吸機能（FEV_1 および PEF）	予測値あるいは自己最良値の80%以上	予測値あるいは自己最良値の80%未満	
PEFの日（週）内変動	20%未満[*1]	20%以上	
増悪（予定外受診，救急受診，入院）	なし	年に1回以上	月に1回以上[*2]

FEV_1：1秒量，PEF：ピークフロー（peak flow）

*1：1日2回測定による日内変動の正常上限は8%である．
*2：増悪が月に1回以上あれば他の項目が該当しなくても，コントロール不良と評価する．
日本アレルギー学会喘息ガイドライン専門部会：喘息予防・管理ガイドライン2015，p137, 表7-9, 協和企画，東京，2015. より引用

3） アスピリン喘息　aspirin induced asthma：AIA

【概念・病態】シクロオキシゲナーゼ阻害作用をもつ**非ステロイド性抗炎症薬（NSAIDs）**の服用により，鼻閉，鼻汁，喘息発作などの気道系症状が引き起こされる，非アレルギー性過敏症である．成人喘息の約5〜10％が本疾患であるとされている．本来，NSAIDs **過敏喘息**と称すべき疾患である．本症の特徴的病態として，気管支平滑筋収縮作用を有するシステイニル**ロイコトリエン**（CysLT）の過剰産生体質がある．NSAIDs誘発時の爆発的な気道反応は，IgEを介するアナフィラキシー反応ではなく，CysLT産生のさらなる亢進が主因である．

【臨床症状】強い鼻閉と鼻汁，喘息発作がみられる．随伴症状として，嗅覚低下，顔面紅潮，眼結膜充血，腹痛，嘔気，下痢，掻痒感，**蕁麻疹**などを認める．

【術前評価】

ほとんどの症例で好酸球性鼻茸を合併している．通常のアレルギー学的検査では診断不能で，問診（NSAIDs使用時のエピソードの有無，嗅覚低下，鼻茸手術歴）が重要である．防腐剤である**パラベン**，合成着色料の黄色4号（**タートラジン**），香料（ミント），**コハク酸エステル化合物**も誘発物質である．

【患者管理】周術期，NSAIDsの静注，内服は禁忌である．NSAIDs誤投与による誘発時にはアドレナリンが奏効する．**アセトアミノフェン**は，通常のNSAIDsよりも誘発させにくい．治療にコハク酸エステル型ステロイド製剤を使用してはならない．リン酸エステル型ステロイド製剤は比較的安全である．

4） 慢性閉塞性肺疾患　chronic obstructive pulmonary disease：COPD

【概念・病態】COPDは，完全に可逆的ではない気流制限を特徴とする疾患であり，この気流制限は通常進行性で，有害な粒子またはガスに対する異常な炎症反応と関連している．本態である気流閉塞は，**肺気腫病変**と**末梢気道病変**（閉塞性細気管支炎）の両者がさまざまな割合で組み合わさって起こる．1秒率が70％を下回る．なお，肺気腫の病態は，主に喫煙による肺胞破壊の結果起こる，それまで肺胞により支えられ開存していた終末細気管支の呼気時閉塞である．

【臨床症状】代表的な症状は，労作時息切れであり，進行例では，しばしば「**口すぼめ呼吸**」が認められる．肺気腫優位においては，肺の過膨張により**ビール樽状胸郭**を呈し，肺野の呼吸音の低下を特徴とする．閉塞性細気管支炎優位においては，慢性に続く咳と痰を特徴とする．

【術前評価】COPDの病期分類を**表 3-21**に示す．Ⅲ期（重症）や，$PaCO_2$が50mmHgを超えている場合では，術後呼吸器合併症（呼吸不全，肺炎，無気肺，COPD増悪等）の確率が高く，その発症率は健常者の2.7〜4.7倍とされている．

表 3-21　COPDの病期分類

病期		特徴
Ⅰ期	軽度の気流閉塞	％FEV_1≧80％
Ⅱ期	中等度の気流閉塞	50％≦％FEV_1＜80％
Ⅲ期	高度の気流閉塞	30％≦％FEV_1＜50％
Ⅳ期	きわめて高度の気流閉塞	％FEV_1＜30％

気管支拡張薬投与後の1秒率（FEV_1/FVC）70％未満が必須条件

1秒量（FEV_1）：最初の1秒間で吐き出せる息の量
努力肺活量（FVC）：思い切り息を吸ってから強く吐き出したときの息の量
1秒率（FEV_1％）：FEV_1をFVC値で割った値
対標準1秒量（％FEV_1）：性，年齢，身長から求めたFEV_1の標準値に対する割合

日本呼吸器学会COPDガイドライン第4版作成委員会：COPD（慢性閉塞性肺疾患）診断と治療のためのガイドライン，第4版，p30，メディカルビュー社，東京，2013．より引用

第3章 全身管理

【患者管理】病期分類Ⅲ期以上，Hugh-Jones 分類3度以上では，綿密な周術期管理計画が必要である．術前管理においては，禁煙はもちろん，術前の症状改善と気道の清浄化を目指した内科管理と，呼吸リハビリテーションの積極的な導入が重要である．なお，禁煙から2〜4週間で，気道分泌物が減少し，気道の過敏性が低下し，繊毛粘膜の働きが改善する．術前4〜8週の禁煙により，術後呼吸器合併症を減少させる．

術中においては，1回換気量を少なめにして気道内圧を低く保ち（15〜20cmH2O），肺損傷の予防に努めるべきである．術前の酸素飽和度に近い酸素飽和度を保つことができれば，低換気による高炭酸ガス血症は問題ない．また，狭窄気味の末梢気道から呼気が確実に排出されるよう，呼気時間を十分に保つ．筋弛緩薬の拮抗を完全に行う．術後の呼吸抑制の予防と早期離床を考え，覚醒の良い麻酔を心がけるべきである．

> 👆 **ワンポイント**
>
> **誤嚥性肺炎**
>
> 　食物，唾液，分泌物，胃液などが誤って気管を通して肺胞に入ってしまい，感染性あるいは非感染性の炎症を起こす疾患を誤嚥性肺炎と称す．吐物が気管に入り，急性の化学性肺炎を起こしたものを，メンデルソン症候群という．

5）拘束性肺疾患　restrictive pulmonary disease

【概念・病態】拘束性肺疾患は，肺の伸展性が障害され，吸気時に肺の広がりが制限される疾患である．呼吸機能検査（スパイロメトリ）にて，％肺活量が80％未満に低下する．代表例は肺線維症であり，間質性肺炎の進行により移行する．間質性肺炎の肺胞壁に炎症や損傷が起こると，壁が厚く硬くなるため（線維化），酸素を取り込みにくくなる．なお，肺胞壁と毛細血管の結合組織に炎症が生じると間質性肺炎と称される．

【臨床症状】間質性肺炎では，症状がある程度進行してくると，動いた時の息切れや痰を伴わない咳を自覚する．進行例では蜂巣様の肺胞陰影を認め，線維化に移行する．

【術前評価】原因不明の間質性肺炎を特発性間質性肺炎と称し，手術，麻酔などで急性悪化する確率が高い．特発性間質性肺炎から進行する特発性肺線維症が最も麻酔管理上のリスクが高い．

【患者管理】特発性間質性肺炎，特発性肺線維症の麻酔管理に際しては，術前では，禁煙指導，超音波ネブライザーによる気道の浄化，喀痰排出訓練を行い，麻酔中は，圧損傷や容量損傷を防ぐ人工呼吸モードを選択し，ステロイド，抗菌薬を投与し，高濃度酸素投与を避けることが肝要である．術後の急性悪化の予防に細心の注意を払う．

> 👆 **ワンポイント**
>
> **呼吸機能検査（スパイロメトリ）**
>
> 　換気の機能を調べる基本的呼吸検査である．①肺活量（vital capacity：VC）：思い切り息を吸ってからゆっくりと吐ききった時の呼気量を指す．身長，性，年齢から導かれる標準肺活量に対する％表示を％VCと称し，80％以上が正常とされている．②1秒率（forced expiratory volume$_{1.0}$%：FEV$_{1.0}$%）：FEV$_1$/FVCを指す．70％以上が正常とされている．肺活量の低下は，拘束性肺疾患（間質性肺炎，肺線維症など）を疑い，1秒率の低下は，閉塞性肺疾患（COPD，喘息など）を疑う．

6）喫煙

【概念・病態】タバコ煙の成分である，一酸化炭素（CO），ニコチンが麻酔管理に悪影響を及ぼす．COは酸素供給能を低下させる．ニコチンは交感神経刺激作用を介して血管収縮や心筋酸素消費量を増し，気道分泌を介して気管支を収縮させる．

【臨床症状】咳嗽，喀痰，呼吸苦などの呼吸器症状，動悸，胸痛などの循環器症状，創傷治癒不全や感染による炎症症状などがみられる．

【術前評価】喫煙者では，肺合併症，循環器合併症，創傷治癒不全，創感染などの術後合併症のリスクが増す．1日の喫煙本数と喫煙年数を掛けた数値を喫煙指数（Brinkmann index）と称し，400を超えていると，術中の気道内分泌増加を介する肺合併症に注意が必要である．

【患者管理】禁煙の期間と効果については，日本麻酔科学会の「周術期禁煙ガイドライン」（2015年3月）に記載のとおり，術前の禁煙期間は長いほどよいが，短い禁煙期間でも合併症発生率は増加せず（注：1〜2週の短い禁煙期間ではかえって分泌物が増加するとの報告もある），術前禁煙はいつから始めてもよい．タバコに含まれるCOとニコチンは，主に組織の酸素受給に影響するが，半減期が短いため，禁煙後2〜3日で酸素受給は改善する．禁煙後4週間以上で術後呼吸器合併症の頻度が低下する．より長い禁煙期間ではより効果が高い．術者側と協力しての禁煙指導が必要となる．

2 循環器系疾患 Cardiovascular diseases

1）高血圧 hypertension

【概念・病態】収縮期圧140mmHg以上，または，拡張期圧90mmHg以上が高血圧と定義されて，心血管病（脳卒中および心疾患）の最大の危険因子とされている．

【臨床症状】頭痛，肩こり，動悸，息切れ，胸痛などさまざまであるが，無症状の場合が圧倒的に多い．

【術前評価】血圧指標の中では，収縮期圧が心血管リスクの最も強い予測因子とされている．しかし，血圧の値だけでなく合併症との両面からみたリスク評価が推奨されている．（表3-22）

☞ ワンポイント

高血圧緊急症

高血圧緊急症は単に血圧が異常に高いだけの状態ではなく，血圧の高度の上昇（多くは180/120mmHg以上）によって，脳，心，腎，大血管などの標的臓器に急性の障害が生じ進行する病態である．高血圧性脳症，急性大動脈解離を合併した高血圧，肺水腫を伴う高血圧性左心不全，高度の高血圧を伴う急性冠症候群などが該当する．

表3-22 診療室血圧に基づいた心血管病リスク層別化

リスク層 （血圧以外の予後影響因子）	I度高血圧 140-159/90-99mmHg	II度高血圧 160-179/100-109mmHg	III度高血圧 ≧180/≧110mmHg
リスク第一層 （予後影響因子がない）	低リスク	中等リスク	高リスク
リスク第二層 （糖尿病以外の1-2個の危険因子，3項目を満たすMetSのいずれかがある）	中等リスク	高リスク	高リスク
リスク第三層 （糖尿病，CKD，臓器障害／心血管病，4項目を満たすMetS，3個以上の危険因子のいずれかがある）	高リスク	高リスク	高リスク

MetS：メタボリックシンドローム，CKD：慢性腎疾患
日本高血圧学会高血圧治療ガイドライン作成委員会：高血圧治療ガイドライン2014電子版（JSH2014），p33，表3-2，日本高血圧学会，東京，2014．より引用

【患者管理】原則，降圧薬は術当日の朝まで服用を続ける．ただし，アンギオテンシン変換酵素阻害薬（ACI）やアンギオテンシン受容体拮抗薬（ARB）は，麻酔中に起きた低血圧に対する昇圧薬の効果を抑制するとされ，服薬中止が好ましいとされている．高血圧を有する患者，特にコントロール不十分な患者は，麻酔管理中の血圧変動幅が大きい．侵襲の変化を先取りするこまめな麻酔深度調節と必要に応じ循環作動薬の投与が重要である．

2）虚血性心疾患　ischemic heart disease

虚血性心疾患の分類・発作誘因と冠動脈の病態を**図3-6**にまとめた．

分類	発作の要因
(A)労作性狭心症 (安定狭心症)	労作による交感神経緊張 (α_1,β_1刺激)
(B)冠攣縮性狭心症 (安静時狭心症)	1)夜間や早朝の安静時 (この時間帯は冠動脈の緊張性亢進) 2)午前中,特に早朝の労作 (急激なα_1刺激)
(C)不安定狭心症	粥腫自身のもつ脆弱性 (一部,交感神経緊張による物理的刺激や冠攣縮も関与)
(D)急性心筋梗塞	

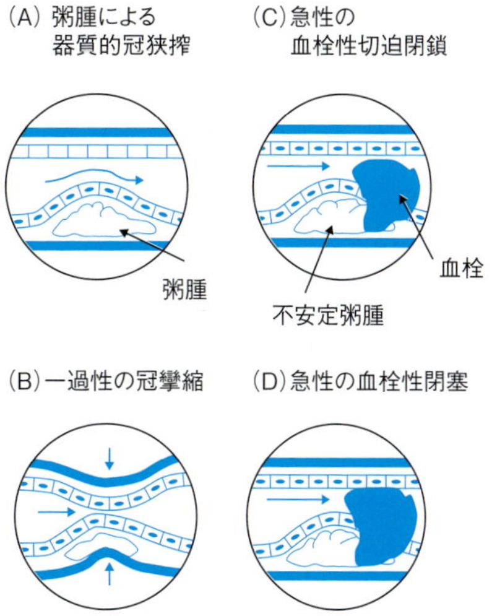

図3-6　虚血性心疾患の分類・発作誘因と冠動脈の病態
小谷順一郎，田中義弘編集主幹：知りたいことがすぐわかる　高齢者歯科医療―歯科医療につながる医学知識―，p22，永末書店，京都，2008．より一部引用改変

（1）狭心症　(angina pectoris)

【概念・病態】冠動脈の異常により生じた一過性の心筋虚血（酸素不足）の結果，特有の胸痛発作（狭心痛），心電図変化（ST低下）などをきたす臨床症候群である．

【臨床症状】主な症状は胸痛（前胸部の圧迫感，絞扼感，灼熱感が多い）で，ときに，心窩部や背部，肩，頸部に見られ，下顎や歯に放散痛を認めることもある．**労作性狭心症**では安静にて通常数分から15分くらいで消失する．ニトログリセリンの舌下投与にて数分以内に消失する．なお，**不安定狭心症**では持続時間が長く，ニトログリセリン抵抗性のことが多い．

【術前評価】一般に，心疾患患者の非心臓手術においては，手術内容と心疾患の状態の両面から評価する．手術内容では，頭頸部領域は中等度リスクに分類される．不安定狭心症，症状のある心室性不整脈・徐脈，安静時100回/分以上の上室性不整脈，症状のある大動脈弁狭窄症・僧帽弁狭窄症などの活動性心病変がある場合は，精査を優先する．患者の**運動耐用能**評価において，階段や坂道を登れない，または，室内掃除（3–4METsに相当）もままならない症例は，心疾患の治療を優先する．

【患者管理】虚血性心疾患患者の全身麻酔管理は，**心筋酸素需給バランス**を保つことが最も重要である（**図3-7**）．すなわち，図中の誘発因子に注意を払い，酸素需要を増やさない（収縮期圧や脈拍数

を上げない）ことと，冠血流量を維持して酸素供給を確保する（冠動脈収縮・攣縮の予防，拡張期血圧を下げ過ぎない）ことが大切である．

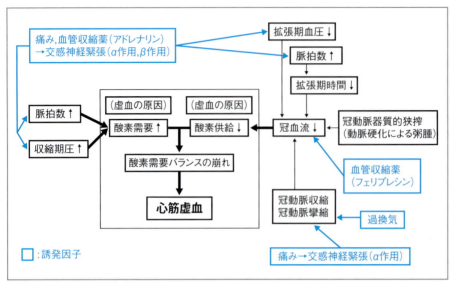

図3-7　手術時の心筋虚血誘発因子とその機序
藤岡隆夫，渡辺嘉郎，島田和典，代田浩之：狭心症・心筋梗塞；岡田隆夫編：よくわかる病態生理2 循環器疾患，P29-54, 日本医事新報社，東京，2006．をもとに作成

(2) 心筋梗塞　(myocardial infarction)

【概念・病態】
急激な冠動脈血流の減少・途絶により心筋壊死をきたす疾患である．多くの場合，冠動脈に存在する動脈硬化による粥腫（プラーク）の破綻部に閉塞性血栓を生じることにより発症する．

【臨床症状】
胸骨下部ないし左前胸部を中心とした激烈な疼痛で，30分から数時間持続する．随伴症状として，悪心嘔吐，冷汗，意識障害などがある．

【術前評価】発症3〜6ヶ月以内の手術は延期したほうが無難である．梗塞の範囲が広く，左室機能の低下を有する症例はリスクが高い．**冠動脈バイパス術**（CABG）や**経皮的冠動脈形成術**（PTCA）施行が奏功している症例はリスクが低い．
【患者管理】狭心症患者の患者管理方針に同じ．

> **ワンポイント**
> **急性冠症候群（acute coronary syndrome：ACS）**
> 不安定プラークの破綻・びらんが原因にて形成された血栓に起因する急性の冠動脈切迫閉塞あるいは閉塞で，不安定狭心症，急性心筋梗塞を包含した概念である．

3) 心臓弁膜症　valvular heart disease

弁狭窄と弁閉鎖不全（逆流）に分類され，僧帽弁と大動脈弁において発症頻度が高い．狭窄病変か逆流病変かによって心拍数と末梢血管抵抗に関して真逆の管理方針となる．

(1) 僧帽弁狭窄症　(mitral stenosis：MS)

【概念・病態】主にリウマチ熱による僧帽弁の狭小化により左房から左室への流入が障害され，左房圧・肺静脈圧の上昇をきたす．左房の拡大により心房細動を併発しやすい．

【臨床症状】進行するにつれ，左心不全兆候，右心不全兆候を呈す．

【術前評価】弁口面積が 1.5cm^2 以下（通常 4 ～ 6cm^2），軽い運動で症状が出るようなら，弁の手術を優先させるべきである．頻脈性心房細動を有する場合は，術前に循環器内科主治医に心拍数のコントロールを依頼する．

【患者管理】頻脈を避ける．適切な輸液量を維持する．末梢血管抵抗を下げすぎない．

> **ワンポイント**
>
> **慢性心不全の兆候**
>
> 左心不全では，呼吸困難感，労作時の息切れ，夜間呼吸困難，起座呼吸，肺野湿性ラ音，夜間尿，血圧低下などであり，右心不全では，浮腫，腹水貯留，頸静脈怒張などである．右心不全は左心不全の重症化に伴い出現することが多い．

(2) 大動脈弁狭窄症 （aortic stenosis：AS）

【概念・病態】先天性および後天性に大動脈弁が解放制限を受けることにより，左室から大動脈への血流の駆出が障害される．

【臨床症状】正常弁口の 1/4 以下になると冠灌流圧低下に起因する胸痛，心拍出量低下による失神，心不全兆候がみられる．

【術前評価】弁口面積が小さく，症状がある大動脈弁狭窄症は，弁置換術を優先させる．

【患者管理】頻脈を避ける．輸液量を維持する．末梢血管抵抗を下げすぎない．

(3) 僧帽弁閉鎖不全症 （mitral regurgitation：MR）

【概念・病態】僧帽弁装置の形態的・機能的異常により，収縮期の僧帽弁の閉鎖が障害され，左室から左房への血液の逆流が生じる．

【臨床症状】進行するにつれ，左心不全兆候，右心不全兆候を呈す．

【術前評価】一般に慢性症例では，閉鎖不全症の方が，狭窄症よりも代償転機が働きやすく，左房圧の上昇は軽度に留まり，左室機能が低下するまで心不全症状は出現しにくい．症状がある逆流症，および，症状がなくても左室機能が低下している症例は，心血管合併症の発生リスクが高く，手術適応の可否判断を含め慎重に対応すべきである．

> **ワンポイント**
>
> **口腔外科手術時に感染性心内膜炎（IE）予防が必要な症例**
>
> 高度リスク群に分類されるのは，人工弁置換術後，IE既往，複雑性チアノーゼ性先天性心疾患，体循環系と肺循環系のシャント造設術施行である．中等度リスク群に分類されるのは，ほとんどの先天性心疾患（二次孔型心房中隔欠損除く），後天性弁膜症，閉塞性肥大型心筋症，逆流を伴う僧帽弁逸脱，人工ペースメーカー・植込み型除細動器などのディバイス植込み後である．

【患者管理】徐脈を避ける．適切な輸液量を維持する．末梢血管抵抗を上げすぎない．

(4) 大動脈弁閉鎖不全症 （aortic regurgitation：AR）

【概念・病態】大動脈弁尖の異常や大動脈基部の異常により，拡張期に弁の閉鎖不全にて大動脈から左心室へ血液が逆流し，左室の容量負荷を生じる．慢性の経過では逆流による容量負荷を代償するために一回拍出量の増大，ひいては，遠心性の肥大をきたす．

【臨床症状】慢性経過では前述の代償機転が働くため長期間無症状で経過する．非代償期になると左心不全症候を呈す．

【術前評価】僧帽弁閉鎖不全症に準じる．

【患者管理】心拍数と末梢血管抵抗に関する注意点は，僧帽弁閉鎖不全と同じである．輸液量を維持する（過小は増加している左室容量を満たせないので不可）．

4）先天性心疾患　congenital heart disease

　先天性疾患の麻酔においては，各疾患の病態生理に応じた肺循環，体循環管理の立案が肝要となる．本稿では，肺血流増加を伴う非チアノーゼ性疾患の代表としての心室中隔欠損症と，肺血流減少を伴うチアノーゼ性疾患の代表としてのファロー四徴症について述べる．

（1）心室中隔欠損症　（ventricular septal defect：VSD）

【概念・病態】先天性心疾患であり，最も発現頻度の高い心奇形である．欠損の大きさが中等度以上の場合には，左→右短絡（シャント）にて，右室と肺動脈の圧および血流量は増加する．

【臨床症状】中欠損では，乳児期に軽度多呼吸や体重増加不良を認め，大欠損では，それらの悪化と哺乳力低下を高頻度に認める．血流量増加に起因する肺高血圧が持続すると，2歳以降で，まれに，可逆的肺血管中膜肥厚を介して，非可逆的な線維化・閉塞性病変に至り，肺血管抵抗上昇にて短絡方向が右→左に移行しチアノーゼを呈することがある（Eisenmenger化）．

【術前評価】欠損が小さく血液の短絡量が少ない，または，短絡量多くても肺血管抵抗が正常域であれば，麻酔管理上のリスクは高くない．しかし，持続的血流増加は，まれに，前述のEisenmenger化をきたす場合があり，この状態まで進行すると手術危険度は非常に高くなり，通常，心臓手術も非心臓手術も適応外とされる．

【患者管理】左→右シャントにて肺血流量が増加している症例では，シャント量（肺血流量）のさらなる増加を防ぐ．すなわち，肺血管抵抗を上げ（過換気にしない，吸入酸素濃度を上げすぎない，陽圧換気をする），体血管抵抗を下げる．Eisenmenger化に移行し始めている症例の管理は，ファロー四徴症の右→左シャントの麻酔管理にシフトする．両方向性シャントまたは右→左シャントがある場合は，静脈注射時の空気混入にて脳塞栓の危険性がある．

（2）ファロー四徴症　（tetralogy of Fallot：TOF）

【概念・病態】1）右室流出路狭窄，2）心室中隔欠損，3）大動脈の心室中隔への騎乗，4）右室肥大の組み合わせである．右室流出路の狭窄のため右室圧は左室圧に等しくなり，右室から静脈血が大動脈へ駆出されチアノーゼが生じる．

【臨床症状】自覚症状として，運動時呼吸困難，動悸が生じ，他覚症状として，1歳までにチアノーゼが出現する．幼児が，歩行して疲れると蹲踞の姿勢（squatting）をとる．この姿勢は体血管抵抗を上げ，右→左シャント量を減らす．

【術前評価】一般に，シャント術後で肺血流量が維持されている症例，また，根治術施行後の症例はリスクが低い．非手術例はリスクが高いので，心奇形に対するシャント術や根治術の施行を優先させたい．

【患者管理】右→左シャントが増大し，肺への影響としては肺血流量が減少しており，また，体循環への影響としては静脈血が多量に体循環を回るため，低酸素血症になっている．シャント量を減らすためには，肺血管抵抗を減少させる管理（過換気，高濃度酸素投与，低気道内圧換気，吸入麻酔薬の使用）が好ましく，また，体血管抵抗を増加させる管理（末梢 α 収縮薬投与）が好ましい．

5）心筋症　cardiomyopathy

　心機能異常を伴う心筋疾患を心筋症と称するが，原因の明らかな特定心筋症と原因不明である特発性心筋症に分けられる．特発性心筋症の代表疾患が，肥大型心筋症と拡張型心筋症である（図3-8）．

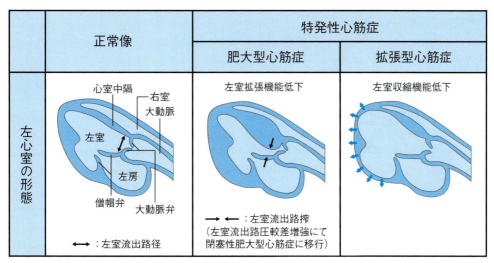

図 3-8　特発性心筋症の分類と左心室形態の比較
三田村秀雄，百村伸一：心不全がよくわかる.com，http://www.shinfuzen.com/patient/heart-failure/causes/cardiomyopathy/ をもとに作成

(1) 肥大型心筋症　(hypertrophic cardiomyopathy：HCM)
【概念・病態】心室，特に左室の異常な肥厚と左室腔の狭小化を特徴とする．突然死は肥大型心筋症の死因の主体をなす．
【臨床症状】労作時の呼吸困難，胸痛，胸部圧迫感，動悸，脈の不整を訴える．失神を経験している場合もある．
【術前評価】失神，左心不全兆候，右室不全兆候，NYHA 分類Ⅲ度，運動耐用能 4METs 未満（2 階まで昇れない，床の拭き掃除できない等）を認める際は，手術の延期を考慮する．
【患者管理】左室流出路狭窄を悪化させないことが管理の主眼である．すなわち，前負荷の維持（輸液量維持），後負荷の維持（末梢血管抵抗を下げない），心筋収縮増強や頻脈の回避が重要である．

(2) 拡張型心筋症　(dilated cardiomyopathy：DCM)
【概念・病態】原因不明の心室，特に左室内腔の拡大と，びまん性の著名な左室収縮機能低下を特徴とする．
【臨床症状】左心不全による低心拍出状態と，肺うっ血や不整脈による症状を特徴とし，進行するにつれ，左心不全兆候，右心不全兆候を呈す．
【術前評価】負荷時の心機能変化および不整脈出現の有無の把握が重要である．
【患者管理】適正量の輸液を行う（過小は心拍出量低下，過大は肺うっ血を引き起こす）．局所麻酔の併用などで全身麻酔薬量を軽減させ，心収縮力を維持する方法が好ましい．低心拍出量のさらなる悪化を回避するため，交感神経系の亢進による末梢血管抵抗の上昇を避ける．

6) 脳血管障害　cerebrovascular disease

脳血管障害とは，脳を灌流する血管の病変による脳の機能的，器質的障害のすべてと定義される．脳血管障害のうち，意識障害や神経系の脱落が急激に起こるものを脳卒中と称す．原因により，梗塞性脳血管障害と出血性脳血管障害の 2 つに分類される（図 3-9）．脳梗塞と脳出血では，麻酔管理における血圧管理，呼吸管理に相違があるので，その違いの理解が重要である．

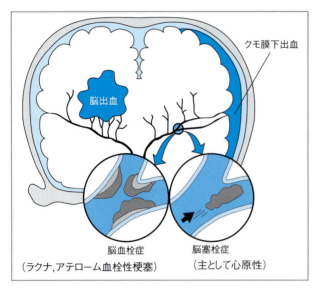

図 3-9 脳卒中の成因とその危険因子
国立循環器病研究センター 循環器病情報サービス，[19] 脳卒中にもいろいろあります．http://www.ncvc.go.jp/cvdinfo/pamphlet/brain/pamph19.html をもとに作成

(1) 脳梗塞 (cerebral infarction)
【概念・病態】脳血管の血流障害により，脳実質が壊死をきたした状態を称す．脳血栓と脳塞栓に分けられる．
【臨床症状】障害された部位により，昏睡，反対側の片麻痺，嚥下障害，**失語症**など，さまざまな症状を呈する．
【術前評価】発症3ヶ月以内では手術の可否について慎重に検討する．特に，血圧がコントロールされていない症例は延期が無難である．脳梗塞では，抗血栓治療内容の把握が重要である．
【患者管理】脳血栓症では，血圧低下，脱水，過換気はいずれも脳血流量を低下させるので，避けるべきである．**脳血管の自動調節能**は平均血圧で60〜150mmHgとされており，低血圧が続くと脳梗塞の再発のリスクが増す．適正換気，または，軽度低換気が脳血流量維持の面で好ましい．揮発性麻酔薬は脳血管を拡張させるので，血流維持には好ましい．

(2) 脳出血 (cerebral hemorrhage)
【概念・病態】脳内出血で最も頻度が高いのが，高血圧性脳出血であり，高血圧による細小動脈の血管壊死の破綻によるとされている．血液がクモ膜下腔に流出した状態をクモ膜下出血という．
【臨床症状】脳内出血の発症と進展度は，脳塞栓より遅く，脳血栓より速い．クモ膜下出血では，激しい頭痛，嘔吐，片麻痺，失語症などが起きるが，重症では，意識消失に至り，生命を脅かす．
【術前評価】脳内出血例では，血圧のコントロールの有無確認がとても重要である．クモ膜下出血では，クリッピング術がしっかりなされていて，かつ，他に破裂しやすい血管がなければ，リスクはそれほど高くない．
【患者管理】血圧上昇，低換気はいずれも脳血流量を上昇させるので，注意が必要である．適正換気，または，軽度の過換気が脳血流の上昇を抑制する．静脈麻酔薬は脳血流減少作用を有し，揮発性麻酔薬は脳血管を拡張させる．

第3章 全身管理

3 内分泌系疾患

1）糖尿病

【病態・臨床症状】 インスリンの作用不足に基づく慢性の高血糖を主徴とする代謝疾患である．膵臓ランゲルハンス島のβ細胞の破壊によるインスリン絶対量の不足による **1型糖尿病**（IDDM），インスリンの分泌低下またはインスリンの相対的不足を伴ったインスリン抵抗性が主体となる **2型糖尿病**（NIDDM），その他特定の機序・疾患によるもの，妊娠糖尿病の4群に分類される．

糖尿病患者では高い血糖値が持続することにより，口渇・多飲・多尿・体重減少・易疲労感などを呈する．急激で高度なインスリン作用不足は，血糖値の著しい上昇，糖尿病ケトアシドーシス，高度脱水を引き起こし，さらに高血糖性の昏睡（高血糖高浸透圧症候群）をきたす場合もある．慢性合併症は血管病変であり，**細小血管症**と**大血管症**に大別される．糖尿病の三大合併症としての糖尿病網膜症，糖尿病腎症，糖尿病神経障害は細小血管症である．大血管症は冠動脈疾患，脳血管障害，末梢動脈疾患に分類される．

【患者評価】 日本糖尿病学会が定める血糖コントロール目標を**表 3-23** に示す．

表 3-23　糖尿病患者の血糖コントロールの目標
65 歳以上の高齢者については「高齢者糖尿病の血糖コントロール目標」を参照

目標	血糖正常化を目指す際の目標	合併症予防のための目標	治療強化が困難な際の目標
HbA1c (%)	6.0 未満	7.0 未満	8.0 未満
	・適切な食事療法や運動療法だけで達成可能な場合 ・薬物療法中でも低血糖などの副作用なく達成可能な場合	・空腹時血糖値130mg/dL 未満，食後2時間血糖値180mg/dL 未満が対応する血糖値の目安である	・低血糖などの副作用，その他の理由で治療の強化が難しい場合

治療目標は年齢，罹病期間，臓器障害，低血糖の危険性，サポート体制などを考慮して個別に設定する．
いづれも成人に対しての目標値であり，また妊娠例は除くものとする．
日本糖尿病学会編・著：糖尿病治療ガイド 2018-2019．P29，文光堂，東京，2018．より改変

【全身管理】 精神的ストレスの軽減を図り，血圧上昇や頻脈を避ける．易感染性，創傷治癒の遅延が問題となるので，観血的処置においては抗菌薬の投与を考慮する．

全身麻酔中は患者の意識がないため，低血糖状態がマスクされることがある．周術期の高血糖は創傷治癒を遅延し感染のリスクを増加させるので，近年180mg/dL 以下での管理が推奨されている．自律神経障害により，手術中や体位変換時に急激な徐脈，心停止，循環虚脱を起こしやすい．

1型糖尿病患者ではインスリンの基礎分泌がないためインスリン投与が不可欠であるが，低血糖にも注意する必要がある．その一方で耐糖能は著しく低下しているため，ストレスで容易に血糖値が上昇しケトアシドーシスが引き起こされやすい．

> 👆**ワンポイント**
> **HbA1c（糖化ヘモグロビン）**
> 過去1〜2ヶ月の平均血糖値を反映する．基準値は 4.6〜6.2%である．

2）甲状腺機能亢進症

【病態・臨床症状】 甲状腺ホルモンが異常に多く産生・分泌される病態である．30〜50歳代に発症し，女性に多い．**バセドウ病**（グレーブス病）が大部分を占める．基礎代謝の亢進により微熱，発汗，体重

減少を生じ，頻脈，高血圧，手指振戦などの交感神経刺激症状を認める．特徴的な症状として，眼窩内の浮腫による眼球突出がある．心房細動や心不全を認めることもある．

【患者評価・全身管理】内科的に十分な治療が行われ甲状腺機能が正常な状態（euthyroid）にあることが必要である．甲状腺ホルモンの生合成を阻害する抗甲状腺薬，頻脈や振戦などの改善にβ遮断薬が投与される．虚血性心疾患，弁膜疾患を合併することがあり，評価が必要となる．甲状腺腫による気管の偏位，圧迫がみられる場合は，気道確保困難の有無を確認する．手術侵襲による甲状腺クリーゼ発症を避けるため，麻酔前投薬を使用し十分な鎮静を得る．プロポフォールやフェンタニルは交感神経抑制作用を有するので適している．術後の発熱や疼痛などのストレスは甲状腺クリーゼの原因となる．

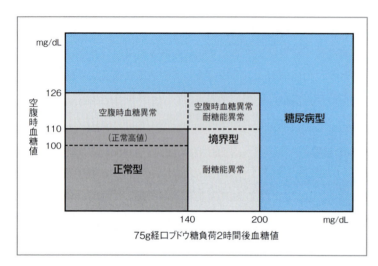

図 3-10　空腹時血糖値および 75 g OGTT による糖尿病型の判定区分

耐糖能異常（IGT）は WHO の糖尿病診断基準に取り入れられた分類で，空腹時血糖値 126mg/dL 未満，75 g OGTT 2 時間値 140〜199mg/dL の群を示す．空腹時血糖異常（IFG）は空腹時血糖値 110〜125mg/dL で，75 g OGTT2 時間値を測定した場合には 140mg/dL 未満の群を示す（WHO）．
日本糖尿病学会編・著：糖尿病治療ガイド 2018-2019, P25, 文光堂, 東京, 2018. より改変

3）甲状腺機能低下症

【病態・臨床症状】最もよくみられるのは**橋本病**（**自己免疫性甲状腺炎**）である．皮膚の肥厚と腫脹，粘液水腫，脱毛，精神活動性の低下，低血圧・徐脈，食欲低下・便秘などを呈する．

【患者評価・全身管理】甲状腺機能がおおむね正常化していることを確認する．上気道では巨舌，巨大腺腫による気管偏位や肥満により気道確保が困難になる場合もある．全身の基礎代謝の低下がみられることが多く，麻酔薬や筋弛緩薬は少量で奏功しやすい．鎮静薬は呼吸抑制，中枢抑制をきたしやすいので注意する．血圧低下が起こりやすく，昇圧薬に対する反応も低下する．低血糖，体温低下，低ナトリウム血症や心不全も起こりやすい．副腎皮質機能不全を伴っているときは，ステロイドカバーが必要である．

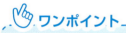 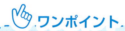

甲状腺ホルモン

甲状腺が分泌する主要なホルモンはサイロキシン（T4）とトリヨードサイロニン（T3）であり，T3 は T4 より生理活性が強いが産生量は T4 が約 20 倍多い．血液中では大半が血漿タンパク質と結合するが，ホルモンとしての活性を示すのは遊離型である Free T3（FT3）と Free T4（FT4）である．

甲状腺クリーゼ

急激に甲状腺機能が亢進した状態であり，精神的ストレス，手術，感染などを契機として発症する．高熱，頻脈，流れるような汗，下痢，精神不安を呈する．ただちに循環動態の改善，十分な量の補液と積極的な体表冷却，抗甲状腺薬，副腎皮質ホルモン，無機ヨード薬の投与などの治療を開始する．手術侵襲や感染を契機として甲状腺クリーゼを発症する可能性が高く，心停止や高い死亡率が報告されている．

4) 副腎皮質機能亢進症（クッシング症候群）

【病態・臨床症状】 副腎皮質刺激ホルモン（ACTH）の分泌が亢進することにより，コルチゾールの過剰分泌が起こる疾患である．タンパク質分解促進により手足は細くなり，脂肪の沈着により体幹の肥満（中心性肥満）を生じる．顔面や肩にも脂肪が沈着し，満月様顔貌となる．

【患者評価・全身管理】 循環血液量，高血圧症，心不全など循環器系，糖尿病，電解質・酸塩基平衡異常を評価する．肥満により静脈確保や気管挿管が困難なことがある．

5) 副腎皮質機能低下症（アジソン病）

【病態・臨床症状】 特発性が約50％を占め，その大半は自己免疫性副腎炎である．皮膚・粘膜の色素沈着，易疲労感・脱力感，食欲不振，体重減少などを主症状とする．低ナトリウム血症および循環血液量減少による低血圧を呈する．カリウムの排泄は抑制され，高カリウム血症となるほか，コルチゾールの不足により低血糖をきたす．

【患者評価・全身管理】 ステロイド薬が投与されているので，薬品名や投与量，投与期間を把握する．血清電解質異常の有無を確認する．高カリウム血症などの電解質異常がある場合は補正する．**副腎クリーゼ（急性副腎機能不全）** を予防するため，ステロイドカバーを検討する．

> **ワンポイント**
> **副腎皮質ステロイド**
> 生命維持に必要な副腎皮質ステロイドはコルチゾールとアルドステロンである．コルチゾールは血糖上昇，抗炎症，抗ストレス作用や，カテコールアミンなどの作用を増強する許容作用を有する．アルドステロンは腎臓の集合管に作用し，ナトリウムを再吸収して体液量を増加させると同時に，カリウムを尿中に排泄する．

> **ワンポイント**
> **副腎クリーゼ**
> 急速に脱水症状，血圧低下，意識障害，呼吸困難などを呈し，出血性ショック，敗血症性ショックなどと鑑別が困難なことが多い．麻酔中よりも手術後の報告が多い．昇圧薬を使用しても低血圧が改善せず，ステロイド薬投与で急速に改善する．治療はコルチゾール作用とアルドステロン様作用を持つヒドロコルチゾンの投与，細胞外液量の補正，電解質異常の補正などである．

> **ワンポイント**
> **ステロイドカバー**
> 副腎皮質機能不全を考慮すべき疾患として，最も多いのはステロイド薬長期投与例である．プレドニゾロン換算で10mg/day未満の患者では，ステロイドカバーは不要である．10mg/day以上を投与されている患者では，小手術では通常量を術前に内服または導入時ヒドロコルチゾン25mgを投与，中程度侵襲手術では術前通常量を内服，導入時ヒドロコルチゾン25mgを投与，術後24時間にヒドロコルチゾン100mgを投与する．開心術などの高侵襲手術では術前通常量を内服，導入時ヒドロコルチゾン25mgを投与，術後1日当たり100mgを2～3日間投与する．

6) 原発性アルドステロン症（Conn症候群）

【病態・臨床症状】 アルドステロンの過剰分泌をきたす疾患である．低カリウム血症，代謝性アルカローシスを生じる．脱力感，筋力低下，四肢麻痺発作，テタニー，知覚異常，多飲・多尿などを呈する．

【患者評価・全身管理】 循環器系の精査が必須で減塩食や利尿薬の投与により，低カリウム血症も是正し，細胞外液量を補正する．

7）先端巨大症，下垂体性巨人症

【概念・病態・臨床症状】成長ホルモンが過剰に分泌される疾患で，骨端線閉鎖以前に生じると下垂体性巨人症になり，閉鎖以後に生じた場合は先端巨大症になる．顔面では上眼窩縁の隆起，頬骨の発達，下顎前突，下顎枝の延長，舌の肥大などが特徴的である．

【患者評価・全身管理】しばしば高血圧症を合併し，心肥大を認めることも多く，糖代謝異常を生じることがある．

4　腎疾患

1）慢性腎臓病　chronic kidney disease：CKD

【概念・病態】糸球体濾過量（GFR）が低下した状態が3ヶ月以上持続する状態である．尿異常，画像診断等で腎障害の存在が明らかで，タンパク尿があってもCKDの範疇となる．

【臨床症状】GFRの低下に伴い血中尿素窒素（BUN），血清クレアチニン（Cr）は上昇し，クレアチニンクリアランスは低下する．GFRが低下すると，血清クレアチニン値は上昇し，夜間多尿，貧血が現れる．さらにGFRが低下すると，倦怠感・脱力感，高血圧，高窒素血症，貧血，代謝性アシドーシス，低カルシウム血症が現れる．GFRがさらに低下すると，尿毒症症状が顕著となり肺水腫が現れる．

【患者評価】慢性に経過する貧血が認められる．体内のナトリウムと水分量が増加し高血圧症を合併することが多く，アンジオテンシンⅡ受容体拮抗薬（ARB）や利尿薬が投与されることが多い．腎機能障害が高度になると高カリウム血症を呈し，透析が導入される．CKD患者では，心筋梗塞，心不全，脳卒中の発症・死亡率が高くなる．CKDの重症度分類（**表3-24**）は，末期腎不全のリスクおよび心血管疾患による死亡のリスクを示している．ネフローゼ症候群ではステロイド薬が使用されていることが多く，副腎皮質機能低下に注意する．尿中ナトリウム濃度40mEq/L以上は，尿細管の再吸収能の低下を示す．

表3-24　CKDの重症度分類

原疾患	蛋白尿区分		A1	A2	A3
糖尿病	尿アルブミン定量（mg/日）		正常	微量アルブミン尿	顕性アルブミン尿
高血圧症，腎炎，多発性嚢胞腎，移植腎，その他	尿蛋白定量		正常	軽度蛋白尿	高度蛋白尿
GFR区分（mL/分/1.73m²）	G1	正常または高値	≧90	緑	黄	オレンジ
	G2	正常または軽度低下	60〜89	緑	黄	オレンジ
	G3a	軽度〜中等度低下	45〜59	黄	オレンジ	赤
	G3b	中等度〜高度低下	30〜44	オレンジ	赤	赤
	G4	高度低下	15〜29	赤	赤	赤
	G5	末期腎不全	<15	赤	赤	赤

腎機能区分はGFRによって定め，G3はG3aとG3bに区分する．慢性透析を受けている場合にはD（dialysisのD）を付ける（G5Dなど）．重症度は原疾患，GFR区分，蛋白尿区分を合わせたステージにより表記する（糖尿病G2A3，慢性腎炎G3bA1など）．末期腎不全のリスク，心血管疾患による死亡のリスクを緑のステージを基準とし，黄，オレンジ，赤の順にリスクが上昇する．
（KDIGO CKD guideline2012を日本人用に改変）
日本腎臓学会編：CKD診療ガイド2012，P3，東京医学社，東京，2012．より改変引用

ワンポイント

推算糸球体濾過量（estimated glomerular filtration rate：eGFR）

腎機能の評価は，正確にはイヌリンクリアランスやクレアチニンクリアランスで評価することが望ましいが，一般的に血清クレアチニン値を基にした推算糸球体濾過量（eGFR）が用いられる．簡易法であるが，75％の症例が実測GFR±30％の範囲に入り，肥満，糖尿病患者でも同様の正確性がある．

ワンポイント

高カリウム血症

高カリウム血症により，心室細動が生じやすくなる．細胞外のカリウム濃度が上昇すると，静止電位は次第に脱分極し，興奮性が高まると心筋細胞はばらばらに発火してしまう．周術期には溶血，輸血，カリウム排泄を抑制する薬物の投与など，種々の原因により高カリウム血症が起こりやすい．高カリウム血症ではT波が増高するので，心電図の変化を監視する．緊急を要する高カリウム血症に対してはグルコース・インスリン療法を行い，カリウムを細胞内へ取り込ませる．

【全身管理】血圧低下を避け，腎血流の維持に努める．過剰輸液やカリウムを含む輸液剤の投与を避ける．ドパミンやプロスタグランジンE_1を投与し腎血流量を増加させ，必要なら利尿薬を投与する．血小板機能の低下による凝固機能障害がみられることがあり，経鼻挿管時の鼻出血に注意する．セボフルランは腎不全を増悪させる可能性がある．プロポフォールは低アルブミン血症があると作用の増強や遷延がみられる．麻薬やベンゾジアゼピン系薬物，非脱分極性筋弛緩薬も作用時間が延長することがある．

2）透析療法

【病態・臨床症状】透析導入の主な原因疾患は，糖尿病腎症，慢性糸球体腎炎，腎硬化症などである．透析療法には血液を体外循環回路内で濾過する血液透析と，腹膜を透析膜として使用する腹膜透析がある．血液透析患者には内シャントが造設されていることが多い．持続携帯式腹膜透析患者では，透析液を接続するカテーテルが腹部に埋め込まれている．

【患者評価・全身管理】高血圧症，左室肥大，心不全，虚血性心疾患を合併することが多い．観血処置を行う際は，前日に透析を行う．易感染性があるため清潔操作を心がけ，創部感染や菌血症によるシャント感染を防止するため抗菌薬を投与する．出血傾向を有するので，止血剤や止血用シーネを準備する．除水量が多いと麻酔中に低血圧が起こりやすくなる．血清カリウム値を麻酔導入前に検査しておくことが望ましい．

ワンポイント

内シャント

血液透析を行う際は，毎分200〜300 mLの血液をダイアライザー（透析器）に循環させる必要がある．これだけの血液量を確保するため，前腕の橈骨動脈と，近接する皮静脈を吻合する．皮静脈は太く怒張して穿刺しやすくなり，血液量も確保することが可能になる．血液透析用内シャントを周術期に閉塞させないため，静脈確保や血圧測定をシャント側で行わないようにする．

ワンポイント

尿毒症物質

腎機能障害の進行により体内に蓄積する物質のことで，現在まで90種類以上の尿毒症物質が明らかになっている．尿素，尿酸，クレアチニンなどの小分子，インターロイキン6，エンドセリンやシスタチンCなどの中分子，インドキシル硫酸，ホモシステインやp-クレジル硫酸などの血漿タンパク結合性の高い分子がある．血漿タンパク質との結合性が高い物質は血液透析による除去が困難であり，蓄積したインドキシル硫酸やホモシステインは酸化ストレス機序により血管内皮細胞を障害するため，透析患者では動脈硬化が促進され心血管イベントを起こしやすくなる．

5　神経・筋疾患

1）てんかん

【概念・病態】てんかん（症候群）は，大脳皮質ニューロンの過剰な放電によって生じるけいれん，意識障害などの発作的神経症状を呈する疾患であり，発作時には特徴的な脳波が観察される．

【臨床症状】てんかん発作には，部分発作，全般発作，分類不能な発作がある．部分発作には，単純部分発作（意識障害がない），複雑部分発作などがある．全般発作には欠神発作，ミオクロニー発作，間代発作，強直発作，強直・間代発作，脱力発作がある．

【患者評価・全身管理】てんかん発作のタイプと頻度，抗てんかん薬の種類や副作用の発現状況，発作時の対応について情報を得ておく．抗てんかん薬内服患者では，酵素誘導によりγ-GTP が上昇することがある．抗てんかん薬は術当日朝まで投与する．バルビタール，ジアゼパム，ミダゾラムには抗けいれん作用がある．一方，イソフルランは高濃度ではけいれん誘発作用がある．過換気はけいれん閾値を下げる．

2）重症筋無力症

【病態・臨床症状】ニコチン性アセチルコリン受容体に対する自己抗体が産生され，神経・筋の興奮伝達が障害される自己免疫疾患である．骨格筋の易疲労性と筋力低下，休息による筋力の回復が特徴である．20 ～ 30 歳代の女性に多い．眼瞼下垂，眼球運動障害や複視などの眼症状で初発するものが最も多く，顔面筋の筋力低下もほとんどの症例でみられる．次いで球症状が出現し，次第に頸部，四肢の脱力をきたし，運動障害，呼吸障害をきたす．テンシロン試験が陽性を示す．

> 👆 **ワンポイント**
>
> **テンシロン試験**
> 　抗コリンエステラーゼ薬であるエドロフォニウムを静脈投与する．1 ～ 5 分後に眼瞼下垂，複視，筋力低下などの症状が改善すれば筋無力性（myastenic）である．さらに追加投与し，筋けいれん，脱力，眼症状の悪化などがみられればコリン作動性（cholinergic）であり，中止する．

【患者評価・全身管理】分時換気量の減少，高二酸化炭素血症を認めることがある．局所麻酔下での処置が可能ならば，全身麻酔よりも局所麻酔を選択する．全身麻酔を行う際は，抗コリンエステラーゼ薬は前日まで投与し，当日朝は中止する．呼吸抑制作用を有する鎮静薬や鎮痛薬の投与量は必要最小限に留める．筋弛緩薬は使用しないか少量を使用する．術後は呼吸管理を十分に行い，急性増悪（クリーゼ）に注意する．

3）進行性筋ジストロフィー

【病態・臨床症状】進行性に筋力低下と筋萎縮をきたす遺伝性疾患である．骨格筋だけでなく，心筋，平滑筋，中枢神経系障害を合併する．Duchenne 型，肢帯型，顔面肩甲上腕型が代表的である．腰背部・四肢近位筋の筋力低下と筋萎縮がみられる．症状は進行性で，11 歳頃に自立歩行不能となり，20 ～ 30 歳頃までに心不全や呼吸不全で死亡する．

【患者評価・全身管理】呼吸機能障害，嚥下障害による誤嚥の危険性，心機能障害に注意する．局所麻酔下での処置が可能ならば，全身麻酔は行わない．Duchenne 型，肢帯型では血清クレアチンキナーゼ（CK）値が著しい高値を呈し，全身麻酔を行う際は悪性高熱症を発症する危険性があるため，麻酔薬の選択に注意する．

4）筋緊張性ジストロフィー

【病態・臨床症状】筋強直と緩徐に進行する筋力低下を特徴とする疾患で，20〜30歳代に発症する．心伝導障害，嚥下・構音障害，腸管の拡張，消化管運動の低下を認める．側頭筋，咬筋は萎縮し，顔が全体的に細長く見える斧状顔貌を呈する．

【患者評価・全身管理】呼吸機能低下，誤嚥の可能性，心伝導障害などに注意する．フェンタニルにより筋強直（鉛管現象）をきたすことがある．非脱分極性筋弛緩薬は筋弛緩モニター下に少量ずつ投与する．術後はシバリングにより筋硬直を起こすことがある．

6 精神疾患

1）統合失調症

【病態】主として青年期に妄想や幻聴を主訴に発病し，長期の経過をたどりながらしばしば人格の統合に欠陥を残す疾患である．フェノチアジン誘導体やブチロフェノン誘導体などの抗精神病薬が治療薬として用いられる．

【患者評価・全身管理】肝機能障害は慢性に経過するものが多い．周術期に錐体外路症状，循環虚脱や突然死，悪性症候群などの重篤な合併症が報告されている．プロポフォールは統合失調症に適した麻酔薬である．アドレナリン添加局所麻酔薬の使用は，血圧低下をきたす危険性がある．

👆 ワンポイント

突然死

向精神薬服用患者の突然死の報告は少なくない．比較的年齢が低く，フェノチアジン系薬物を長期間・多量に服用している症例に多い．血圧低下時に，アドレナリン α_1 受容体を介する反射的な昇圧反射が妨げられることが原因の一つと考えられている．手術侵襲の大きさが術後の死亡に影響するという考えもあり，可能な限り手術術式は小さく手術時間は短くする．

👆 ワンポイント

悪性症候群

抗精神病薬（ドパミン受容体遮断薬）の急激な増量や減量，ドパミン受容体作動薬の中断，脱水が契機となる．40〜41℃の高熱，発汗，頻脈・不整脈，血圧変動，唾液分泌過多などの自律神経症状，筋硬直，振戦，無言無動などの錐体外路症状，嚥下困難，意識障害などの症状を呈する．臨床検査では白血球増多，CK上昇，ミオグロビン尿などがみられる．腎不全や肝障害を合併することもあり，致死率は約20％である．治療には原因薬物の中止，補液，ダントロレンやドパミン受容体作動薬のブロモクリプチンの投与が有効である．悪性症候群は再発する可能性が高いため，既往歴を確認する必要がある．

2）双極性障害（躁うつ病）

【病態】躁状態とうつ状態を周期的に繰り返す疾患である．

【患者評価・全身管理】抗精神病薬のなかには錐体外路症状を呈するものがあるので，患者の術前状態を十分観察する．抗うつ薬は抗コリン作用を有し，アトロピンやスコポラミンを投与すると，頻脈，口渇，不穏状態が現れることがあり，前投薬としてベラドンナ薬は使用しない．

術後は循環虚脱，呼吸抑制やけいれん，セロトニン症候群や悪性症候群の発症に備える．抗うつ薬は抗精神病薬と同様に抗ドパミン作用があるので，悪性症候群の発症に注意する．

👆 **ワンポイント**

セロトニン症候群

　セロトニン症候群（5-HT症候群）は抗うつ薬の投与中に出現する副作用で，原因となる薬物はSSRIとモノアミンオキシダーゼ阻害薬（MAOI）である．アミトリプチリンやミアンセリンには抗セロトニン作用があり，トラゾドンは選択的にセロトニンの取り込みを阻害する．症状として，錯乱，軽躁状態，興奮，ミオクローヌス，反射亢進，発汗，悪寒，振戦，下痢，協調運動障害，発熱があり，3症状異常を認めた場合にセロトニン症候群と診断する．原因薬物の中止，補液，冷却などの保存的治療を行い，予後は良いとされる．

3）パニック障害

【概念・病態】何の前触れもなく突然に動悸，震え，息切れ，めまい，発汗，胸痛などの身体症状が生じ，死や発狂への恐怖感などの強い精神症状を発作性に生じる疾患である．これらの症状を反復し慢性に経過する．

【全身管理】パニック障害患者は歯科治療に対する恐怖心を抱く例が多く，歯科治療の忌避や治療中のパニック発作の出現により治療が円滑に進まないことがある．嘔吐反射などの異常絞扼反射を合併することもあるので，静脈内鎮静法が有用な管理方法である．

4）認知症

【概念・病態】新しい情報の学習障害，以前に学習した情報の想起障害，対象の認識の障害や失語・失行などが日常みられることをいう．認知症で認められる主な認知機能障害を**表3-25**に示す．原因疾患

表3-25　認知症で認められる主な認知機能障害

認知機能	症状名	
全般性注意	全般性注意障害	いろいろな作業でミスが増える，ぼんやりして反応が遅い
遂行機能	遂行機能障害	物事を段取りよく進められない
記憶	健忘	前向性健忘：発症後に起きたことを覚えられない
		逆行性健忘：発症前のことを思い出せない
言語	失語	発話，理解，呼称，復唱，読み，書きの障害
	失書	書字の障害．文字想起困難や書き間違い
計算	失算	筆算，暗算ができない
視空間認知	構成障害	図の模写，手指の形の模倣などができない
	地誌的失見当識	よく知っている場所で道に迷う
	錯視，幻視	無意味な模様などを人や虫などに見間違える
	実際はないものが見える	
行為	失行	円滑な動きができない，ジェスチャーができない
		使い慣れた道具をうまく使えない
社会的認知	脱抑制など	相手や周囲の状況を認識し，適した行動がとれない

日本神経学会監修，「認知症疾患診療ガイドライン」作成委員会編：認知症疾患診療ガイドライン2017. 医学書院，東京，2017. より引用改変

第3章　全身管理

はアルツハイマー病が最も多い．進行性の認知機能の障害が主症状であるが，発症時期は不明確で緩徐に進行する．周辺症状として妄想，幻覚，抑うつ，焦燥などの精神症状，暴言，暴力，徘徊，ケアへの抵抗などの問題行動がある．アセチルコリン作動性神経系が記憶障害と関連深いため，アセチルコリンエステラーゼ阻害薬であるドネペジルが用いられる．脳血管性認知症は脳血管障害に起因する認知症である．発症時期は比較的明確であり，構語障害や麻痺などの神経所見があり，症状は階段状に悪化する．高血圧症，糖尿病，脂質異常症，肥満，心房細動，虚血性心疾患や一過性脳虚血発作などの合併症・危険因子が基盤に存在する．

【全身管理】認知症の症状として，焦燥性興奮，攻撃性，脱抑制などの行動面の症状と，不安，抑うつ，幻覚・妄想などの心理症状がある．通常の歯科治療で些細なことで不機嫌になり興奮したり，暴言・暴力などの攻撃性を生じたり，不安，妄想などが問題となるので，症例によっては静脈内鎮静法下で行う方が安全である．全身麻酔下手術では，肺合併症に特に注意する必要があり，嚥下困難，誤嚥，肺炎の既往，呼吸器感染症の合併の有無を確認する．深呼吸，咳，喀痰排出が指示通りできるか確認する．脳血管性認知症で血小板凝集抑制薬が投与されていれば，出血傾向に注意する．麻酔中は脳血流量を減少させないように低血圧，過換気を避ける．術後はせん妄の発生率が高い．

5）パーキンソン病

【病態・臨床症状】黒質─線条体のドパミン作動性ニューロンの変性により，神経伝達物質ドパミンが減少することにより生じる振戦，固縮，無動，姿勢反射障害を4主徴とする疾患である．進行は緩徐であり，ドパミン補充療法が行われる．仮面様顔貌を呈し，起立性低血圧，排尿障害，発汗発作などの自律神経症状，幻覚・妄想，うつ状態，睡眠障害などの精神症状を伴う．

【全身管理】嚥下困難，誤嚥，肺炎の既往の有無，喀痰排出や深呼吸が指示通りできるか，唾液・気道分泌物の過多を確認する．うつ状態，幻覚・妄想などの精神症状の有無を家族に問診する．起立性低血圧，仰臥位高血圧，不整脈に注意するほか，転倒防止の配慮も必要である．抗コリン薬はL-ドーパの吸収を阻害するので，投与を中止するか減量する．L-ドーパの血中半減期は4時間以内と短いため，麻酔直前まで継続する．術中も経管的に投与し，術後はできるだけすみやかに再開する．導入時に急激に血圧が低下しやすいので注意する．

7　血液疾患

1）赤血球異常─貧血

　Hb濃度の低下により皮膚や粘膜におけるHbの赤色調が減少し，顔色や眼瞼結膜の色調が蒼白となる．**小球性低色素性貧血**（鉄欠乏性貧血，無トランスフェリン血症，鉄芽球性貧血，サラセミア，慢性炎症），**正球性正色素性貧血**（急性溶血，溶血性貧血，再生不良性貧血，二次性貧血），**大球性正色素性貧血**（巨赤芽球性貧血，骨髄異形成症候群，肝障害，甲状腺機能低下症）に分類される．

👆 ワンポイント

血友病の治療（補充療法）

　第Ⅷまたは第Ⅸ因子製剤の投与を行う．目標の凝固因子活性は，血友病Aでは第Ⅷ因子製剤の必要輸注量（単位）＝体重（kg）×目標ピーク因子レベル（％）× 0.5，血友病Bでは第Ⅸ因子製剤の必要輸注量（単位）＝体重（kg）×目標ピーク因子レベル（％）× X（Xは1〜1.4）で算出する．

2）白血球異常

　好中球減少症（neutropenia）は，末梢血液中の白血球のうち，好中球数が2,000/μL以下に減少した状態である．好中球数が500/μL以下では高度に易感染性である．

　白血病（leukemia）は，腫瘍化した造血細胞が全身の骨髄やリンパ節に浸潤・増殖する予後不良の疾患である．播種性血管内凝固症候群（disseminated intravascular coagulation syndrome：DIC）を発症し出血傾向をきたす場合がある．

　骨髄異形成症候群（myelodysplastic syndrome：MDS）は，骨髄の過形成を認めるが，無効造血のため末梢血では汎血球減少を呈する．一部は急性骨髄性白血病に移行する．

3）出血性素因

（1）特発性血小板減少性紫斑病　（idiopathic thrombocytopenic purpura：ITP）

　原因不明で血小板の破壊が亢進し，血小板数が著明に減少する疾患である．皮下出血，鼻出血，歯肉出血などを生じる．治療は，副腎皮質ステロイド薬や免疫抑制薬の投与のほか，脾摘が行われる．外科処置に際しては，γ-グロブリン大量投与で一時的な血小板数の増加を図る．

（2）血友病　（hemophilia）

　先天性凝固因子欠乏症のうち，血友病Aは第Ⅷ因子の，血友病Bは第Ⅸ因子の欠乏による．重症型では出生時から出血傾向をみ，関節内，筋肉内出血を繰り返し，関節の変形をみることが多い．口腔出血は，乳歯の萌出時や永久歯への交換期および咬傷や外傷によることが多い．凝固因子に対する同種抗体（インヒビター）が出現し，補充療法を行っても因子活性が上昇しない場合がある．

（3）フォンビルブラント病　（von Willebrand disease）

　von Willebrand因子の量的・質的異常により，血小板の粘着およびリストセチン凝集能の低下，第Ⅷ凝固因子活性の低下をきたす．出血傾向は出生時からみられるが，血友病に比べて軽度であることが多い．皮膚や粘膜出血が多く，頭蓋内や関節内出血は少ない．

4）肺血栓塞栓症　pulmonary thromboembolism

　血栓，脂肪，空気などが肺動脈を閉塞した状態である．周術期肺血栓塞栓症（pulmonary thromboembolism：PTE）の原因としては，下肢深部静脈血栓症（deep venous thromboembolism：DVT）が最も多い．DVTの危険因子は，Virchowが提唱した「血流の停滞，静脈内皮障害，血液凝固能の亢進」である．血流の停滞の原因は，長期臥床，全身麻酔，中心静脈カテーテル留置，血液凝固能の亢進は悪性疾患，各種手術，外傷，骨折，肥満，脱水などの周術期に関連する．

　血圧低下，頻脈，呼気終末炭酸ガス分圧の低下などをきたすが，診断・治療は困難で，死亡率も高い．予防法としては，早期離床，運動，弾性ストッキングや間欠的空気圧迫法などの理学療法のほか，高リスク患者に対しては静脈フィルターの留置や低用量未分画ヘパリン投与が推奨される．

　「肺血栓塞栓症／深部静脈血栓症予防ガイドライン」では，危険因子を基にしたリスクの階層化が行われ，それぞれに対する推奨予防法が記されている（**表3-26**）．

第3章 全身管理

表 3-26 一般外科手術患者における静脈血栓塞栓症の予防法

リスクレベル	一般外科手術	予防法
低リスク	60歳未満の非大手術 40歳未満の大手術	早期離床および積極的な運動
中リスク	60歳以上あるいは危険因子がある非大手術 40歳以上あるいは危険因子がある大手術	早期離床および積極的な運動 弾性ストッキングあるいは間欠的空気圧迫法
高リスク	40歳以上の癌の大手術	早期離床および積極的な運動 間欠的空気圧迫法あるいは低用量未分画ヘパリン
最高リスク	静脈血栓症の既往あるいは出血性素因のある大手術	早期離床および積極的な運動（低用量未分画ヘパリンと間欠的空気圧迫法の併用）あるいは（低用量未分画ヘパリンと弾性ストッキングの併用）

日本血栓止血学会ほか：肺血栓塞栓症および深部静脈血栓症の診断，治療，予防に関するガイドライン（2017年改訂版），P70，2018. をもとに作成

③ モニタリング

　生体の情報を得るための種々の手段をモニタリングという．モニタリングの基本的な目的は患者管理の安全性の向上である．触診，聴診，視診など五感によるモニタリングが基本であるが，さらに機器を用いて生体情報を集めて総合的に患者の状態を判断する．どのモニタを選ぶかはモニタリングから得られる情報とその必要度，患者に与える身体的・経済的負担を考慮して行うべきである．特に周術期において，患者は手術侵襲や薬物などにより大きな影響を受けるので，呼吸，循環，代謝に関するモニタリングは必須である．

👉 ワンポイント

安全な麻酔のためのモニタ指針（日本麻酔科学会，2009年改訂）

　麻酔中の患者の安全を維持確保するために，日本麻酔科学会は下記の指針が採用されることを勧告する．この指針は全身麻酔，硬膜外麻酔および脊髄くも膜下麻酔を行うとき適用される（前文より）．
（1）麻酔中モニタ指針
①現場に麻酔を担当する医師が居て，絶え間なく看視すること．
②酸素化のチェックについて
　皮膚，粘膜，血液の色などを看視すること．
　パルスオキシメータを装着すること．
③換気のチェックについて
　胸郭や呼吸バッグの動きおよび呼吸音を監視すること．
　全身麻酔ではカプノメータを装着すること．
　換気量モニタを適宜使用することが望ましい．
④循環のチェックについて
　心音，動脈の触診，動脈波形または脈波の何れか1つを監視すること．
　心電図モニタを用いること．
　血圧測定を行うこと．
　原則として5分間隔で測定し，必要ならば頻回に測定すること．観血式血圧測定は必要に応じて行う．
⑤体温のチェックについて
　体温測定を行うこと
⑥筋弛緩のチェックについて
　筋弛緩モニタは必要に応じて行う．
（2）注意
全身麻酔器使用時は日本麻酔科学会作成の始業点検指針に従って始業点検を実施すること．

1 循環器系モニタ　Cardiovascular monitors

1）五感によるモニタ

(1) 触診

・末梢循環不全：全身の皮膚が冷たく，四肢・爪・鼻先に**チアノーゼ**が見られる．

・脈拍：脈拍数のほか，心臓の調律，脈の大きさなどを観察する．橈骨動脈，膝窩動脈，大腿動脈，足背動脈などで触知可能であり，収縮期血圧も予測できる．

橈骨動脈の触知は，手関節の近くで橈骨動脈に示指以下の3指を当てて行う（**P.39「1）脈拍の触診」**参照）．

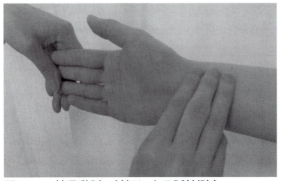

図3-11　橈骨動脈の触知による脈拍測定

表3-27　心雑音の強さ（Levineの分類）

I	微弱な雑音で，注意深い雑音でのみ聴取できるもの．持続した聴音の確認が必要
II	聴診器を当てた途端に聴くことができるが，弱い雑音
III	明瞭に聴取できる，中等度の雑音
IV	強い雑音で通常振戦（thrill）を伴う
V	聴診器を胸壁から離すと聞こえないが，非常に強い雑音で振戦（thrill）を伴う
VI	聴診器なしでも聴くことができる遠隔雑音

(2) 聴診

・心音の聴取：胸壁・食道内聴診器を用いる．

第I音（S1）：主に僧帽弁の閉鎖音

第II音（S2）：大動脈弁と肺動脈弁の閉鎖音

第III音（S3）：心室が最大拡張した際に血流が壁に当たることで発生．30歳以上では病的（僧帽弁閉鎖不全症，拡張型心筋症）．

第IV音（S4）：S1の直前．40歳以下では病的（閉塞性肥大型心筋症，高血圧，うっ血性心不全）．

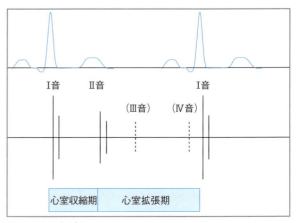

図3-12　心音

(3) 視診

・皮膚の色調の観察：末梢循環障害の有無を推測する．

・外頸静脈怒張：正常時では外頸静脈は立位または坐位では認められないが，うっ血性心不全などでは立位または坐位で怒張がみられる．

2）機器を用いてのモニタ

(1) 血圧モニタ（P.39-40「2) 血圧測定」参照）

❶ 動脈血圧

血圧測定法には，観血的測定法と，非観血的測定法がある．非観血的測定法には，聴診法，触診法，オシロメトリック法，ドップラー法などがあるが，聴診法，オシロメトリック法が最もよく用いられている．

a) 非観血的測定法
i) 聴診法

上腕にカフ（マンシェット）を巻き，カフ内圧を上昇させて動脈を圧迫し，いったん血流を途絶させた後，次第にカフ圧を低下させると，圧迫されていた血管が一部開いて血流が再開する．このとき乱流が生じ，音が発生する．この音をコルトコフ（Korotkoff）音という．最初に澄んだ大きな音が聞こえ始める点をスワン（Swan）の第1点，濁った音に変わる点を第2点，短く鋭い音に変わる点を第3点，こもった弱い音に変わる点を第4点，音が完全に消失する点を第5点という．収縮期血圧は第1点，拡張期血圧は第5点に一致する．

ii) オシロメトリック法

自動血圧計に応用されている方法．上腕にカフを巻き，カフ内圧を上昇させた後，次第にカフ内圧を低下させると，圧迫されていた血管が一部開いて血流が再開するが，このときカフ内圧の振動が急に大きくなる．カフ内圧をさらに低下させると振動は次第に大きくなり，最大値を示した後，やがて急速に小さくなる．振動が急に大きくなったときのカフ内圧を収縮期血圧，最大値を示したときのカフ内圧を平均血圧，急速に小さくなったときの値を拡張期血圧とする．

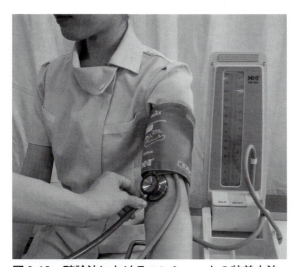

図 3-13　聴診法におけるマンシェットの装着方法
①上腕動脈の脈拍を触れる
②上腕動脈触知部に聴診器を装着
③肘から2～3cmのところで，聴診器が全て隠れないようにマンシェットを巻く（マンシェットと上腕の隙間に指が1～2本入る程度に巻き付ける）

b）観血的測定法

動脈にカテーテルを留置し，ヘパリン添加生理食塩液で満たした連結管で圧トランスデューサーに接続し，圧波形を連続的に表示する方法である．一拍ごとの血圧が測れるので，血圧変動が激しいとき，低血圧麻酔，頻回の採血の症例などの場合に利用する．動脈には橈骨動脈や足背動脈を用いるのが一般的である．カテーテル挿入部位により波形が変化する．波形の中で大動脈弁閉鎖による血液逆流によって発生する部分を dicrotic notch といい，収縮期開始から dicrotic notch までの面積が一回拍出量（stroke volume：SV）に相当する．陽圧換気中の SV の呼吸性変動を表したものが一回拍出量変化（stroke volume variation：SVV）であり，循環血液量不足を反映し，術中低血圧が輸液により改善する可能性についての指標となる（**図 3-15**）．

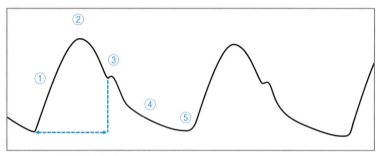

図 3-14　動脈圧波形
① anacrotic limb（左室の収縮）　② systric peak pressure（収縮期の最大圧）
③ dicrotic notch（大動脈弁閉鎖による血液逆流）　④ dicrotic limb（収縮期末期の下降脚）
⑤ end-diastolic pressure（終末期の拡張期圧）
収縮期開始から dicrotic noch までの面積が SV（一回拍出量）に一致する．
安田英人，讃井將満，第 1 章 5，各種圧モニターの見方；真弓俊彦編：レジデントノート vol.13 No.10（増刊）　ICU での重症患者管理，p43，羊土社，東京，2011．より引用改変

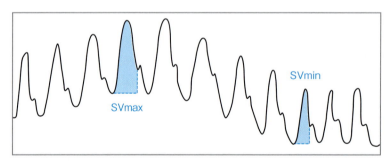

図 3-15　動脈圧波形の変動
SVV=（SVmax − SVmin）/SVmean
SVV：1 回拍出量変化 stroke volume variation
SV：1 回拍出量 stroke volume
安田英人，讃井將満，第 1 章 5，各種圧モニターの見方；真弓俊彦編：レジデントノート vol.13 No.10（増刊）　ICU での重症患者管理，p43，羊土社，東京，2011．より引用改変

❷ **中心静脈圧**（Central venous pressure：CVP）

上下大静脈が右心房に開口するところの圧をいい，正常値は 3 ～ 10cmH$_2$O である．カテーテルの挿入には鎖骨下静脈，内頸静脈，大腿静脈などからが一般的である．鎖骨下静脈からのルートは気胸の危険性がある．出血が予想されるときの静脈還流の指標，右心不全の診断，カテコールアミンなどの心血管作動薬の投与ルートに利用する．術後は経静脈栄養に利用できる．

第3章 全身管理

a）中心静脈圧の低下

脱水，大量出血などの循環血液量の不足やショックなど末梢血管の虚脱などが予測できる．

b）中心静脈圧の上昇

輸液・輸血の過剰，心不全の他，胸腔内圧の上昇（怒責，気道狭窄，人工呼吸，心タンポナーデなど）を予測する．

❸ 肺動脈圧楔入圧（Pulmonary capillary wedge pressure：PCWP）

中心静脈カテーテルと同様の方法で肺動脈に挿入したカテーテルを，さらに動脈枝のできるだけ細い部位まで送り込んでその動脈を塞いだときに，その細血管側で測定される圧力をいう．中心静脈圧，肺動脈楔入圧，心拍出量，血液温が測定できる．肺動脈楔入圧は，左房圧を反映する．循環血液量の過不足，左心機能の評価に有用で，ショック患者，心機能の低下した患者，心臓手術患者に使用する．

(2) 心電図（Electrocardiogram：ECG，EKG）（P.42「4）心電図」参照）

心拍数，不整脈，伝導異常，電解質異常，心房，心室の負荷を察知できる．

術中のモニタには通常第Ⅱ誘導を用いる．心筋虚血の察知にはV5誘導を併用することが望ましいが，術前の12誘導心電図で虚血所見の最も著明な誘導を選ぶべきである．

(3) 経食道心エコー（Transesophageal echocardiography：TEE）

麻酔中に口から食道へプローブを挿入し，心臓に近接した位置から心臓の動きを連続的に観察できる．ただし，歯科麻酔領域では術野と重なるので使用は制限される．

2　呼吸器系モニタ　Respiratory monitors

1）五感によるモニタ

(1) 視診（P.37「3）身体所見」参照）

胸部の動き，術野からの出血の色，皮膚・口唇などの色を観察する．**チアノーゼ**とは，還元ヘモグロビンの量が5g/dL以上の場合に，口唇・指先などの皮膚が青紫色になることで，低酸素血症の指標となる．貧血の場合，もともとの血中ヘモグロビン量が少ないためチアノーゼは起こりにくい．

奇異呼吸とは，呼吸時に胸の動きが左右対称的な動きでなかったり，胸部と腹部の動きが同調していなかったり，胸郭の一部が他と逆の動きをすることである．また，呼吸時の胸郭の動きと同調せず胸腔内圧が陰圧となる吸気時に胸郭が凹み，呼気時に胸部が膨らむ場合をシーソー呼吸と呼び，上気道閉塞でみられる．

(2) 触診

全身麻酔中，用手的換気による人工呼吸を行えば，リザーバーバッグの手応えでおよその一回換気量，自発呼吸の有無，呼吸回路の漏れ，呼気時間の延長，胸郭・肺コンプライアンスの変化などがわかる．

(3) 聴診

全身麻酔中に呼吸回路に穴が開いているなどの漏れ（リーク：leak）がある場合は，リークのある場所から呼吸に合わせてリーク音が聴取される．そこで，全身麻酔始業前には必ずリークチェックを行う．また，麻酔管理中，片耳聴診器などの聴診器で呼吸音を聴取する．

73

2）機器を用いてのモニタ

（1）酸素濃度計（全身麻酔器）
吸入酸素濃度が安全域にあるかどうかモニタする．

（2）気道内圧計（全身麻酔器）
呼吸回路や気道の閉塞がないかぎり，呼吸回路の内圧は気道内圧と等しいと考えられる．気道の圧外傷を回避するために気道内圧計の観察は有用である．呼吸回路の外れや半閉鎖弁の完全閉鎖による気道内圧の過剰な上昇を早期に発見できる．

（3）換気量計（全身麻酔器）
一回換気量，**分時換気量**をみながら，患者の状態に応じて適切な換気量を設定する．

（4）パルスオキシメータによる経皮的動脈血酸素飽和度（SpO₂）
測定には，酸化ヘモグロビン（HbO₂）と還元ヘモグロビン（Hb）の吸光スペクトルの差を利用している．呼吸器系のモニタとして重要であり，同時に動脈の拍動もみることができる．

灌流指標（Perfusion index：PI）とはプローブを利用し，末梢での組織灌流を表したもので，低い場合はSpO₂値の信頼性が低いので，プローブ装着部位を変更すべきである．

（5）カプノメータによる呼気二酸化炭素濃度
呼吸ガス中の二酸化炭素濃度を赤外線二酸化炭素分析器によって連続的に測定する．そこから描出したグラフをカプノグラムと呼ぶ（**図3-16**）．これは呼吸モニタとして重要であるが，二酸化炭素の呼出が肺での換気だけでなく，肺血流にも影響されるので循環器系のモニタとしても有用である．

気管チューブの気管内留置の確認（食道挿管の早期発見），適正換気量設定の指標（過換気，低換気，呼吸停止），肺塞栓症の診断（死腔の増加），心停止の確認（肺血流の停止）に用いられる．

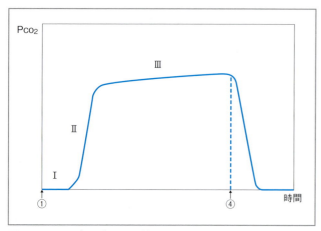

図3-16　カプノグラムの波形
Ⅰ相：解剖学的死腔からの呼出
Ⅱ相：移行期．死腔と肺胞気が混在
Ⅲ相：肺胞気．プラトー形成．呼気終了時の値が呼気週末二酸化炭素分圧
（End-tidal CO₂：ETCO₂）
Ⅳ相：吸気の開始

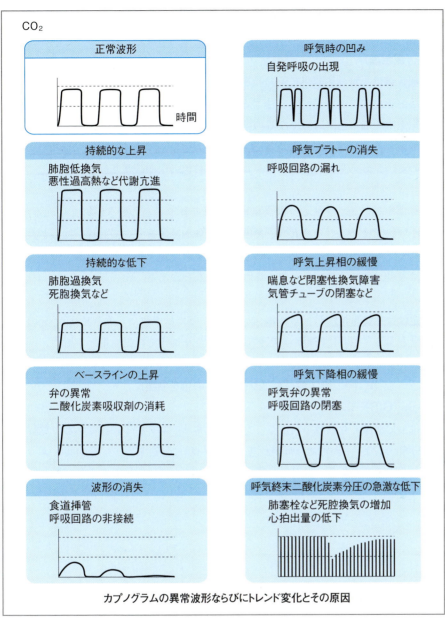

図 3-17 カプノグラムの波形
吉村　望 監修：標準麻酔科学，第 4 版，医学書院，東京，2002. より引用改変

(6) 血液ガス分析

動脈血からの採血により，pH，動脈血酸素分圧（PaO_2），動脈血二酸化炭素分圧（$PaCO_2$）などが計測できる．

SpO_2 が 99～100％ と正常であっても，動脈血酸素分圧（PaO_2）は 100 前後から 500mmHg まで幅があるので，必ずしも酸素化能が正常であることを意味しない．

また，換気／血流比の不均衡や循環血液量が減少している場合，呼気二酸化炭素濃度（$ETCO_2$）の値は $PaCO_2$ を反映しない．したがって，肺の酸素化，二酸化炭素排泄能の状態を厳密に評価するために，血液ガス分析が必要である．ただし，連続的なモニタとしては利用できない．

3 その他のモニタ

(1) 尿（尿量，尿比重，尿色調）

尿量，尿比重および尿色調は，腎血流以外にも，抗利尿ホルモン，心房性 Na 利尿ホルモン，アルドステロンなどの内分泌因子などによって影響を受ける．しかし，脱水，出血など循環血液量が不足すると尿量は減少し，比重は増加，色調は濃くなるので，循環血液量の間接的な指標となる．術中の乏尿は腎血流量の減少を示し，術後の急性腎障害をきたしやすい．一定の尿量（0.5 〜 1mL/kg/ 時）を確保できるように努める．なお，悪性高熱症では，コーラ様の色の尿が観察される．

(2) 体温

一般に全身麻酔中は体温を連続モニタする．全身麻酔下では，体温調節の働きが抑えられるため，環境温の影響を受けやすい状態になる．全身麻酔下で麻酔薬自体や降圧薬で末梢血管が拡張されると，体温下降傾向が助長される．一方，覆布によるうつ熱は体温上昇を助長することになる．全身麻酔中に用いられる測定部位は直腸，鼓膜，膀胱，食道，鼻腔，皮膚などがある．

(3) 出血量

手術中の出血量の測定には主に重量法が行われる．血液をガーゼで拭き取って重さを量り，元のガーゼの重さを引いて出血量とする．これに術野から吸引した血液量を加えて総出血量とする．

(4) 末梢神経刺激装置

筋弛緩薬の効果を確認する（**P.146　第 7 章「4　筋弛緩薬」の項を参照**）．

(5) Bispectral index（BIS）モニタ

前額部にセンサを貼付して計測した脳波を利用して，麻酔深度をモニタする装置である．覚醒状態を 100，浅い麻酔状態を 60 〜 70，手術可能な麻酔深度を 40 〜 60 と判定するが，麻酔薬によっては麻酔深度を正確には示さないことがある．ただし，術中の覚醒の防止には有用であるといわれる．

Chapter 4 注射の基本手技

1 注射の基本手技

薬物の注射法には，静脈内注射，皮下注射，筋肉内注射等がある．

1 静脈内注射　Intravenous injection

1）適用

他の注射法より薬効の発現が迅速かつ確実であり，全身麻酔や救急処置などで広く用いられている．くりかえし**静脈内注射**が必要な場合は静脈路確保を行う場合が多い．

2）注射部位

注射部位には①上肢の肘正中皮静脈，②橈側皮静脈，③手背，④足背の静脈などが選ばれる（**図4-1**）．

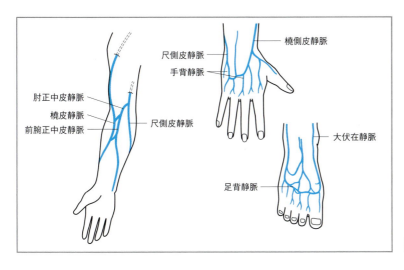

図 4-1　静脈内注射の実施部位

3）注射の手順

①安全のため手袋を装着する．
②腕に静脈内注射する場合，注射部位の中枢を**駆血帯**で駆血し，手を握る動作を2，3回させて穿刺部位の静脈を怒張させる．
③穿刺部位を消毒し，その末梢側の皮膚を注射器を持っていないほうの母指で，末梢側へ伸展し，皮膚面を緊張させる（**図4-2**）．
④この状態で，約10度の角度をつけて静脈の正中より針先のベベル（カット面）を上にして刺入す

る（図4-3）．針は太さ23〜21G，長さ1〜1.5インチの翼状針または注射針を用いる．翼状針は翼を母指と中指で，また注射針の場合はシリンジを図のように保持する（図4-2）．

⑤刺入後，血液の逆流を確認できたら，注射針では皮膚を伸展させていたほうの手で針基(はりもと)を固定するように押え，反対の手で駆血帯を解除する．翼状針では針を保持していた指を離すと同時に示指で翼を押え，皮膚を伸展させていたほうの手で駆血帯を解除する．

⑥いずれも針を押えている反対の手でシリンジのピストンを押して薬液をゆっくり注入する．

⑦注入後，針を抜いて，止血するまで清潔なガーゼで圧迫する．

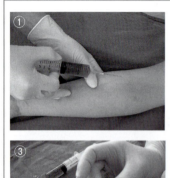
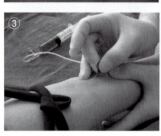
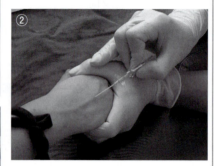

図4-2　注射針の持ち方
①注射針（シリンジを保持する）
②静脈内留置針（内筒を保持する）
③翼状針（翼を母指と中指で保持する）
刺入部の皮膚を血管の走行に沿って進展させ，また血液の逆流を確認しやすいように針を保持する．

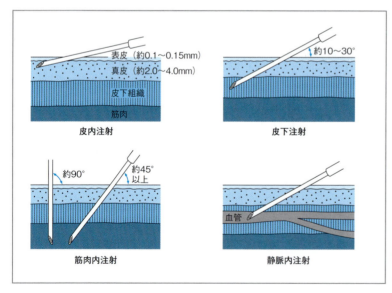

図4-3　注射針の組織内への刺入位置

4）静脈路確保

静脈路確保では翼状針または**静脈内留置針**を用いる．

（1）注射の手順

おおむね翼状針や注射針による静脈内注射の手技に準ずる．

①輸液回路等をあらかじめ組む．

②静脈内留置針は図 4-2 のように保持し，針の刺入後，血液の逆流を認めたら金属針である内筒を抜去し，テフロン針である外筒のみ血管内に押し進めて留置する．

③続いてテフロン針を輸液回路に接続し，クレンメ（点滴速度の調節ツマミ）を開放して輸液の円滑な滴下を確認後，留置針をテープで固定する．

④翼状針の場合は，あらかじめ輸液回路に接続後，管腔内を輸液で満たして準備しておく．刺入後，血液の逆流を確認したら駆血帯を解除してクレンメを開放する．テープ固定の際，血管壁を損傷しないように注意し，輸液の円滑な滴下を確認する．

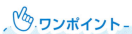

ワンポイント

静脈が怒張しづらい場合

　血管が細い患者では，静脈内注射や静脈路の確保が困難な場合がある．静脈が怒張しづらい場合，まず刺入部（手背や足背の静脈など）を心臓の高さより下方へ移し，刺入部近傍へ血液を十分貯留させて駆血する．次に，刺入部を軽く叩いて静脈の怒張を試みる．手背静脈では手掌を数回握ったり開いたりさせてもよい．温罨法にて血管を拡張させる場合もある．

2　皮内注射　Intradermic injection

1）適用

主に皮内反応テストに用いる．

2）注射部位

注射部位は，皮膚がやわらかく，血管や神経の分布が少ない前腕内側の中枢側から 1/3 付近や上腕外側の腋下より上部が選ばれる．

3）注射の手順

①エタノールなどで皮膚消毒後，刺入部の皮膚を母指にて軽く伸展させ，皮内注射針を皮膚に平行に刺入し，刃断面が全部入ってから約 1mm 進める（図 4-3）．

②針先が動かないように針基を固定し，伸展させた皮膚をゆるめて薬液を注入する．

③注入後，針を速やかに抜く．皮内反応テストでは注射部位はアルコール綿などで圧迫などせず，そのまま放置する．

3　皮下注射　Subcutaneous injection

1）適用

ワクチンやインスリンの投与などで用いる．

2）注射部位

注射部位には，①肘頭と上腕骨頭中央部を結んだ線で，下から 1/3 の部位（上腕後側正中線），②三角筋の肩峰の先端部から 3 横指下，③大腿四頭筋外側広筋の中央部付近などがある．

3）注射の手順

エタノールなどで皮膚消毒後，皮膚と筋肉の間の皮下組織に注射針を刺入する（**図 4-3**）．注射針が皮下組織に正確に入るようにするには，注射器を持っていないほうの手指（母指と示指）で，注射部位を中心につまみ，皮膚と注射針の角度を 10 〜 30 度で刺入する．皮下組織の厚い部分では 30 度で，薄い部分では角度を少なくして浅く刺入する．針は太さ 25 〜 22 ゲージ（G），長さ 1 〜 1.5 インチのサイズを用いる．

注射器を保持していた手でピストンを少し引いて血液の逆流のないことを確かめてから薬液をゆっくり注入する．

注入後，針を速やかに抜いて，注射部位をアルコール綿で軽くマッサージする．

4　筋肉内注射　Intramuscular injection

1）適用

静脈内注射が適さず，皮下注射より速く薬効の発現を期待したい場合に用いる．

2）注射部位

注射部位には，①上腕の三角筋中央部から前半部（中枢側），②臀部の中臀筋，③大腿部の大腿四頭筋外側広筋の中央部付近が，神経や血管の分布上，適切である（**図 4-4**）．上腕三角筋は肩峰から 2 〜 3 横指の中央部から前半部（肩峰先端から 3 横指下）が適切である．中央部より後半部（末梢側）は，腋窩・筋皮・橈骨神経・上腕動脈への刺入の可能性がある．中臀筋では，腸骨前上棘と腸骨後上棘を結んだ線上の前上棘側 1/3 の部位（クラークの点）が，坐骨神経から離れており適切である．中臀筋下の大臀筋（臀部の最も厚みのある部分）は，坐骨神経が走行するため，筋肉内注射は不可である．大腿四頭筋の外側広筋では，大腿外側の大転子部と膝蓋骨中央を結んだ線の中央部分が大きな神経，血管がなく，安全に注射できる部位である．

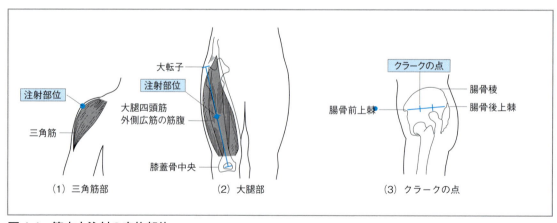

図 4-4　筋肉内注射の実施部位

3）注射の手順

①穿刺部位を消毒し，注射部位をつまみ上げて注射針を刺入する．皮下注射よりも深く刺入し，刺入角度は，筋肉が皮膚表面から浅い部位では皮膚と注射針の角度を約45度にするが，深い部分では90度にして行う（図4-3）．針は太さ23～21G，長さ1～1.5インチのサイズを用いる．

②刺入後は皮下注射に準ずる．

5　骨髄内注射　Intraosteous infusion

1）適用

緊急時や末梢静脈路が確保困難な場合に用いる．

2）注射部位

穿刺の第一選択は，脛骨である（図4-5）．その他，大腿骨遠位部，脛骨内果上，脛骨外果上，橈骨遠位部，尺骨遠位部などにも穿刺可能である．

3）注射の手順

①穿刺部位に90度になるように専用の穿刺針（図4-6）を刺入し，骨皮質から骨髄内へ左右に回転させながらゆっくり進める．

②針先が骨髄腔へ達すると抵抗がなくなるが，さらに回転させながら約5mm進めた後，骨髄液の逆流を確認する．

③骨髄液の逆流を確認できたら輸液回路を接続し輸液を開始する．

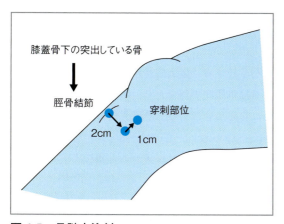

図4-5　骨髄内注射

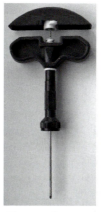

図4-6　専用骨髄穿刺

Chapter 5 | 局所麻酔

1 局所麻酔に必要な解剖

　歯科臨床で行われる局所麻酔には，**表面麻酔**（surface anesthesia），**浸潤麻酔**（infiltration anesthesia），**伝達麻酔**（conduction anesthesia）があり，それぞれの麻酔を安全かつ確実に奏効させるには，神経の走行のみならず顎骨や口腔粘膜の構造と形態を理解する必要がある．

1 伝達麻酔に必要な解剖　Anatomy for conduction anesthesia

　伝達麻酔は，麻酔効果を期待する部位より中枢側の神経幹や神経叢に局所麻酔薬を投与し，注射部位より末梢からの神経伝導を遮断することによって麻酔効果を得る方法である．つまり，遮断部位から末梢の神経支配領域が広範囲に麻酔される．伝達麻酔を行うときには，どの神経をどこで麻酔するかを考慮する必要があり，神経の走行と支配領域などの解剖学的な知識が重要となる．口腔領域に分布する知覚神経は，脳神経で最も太い口径をもつ**三叉神経**（第Ⅴ脳神経：trigeminal nerve）である．三叉神経は脳幹を出て三叉神経節をつくり，そこから**眼神経**（第1枝），**上顎神経**（第2枝），**下顎神経**（第3枝）の3本に分かれる．上顎神経は**正円孔**（foramen rotundum）から頭蓋底を出て，翼口蓋窩に入り上顎に分布する．一方下顎神経は，**卵円孔**（foramen ovale）から頭蓋底を出て，側頭下窩を経由して下顎，舌，咀嚼筋，下唇に分布する．

1）上顎神経　maxillary nerve　（図 5-1）

　上顎神経は蝶形骨にある正円孔を通り，翼口蓋窩へ出て頬骨神経（zygomatic nerve），**翼口蓋神経**（pterygopalatine nerve）を分枝し，主枝は**眼窩下神経**（infraorbital nerve）と名前を変え，眼窩に入る前に**後上歯槽枝**（posterior superior alveolar nerve）を分枝する．**後上歯槽枝**は，上顎骨後面の**上顎結節**にある複数の歯槽孔を通り上顎骨中に入る．**眼窩下神経**は眼窩下壁を走り，**眼窩下孔**（infraorbital foramen）から顔面部に出て，鼻翼から上唇に至る顔面の前部に分布する．**眼窩下孔**に至る間に**中上歯槽枝**（medial superior alveolar nerve），**前上歯槽枝**（anterior superior alveolar nerve）を分枝し，**後上歯槽枝**を合わせた3枝は互いに吻合して**上歯神経叢**を形成する．この神経叢から上歯枝，上歯肉枝が出て，上顎の歯や歯肉に分布する．

　頬骨神経は，眼窩に入り頬骨側頭枝と頬骨顔面枝に分かれ，それぞれ前頭部の皮膚に分布する．**翼口蓋神経**は下行し，翼口蓋神経節に入る．翼口蓋神経節からは，眼窩枝，咽頭枝，後鼻枝，大口蓋神経，小口蓋神経が出る．**大口蓋神経**は**大口蓋孔**（greater palatine foramen）を通り硬口蓋に出て，硬口蓋の粘膜，第一大臼歯よりも前方の口蓋側の歯肉，口蓋腺に分布する．**小口蓋神経**は**大口蓋神経**から分かれ，**小口蓋孔**を通り，軟口蓋，口蓋扁桃に分布する．後鼻枝は**鼻口蓋神経**を分枝し，これは切歯管を通り**切歯孔**を抜け，前歯部の口蓋粘膜に分布して，ここで**大口蓋神経**の枝と吻合する．

　上顎神経領域では，**上顎結節**，**眼窩下孔**，**大口蓋孔**，**切歯孔**で伝達麻酔が行われる．

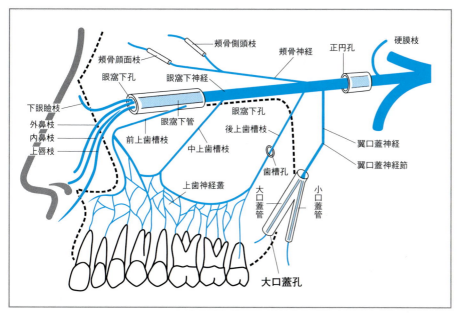

図 5-1 上顎神経の走行と分布
上條雍彦：図説口腔解剖学4 神経学, P891, アナトーム社, 東京, 1983. より引用改変

2) 下顎神経　mandibular nerve　（図 5-2）

　下顎神経は三叉神経節から起こる最も太い枝である．この神経は混合神経であり，咀嚼筋や顎舌骨筋，顎二腹筋，口蓋帆張筋を支配する運動神経を含む．下顎神経は**卵円孔**から頭蓋腔を出て，外側翼突筋を貫くように多くの枝を出す．その後，**翼突下顎隙**に入り下顎枝内面を縦走し，その間に各咀嚼筋に枝を出す．また，知覚神経として頬粘膜に分布する**頬神経**（buccal nerve），耳介側頭部の皮膚へ分布する耳介側頭神経（auriculotemporal nerve）を出し，主枝は舌に向かう**舌神経**（lingual nerve）を分岐すると名前が変わり**下歯槽神経**（inferior alveolar nerve）となり，下顎骨中を前走する．終末枝は第二小臼歯付近の下顎骨前面にある**オトガイ孔**（mental foramen）を出て，**オトガイ神経**（mental nerve）となり下唇，オトガイ部の皮膚に分布する．

　舌神経は，**下歯槽神経**の前内面を下行し，内側翼突筋の前縁から舌の外側縁に至り，分枝は舌骨舌筋とオトガイ舌筋の間から舌の内部に入る．また，**舌神経**は内側翼突筋の外面で顔面神経の分枝である**鼓索神経**と結合する．その結果，舌前方の 2/3 の粘膜の知覚に加え味覚を支配し，一部は舌側歯肉の知覚も支配する．**下歯槽神経**は，**下顎孔**（mandibular foramen）に入る直前に運動神経である顎舌骨筋神経を分枝して，下顎管に入り**オトガイ孔**に達するが，その間に臼後枝，臼歯枝，切歯枝を分枝し，これらは下顎管のすぐ上で吻合して下歯神経叢となり，この神経叢より下歯枝，下歯肉枝が出て，歯や歯肉に分布する．

　下顎神経領域では，**下顎孔**，**オトガイ孔**の伝達麻酔および頬神経に対する伝達麻酔が行われる．

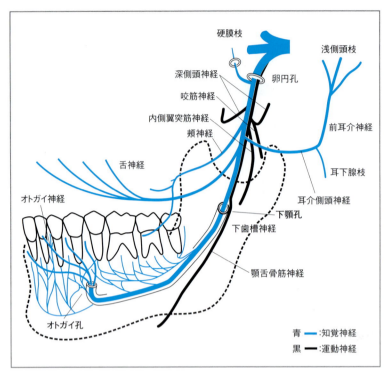

図 5-2　下顎神経の走行と分岐

上條雍彦：図説口腔解剖学 4，P863，アナトーム社，東京，1983．より引用改変

2　浸潤麻酔に必要な解剖　Anatomy for infiltration anesthesia

　浸潤麻酔は組織内に局所麻酔薬を投与し，それを口腔粘膜，骨膜，骨髄，歯根膜，歯髄など知覚を支配している三叉神経終末まで浸透させることにより麻酔効果を得ることを可能とする．麻酔効果の発現やその速さは，注射する局所の解剖学的構造に支配される．つまり，骨の厚薄，**骨小孔**の密度，骨梁空隙の多寡などにより大きく影響を受ける．効果的な浸潤麻酔を行うには，注射部位の局所解剖を熟知しておくことが不可欠である．

　歯肉は口腔粘膜の一部で歯槽骨を被覆しており不動性で，その辺縁部は歯頸に沿って円弧形を呈し歯間部で乳頭状に突出している．歯肉は根端側で可動性の歯槽粘膜に移行するが，部位と構造の違いから遊離歯肉，付着歯肉，歯間乳頭の 3 領域に分かれる．付着歯肉には粘膜下組織がなく，骨膜と密に結合組織で結ばれ，上皮は厚く角化している．そのためその部位での浸潤麻酔は，薬液注入に強圧を必要とし，潰瘍を形成することもある．

　自由神経終末である痛点は（**図 5-3**），一般的に前歯部に多く臼歯部では少ない傾向にある．また，歯間乳頭部で少なく，辺縁歯肉から付着歯肉へ至ると次第に増加し歯肉頰移行部になるとその増加は顕著となる．上顎では硬口蓋部で痛点が少なく，特に口蓋皺襞の凸部は少ないが，溝部には痛点が多い．切歯乳頭部では多く，硬軟口蓋移行部ではさらに多い．下顎では，唇・頰側と舌側とでは同程度の痛点の分布であるが，歯肉頰移行部に近づくほど増加する．

　浸潤麻酔を施行するうえでは，顎骨の特徴も理解する必要がある．歯の植立という目的では，上・下顎骨での差はないが，実際にはその構造に大きな違いがあり，上顎骨の皮質骨に対し下顎骨の皮質骨は厚く特に臼歯部で著しい．その理由は下顎骨が他の骨と接することなく，歯から伝わる力を単独で受け止める必要があるためと考えられている．また，下顎骨の下部には，力を歯槽から皮質骨まで伝えるた

めに太い骨梁が存在する（**図 5-4**）．一方，上顎骨は蝶形骨や側頭骨などの多くの骨で構成される頭蓋の一部であるため，歯から伝わる力を頭蓋全体で受け止めることが可能であり，太い骨梁や皮質骨を必要としない．そのため，上顎では歯槽骨の唇・頰側の厚みは薄く，歯の根尖部から骨表面までの距離も短くなり，皮質骨の厚い下顎に比較し局所麻酔薬が根尖部に到達しやすい．また，上顎骨は緻密骨が薄いだけではなく，全体に多孔性である．骨小孔の多い部位に局所麻酔薬を注射すれば，局所麻酔薬は骨内へ浸透しやすくなる．骨小孔の数は歯間部に最も多く，ついで歯槽縁近くに多く存在する．したがって上顎では浸潤麻酔が奏効しやすい．しかし，下顎では前歯部の唇側の骨は薄いが，臼歯部では前歯部の 2～3 倍厚くなっているため根尖部までの距離も大きい．さらに臼歯部では骨小孔に乏しく，根尖部注射では骨髄内，歯根部まで薬液の到達が困難となり，麻酔の効果が得にくい．ただし，小児では皮質骨も比較的薄く，骨小孔も大きいため，成人と比較して下顎の浸潤麻酔の効果が得やすい．

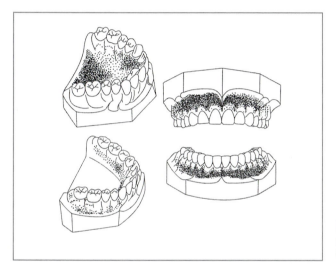

図 5-3　口腔粘膜における痛点の分布
山田　守：歯界展望．31，1207-1214，1965．をもとに作成

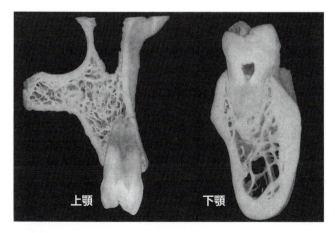

図 5-4　顎骨の断面
中島　功，井出吉信：局所麻酔のための解剖；金子譲，大曽根洋編著：最新・歯科局所麻酔ハンドブック，P105，ヒョーロン，東京，2001．より転載

2　局所麻酔薬　Local anesthetics

　局所麻酔薬は，神経線維の Na イオン（Na^+）チャネルのポア（穴）の中にある特異的な作用部位に可逆的に結合し，このポアを通るイオンの動きを遮断する．これを神経組織に投与すると，神経線維の神経伝導に関与する活動電位が抑制され，その神経支配領域の感覚や運動が可逆的に麻痺される．

1　構造と物理化学的性状　Structure and physicochemical properties

1）構造

　局所麻酔薬の多くは，芳香族残基（ベンゾイル基，パラアミノベンゾイル基，アニリノ基など），中間鎖およびアミノ基からなる共通の基本構造をもつ（**図 5-5**）．芳香族残基と中間鎖の結合には，**プロカイン**のような**エステル型**と**リドカイン**のような**アミド型**がある．芳香族残基は疎水性であり，脂質親和性を有する．一般に疎水性が高いほど局所麻酔作用は強くなり，持続時間も長くなる．アミノ基は第2級または第3級アミンで，親水性である．中間鎖を伸ばすと局所麻酔作用は強くなるが，毒性も増す．

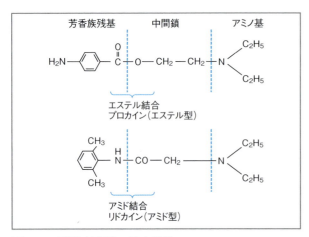

図 5-5　局所麻酔薬の基本構造

2）塩基（非イオン）型と陽イオン型

　図 5-6 に示すように局所麻酔薬の構造式中にあるアミンの窒素には非共有電子対があって，この部分には水素イオン（H^+）が結合しやすい．H^+ が結合したものを**陽イオン型**，結合していないものを**塩基（非イオン）型**と呼ぶ．

　局所麻酔薬の陽イオン型（LAH^+）と塩基型（LA）は，水溶液中で $LA + H^+ \rightleftarrows LAH^+$ のように解離平

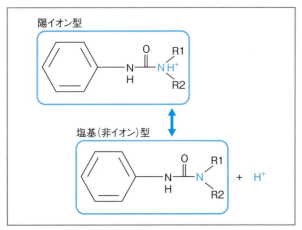

図 5-6　局所麻酔薬の陽イオン型と塩基（非イオン）型

衡状態にあり，陽イオン型と塩基型の割合は局所麻酔薬の物理化学的性状により決まる．また，塩基型局所麻酔薬濃度を［LA］，水素イオン濃度を［H$^+$］，陽イオン型局所麻酔薬濃度を［LAH$^+$］とすると，質量作用の法則から，平衡状態のとき

Ka=［LA］［H$^+$］／［LAH$^+$］…（1）

で求まる解離定数 Ka は一定である．そして，この式からわかるように，［H$^+$］が増加する（酸性に傾く）と，Ka を一定にするために［LAH$^+$］は増加，すなわち陽イオン型が増加する．つまり，同じ局所麻酔薬であっても，陽イオン型と塩基型の割合は周囲組織の［H$^+$］に影響される．

ここで，（1）式の両辺に対数を取って整理すると，

pH=pKa+log［LA］／［LAH$^+$］

となる．Ka についても pH と同じく，Ka の逆数の対数を取ったものを pKa で表す．この式から，［LA］と［LAH$^+$］が等しくなるとき，pH=pKa である．つまり，pKa は，局所麻酔薬の50％がイオン化した状態になるときの pH に等しい．

市販の局所麻酔薬の多くは pKa が8〜9であり，生体の pH に近いため，陽イオン型と塩基型が混在する．ところが，ベンゾカインでは pKa は3.5で，生体内ではほとんどが塩基型として存在する．しかし，一般に生体内に投与された局所麻酔薬周囲の pH が高いときは塩基型が，逆に低いときは陽イオン型が増加する．

3）Na$^+$チャネルへの到達経路

細胞膜はイオンの透過性が悪く，塩基型の局所麻酔薬だけが細胞内に入ることができる．細胞外液がアルカリ性になると，相対的に塩基型が増加するために細胞膜を通過しやすくなり，作用発現が速くなる．一方，細胞内では陽イオン型として Na$^+$ チャネルに作用するため，細胞内 pH が低いと，作用が増強される．要約すると，局所麻酔薬は塩基型として細胞内に入り，陽イオン型で Na$^+$ チャネルを遮断する，ということになる．このようにして局所麻酔薬が分布する道筋を親水性経路という（**図 5-7 ①**）．

他方で，ベンゾカインなど脂溶性のきわめて高い局所麻酔薬は，細胞膜の中から横穴を通り，直接 Na$^+$ チャネルの内部に侵入するといわれている．これを，親水性経路に対し，疎水性経路と呼ぶ（**図 5-7 ②**）．

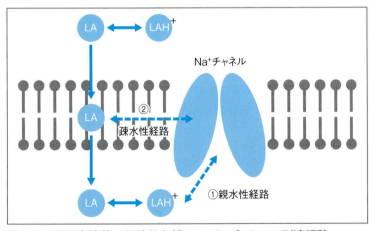

図 5-7　局所麻酔薬の電位依存性 Na$^+$ チャネルへの到達経路

2 局所麻酔薬の作用機序　Mechanisms of local anesthetic action

1）活動電位

侵害受容器や図 5-8 に示す細胞膜の N1 部位に興奮が起こると，これらの部位の細胞膜の電気的二重層が消失し，N2 の細胞膜に対し電気的に負となるので，N2 から N1 に向かって容量性電流と呼ばれる局所電流が流れる．このように細胞膜に外向き電流が流れると，静止膜電位とは正負の方向が逆になる脱分極を起こす．

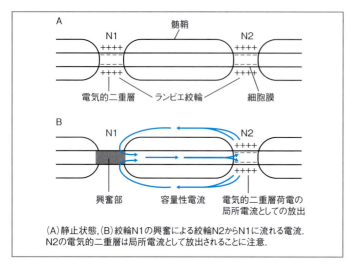

図 5-8　有髄神経線維で脱分極の引き金となる容量性電流

この外向き電流による脱分極の大きさは電流の強さに比例し，脱分極の大きさがある値に達すると，小さな「こぶ」が現れる．脱分極がさらに増大すると，電流を止めても自動的に進行する，いわゆる発火レベルに到達する．この膜電位の発火レベルの脱分極が引き金となり電位依存性 Na^+ チャネルが解放され，Na^+ 透過性が急激に変化することにより活動電位を生じる（図 5-9）．

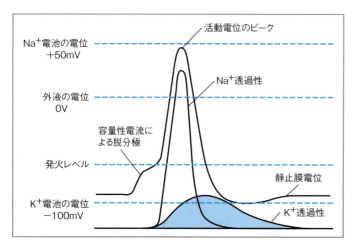

図 5-9　活動電位発生時の Na^+ および K^+ 透過性の変化の模式図
Na^+ と K^+ の静止状態の透過性は示されていない．

2）電位依存性Na⁺チャネル

図5-10のように**電位依存性Na⁺チャネル**は静止状態では閉じている（A）が，発火レベルの脱分極により細胞外の正電荷が減少すると，電位センサーが上方へ移動して活性化ゲートが開き（B），Na⁺が細胞内へ流入する．膜電位の符号が逆転すると不活性化ゲートが閉じ（C），Na⁺の流入はなくなる．局所麻酔薬が作用するのは，この電位依存性Na⁺チャネルである．

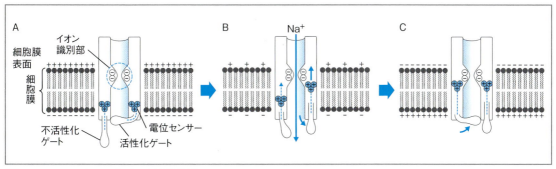

図5-10　Na⁺チャネルの開閉機構
A：静止状態，活性化ゲートが閉じている
B：発火レベルの脱分極により細胞外の正荷電が減少すると，電位センサーが上方に移動し，活性化ゲートが開き，Na⁺が細胞内に流入する
C：膜電位の符号が逆転すると不活性化ゲートが閉じる

3）局所麻酔薬の作用部位

前述のように，局所麻酔薬の作用部位は電位依存性Na⁺チャネルである．このNa⁺チャネルの遮断は，細胞膜への刺激頻度が多いほど，また，脱分極が大きいほど作用が強くなり，刺激頻度依存性である（図5-11）．最初に認められる局所麻酔薬の効果をtonic block，刺激を繰り返すことにより高められた効果をphasic blockと呼ぶ．これは，刺激によりNa⁺チャネルが開口した開放状態や不活性化状態でのみ，親水性経路を通ってイオン化した局所麻酔薬がNa⁺チャネルポア内の作用部位に強固に結合し，安定化させることによる．

一方，脂溶性の高いベンゾカインなどではこのようなphasic blockの現象はみられず，Na⁺チャネルの開閉には影響されないことから，ベンゾカインは疎水性経路を通って直接Na⁺チャネルを遮断すると考えられている（図5-7 ②）．

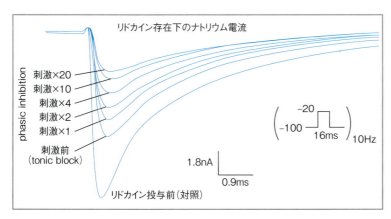

図5-11　パッチクランプ実験（ボルテージクランプ法）で検出されたNa⁺電流に対するリドカインの効果

リドカインを投与して膜電位を−100mVから−20mVに脱分極させる．この脱分極を10Hzの頻度で繰り返すとNa⁺電流の振幅が徐々に小さくなる．1回目の刺激に対するNa⁺電流の減衰の大きさがtonic blockの程度を表す．2回目以降，リドカインの効果が高まり，この実験では20回の刺激でほぼ一定のphasic blockの状態になっている．

3 局所麻酔作用に影響を及ぼす因子　Factors affecting local anesthetic action

1) 局所麻酔薬の物理化学的性状

a) 解離定数（pKa）

pKa が低いほど塩基型の割合が増えるため，作用発現が速くなる．

b) 脂溶性（疎水性）

脂溶性が高いほど神経鞘や細胞膜を通過しやすく，効力が強くなり，持続時間も長くなる．

c) タンパク結合率

タンパク結合率が高いほど電位依存性 Na^+ チャネル内にある作用部位への結合が強くなるため，持続時間が長くなる．

d) 血管への作用

血管拡張作用の強い局所麻酔薬は組織血流量を増加させ，局所麻酔薬が速く血液中へ吸収されてしまうので，持続時間が短くなる．

2) 投与部位の環境

a) 組織 pH

局所麻酔薬が投与された部位の組織の pH が高いほど塩基型の割合が増えるため，作用発現が速くなる．

b) 神経線維の種類

末梢神経における局所麻酔薬の神経伝導遮断作用は，知覚神経のみならず，運動神経，自律神経も含め，すべての神経線維に現れる（**表 5-1**）．異論はあるが，一般に神経線維の局所麻酔薬に対する感受性は，細い線維ほど高く，太い線維ほど低くなる．また，無髄線維のほうが有髄線維よりも高い．各種の知覚が麻痺される順序は，痛覚，温覚，触覚，固有感覚の順である．

c) 組織血流量

組織血流量が豊富な部位では，投与された局所麻酔薬が速やかに吸収されてしまうため，持続時間が短くなる．

表 5-1　神経線維の種類と局所麻酔薬に対する感受性

種類	髄鞘	直径	機能	局所麻酔薬に対する感受性＊
Aα	＋	6〜22	運動	＋
Aβ	＋	6〜22	触覚・圧覚	＋＋
Aγ	＋	3〜6	筋トーヌス	＋＋
Aδ	＋	1〜4	痛覚（鋭い痛み）・冷覚・触覚	＋＋＋
B	＋	＜3	交感神経機能	＋＋＋＋
C	－	0.3〜1.3	痛覚（鈍い痛み）・温覚・触覚・交感神経機能	＋＋＋＋

＊ Gokin AP, et al. : Anesthesiology, 1441-1254, 1995.　より引用改変

3) 局所麻酔薬の濃度と投与量

高濃度，高用量の局所麻酔薬を投与することで，生体内で神経線維周囲の分子数を多くすることができるので，作用発現が速くなる．

4　局所麻酔薬の薬物動態　Pharmacokinetics of local anesthetics

1) 吸収

投与された局所麻酔薬は，毛細血管に吸収され循環系へ入る．吸収速度は血管収縮あるいは拡張作用など局所麻酔薬が有する薬理学的特性，投与部位，投与方法などによって異なり，局所麻酔作用の持続時間に影響を及ぼす．また，吸収速度が速いほど血中濃度が速やかに上昇し，毒性が強まる．

2) 代謝

エステル型とアミド型では代謝が異なる．エステル型は，主に血漿中の偽コリンエステラーゼによって速やかに加水分解されるので，半減期が短い．一方，アミド型は，主に肝臓のミクロソーム中にあるチトクローム P-450（CYP）によって代謝される．したがって，重篤な肝障害患者では代謝が遅延し，血中濃度が上昇しやすくなる．さらに，一般にタンパク結合率が高いので，低タンパク血症がある場合は中毒が起こりやすい．

3) 排泄

大部分の局所麻酔薬は代謝された後，腎臓から尿中へ排出される．

5　各局所麻酔薬の特徴　Properties of each local anesthetic

1) エステル型局所麻酔薬

a) プロカイン

歴史的な局所麻酔薬であるコカインは毒性が強かったため，プロカインはこれを解消するため最初に合成された．長く臨床使用されていたが，局所麻酔効力，作用発現時間，持続時間のいずれにおいてもリドカインより劣るため，現在は使用されていない．また，代謝産物のp-アミノ安息香酸（PABA）はアレルギー反応の原因となることが知られている．

b) ベンゾカイン（アミノ安息香酸エチル）

pKa が3.5ときわめて小さく，生体内（pH=7.4）ではほとんどが塩基型で存在する．水に難溶性である．多くの歯科用表面麻酔製剤に使用されている．

2) アミド型局所麻酔薬

a) リドカイン

日本で最も使用されている局所麻酔薬である．効力はプロカインの 1.5 〜 2 倍で，持続時間もプロカインより長い．臨床的には軽度の血管拡張作用がある．したがって，市販の歯科用カートリッジ製剤は，血管収縮薬としてアドレナリンを含有している．

心筋の被刺激性を低下させる作用があるため，心室性期外収縮に対する静注用の抗不整脈薬としても使用されている．

b) プロピトカイン（プリロカイン）

効力と持続時間はいずれもリドカインと同等か，やや劣る．作用発現はリドカインよりやや遅い．臨床的には軽度の血管拡張作用がある．そのため，日本で市販されている歯科用カートリッジ製剤は，血管収縮薬としてフェリプレシンを含有している．アドレナリン含有の局所麻酔薬の使用を避けたい循環器系疾患などを有する患者によく使用されている．特徴的な副作用として，大量投与によりメトヘモグロビン血症を起こすことがある．

c) メピバカイン

効力，持続時間，作用発現はリドカインと同等である．歯科用の 3% メピバカイン製剤は弱いながら血管収縮作用があるので，血管収縮薬を含有しておらず，その他の添加物も含まれていない．そのため，血管収縮薬や添加物の投与を避けたい患者に使用されている．しかし，歯科用メピバカイン製剤は，作用時間が短い，止血効果が得られないなどの理由により，その適応が限られる．

d) ジブカイン

歯科用表面麻酔薬としてベンゾカインとの合剤で使用されている．効力が強く，持続時間も長いが，毒性は強い．

6 歯科で使用される局所麻酔薬 Local anesthetics applied in dentistry

1) 歯科用局所麻酔薬

日本で市販されている注射用局所麻酔薬はすべてアミド型であり，リドカイン，プロピトカインおよびメピバカインのみである．一部 1.0mL 入りのものもあるが，ほとんどは 1.8mL 入りのカートリッジ製剤になっており，歯科臨床では，浸潤麻酔，伝達麻酔および神経ブロックなどに用いられている．血管収縮薬以外に保存薬や酸化防止剤，その他の物質が添加されている製剤が多い（**表 5-2**）．

2) 歯科用表面麻酔薬

日本で使用されている歯科用表面麻酔薬には，20% ベンゾカインを含有している製剤と，10% ベンゾカイン，1％テトラカイン，1％ジブカインの3種類を含有した製剤および6%テトラカインを含有した製剤がある．

第5章　局所麻酔

表 5-2　歯科用局所麻酔薬

局所麻酔薬	商品名	血管収縮薬	保存薬または酸化防止剤	その他の添加物
2%リドカイン	歯科用キシロカインカートリッジ	アドレナリン（0.0125mg/mL）	ピロ亜硫酸ナトリウム	塩酸・塩化ナトリウム・pH調整剤
	オーラ注歯科用カートリッジ	酒石酸水素アドレナリン（0.025mg/mL）（アドレナリンとして0.0137mg/mL）	ピロ亜硫酸ナトリウム	塩化ナトリウム・pH調整剤
	キシレステシンA注射液カートリッジ	アドレナリン（0.0125mg/mL）	乾燥亜硫酸ナトリウム	塩酸・等張化剤・pH調整剤
	デンタカインカートリッジ	酒石酸水素アドレナリン（0.025mg/mL）（アドレナリンとして0.0137mg/mL）	ピロ亜硫酸ナトリウム	等張化剤・pH調整剤
3%プロピトカイン	歯科用シタネストーオクタプレシン	フェリプレシン（0.03IU/mL）	パラオキシ安息香酸メチル（メチルパラベン）	塩化ナトリウム・酢酸ナトリウム・酢酸・クロロブタノール・pH調整剤
3%メピバカイン	スキャンドネストカートリッジ3%	無添加	無添加	無添加

血管収縮薬以外の添加物：プロピトカイン製剤には、フェリプレシン以外に保存薬としてパラオキシ安息香酸メチル（メチルパラベン）が添加されている。アレルギーの抗原になったり、アスピリン喘息を誘発することがある。アドレナリンおよび酒石酸水素アドレナリン製剤には、アドレナリンの酸化防止剤としてピロ亜硫酸ナトリウムなどが添加されているが、これもアレルギーの抗原になりうることが報告されている。

③　血管収縮薬　Vasoconstrictors

　ほとんどの局所麻酔薬は血管拡張作用を有している。その結果、局所麻酔薬の投与後にはその血管拡張作用により毛細血管中への吸収が促進され、作用持続時間が短縮する。したがって、歯科用注射用局所麻酔薬のうちリドカインとプロピトカインは血管収縮薬を含有している。**血管収縮薬**として、前者は**アドレナリン**を、後者は**フェリプレシン**を含有する。

　歯科臨床においては、注射用局所麻酔薬の使用で留意すべき点のほとんどが血管収縮薬の作用に関連したことである。したがって、それぞれの血管収縮薬の特徴や薬理作用について十分な理解が必要である。

1　血管収縮薬含有の目的　Role of vasoconstrictors included in local anesthetics

1）局所麻酔作用の増強

　局所麻酔薬が毛細血管内に吸収されにくくなるため、注射部位における局所麻酔薬濃度が高まり、効力が強くなる。

2）作用持続時間の延長

　局所麻酔薬が毛細血管内に吸収されにくくなるため、注射部位において高い局所麻酔薬濃度が持続し、

作用時間が延長する.

3) 局所麻酔薬中毒の予防

アドレナリン含有時には非含有時と比較して，血漿リドカイン濃度は約1/2である．したがって，リドカインの基準最高用量は，アドレナリン非含有では200mgであるのに対し，アドレナリン含有では500mgである．また，プロピトカインの基準最高用量は，フェリプレシン非含有では400mgであるのに対し，フェリプレシン含有では600mgであり，より多くの量が使えるようになる．

4) 局所麻酔薬使用量の節減

血管収縮薬を含有させることで局所麻酔薬の効力が増強され，持続時間が延長するので，局所麻酔薬の使用量を節減できる．

5) 出血量の低減

血管収縮薬は注射部位の血管を収縮させるので，手術部位に投与すれば術野からの出血量を減少させることができる．

2 血管収縮薬の特徴と薬理作用　Pharmacological effects of vasoconstrictors

1) アドレナリン

局所麻酔薬に含有されている**アドレナリン**は内因性のアドレナリンと同じ生理活性をもっていることから，外因性アドレナリンを投与することとなる．したがって，投与後のアドレナリン血中濃度は，内因性に外因性アドレナリンを加えたものになる．口腔内への投与後5分以内に血中アドレナリン濃度は最大になり，心拍数，心拍出量，全末梢血管抵抗などの循環系に影響を及ぼす．投与量により異なるが，歯科臨床で用いられる通常量であれば，心拍数増加，心拍出量増加，全末梢血管抵抗低下がみられる．健常成人の場合，血圧に有意な変化はみられないとされているが，痛みや精神的緊張が強い（内因性アドレナリンの分泌量が多い）場合や循環系あるいは内分泌系疾患患者などでは，異常高血圧となることがある．

2) フェリプレシン

フェリプレシンは，脳下垂体から分泌される抗利尿ホルモン（バソプレシン）の分子構造を一部変えて合成したもので，選択的にバソプレシンより血管収縮作用を強くし，抗利尿効果を弱くしている．プロピトカイン製剤1mLあたり，0.03IUを含有させている．アドレナリンより血管収縮作用は弱く，作用発現も遅い．一方，心拍数など循環系への影響がアドレナリンより少ないので，アドレナリンの使用を避けた方がよい患者に適用される．

第5章　局所麻酔

3　使用上の留意点　Precautions of administration of vasoconstrictors

1）アドレナリン含有局所麻酔薬

　アドレナリン含有局所麻酔薬は，高血圧，動脈硬化，心不全，甲状腺機能亢進，糖尿病のある患者および血管攣縮の既往のある患者では「原則禁忌」となっている．したがって，これらの患者に対しアドレナリン含有局所麻酔薬を使用する場合は，特に必要とするときに限り慎重に投与する必要がある．

　一般に歯科用カートリッジには 1 本（1.8mL）中 22.5μg のアドレナリン（8 万倍希釈）が含ま

> **🖐 ワンポイント**
>
> **アドレナリン反転**
>
> 　降圧薬としてβ遮断薬を内服している患者に対しアドレナリンを使用すると，β遮断作用によってアドレナリンのα作用が優位となり末梢血管抵抗が増すため，血圧が著しく上昇することがある．また，心拍数は反射性に徐脈となる．一方，α遮断薬やα遮断作用のある抗精神病薬を内服している患者にアドレナリンを使用すると，そのα遮断作用によってアドレナリンのβ作用が優位となり末梢血管抵抗が減少するため，血圧が著しく下降（**アドレナリン反転**）する可能性がある．

れる．カートリッジ 1 本に含まれるアドレナリンでは，健康成人の血圧や心拍数にほとんど影響しない．2 本では，収縮期血圧が 5% 程度，心拍数が 10% 程度上昇する．しかし，高血圧患者などではより変動幅が大きいと推測されるので，使用量は必要最低限に止め，最大 2 本までとする．これらのことに留意し，歯科治療中は血圧が 160/100mmHg 未満になるよう管理する．

2）フェリプレシン含有局所麻酔薬

　フェリプレシンにはアドレナリン含有局所麻酔薬のような有病者に対する禁忌や原則禁忌はなく，循環系への影響は少ない．しかし，大量投与時に冠動脈収縮や心機能抑制が起こることが報告されており，特に狭心症など虚血性心疾患の患者に対しては大量投与を避ける．臨床的には，カートリッジ 2 本以内での使用が安全である

4　局所麻酔法

　局所麻酔とは，局所麻酔薬を神経線維に作用させ，活動電位の発生を抑制させることにより麻酔効果を得ることである．歯科臨床で行われる局所麻酔法には，粘膜の表面を麻酔する**表面麻酔法**，組織内に麻酔薬を浸潤させ末梢の知覚神経を麻酔する**浸潤麻酔法**，神経幹または神経叢に麻酔薬を作用させ，そこから末梢の神経支配領域を広く麻酔する**伝達麻酔法**があり，それぞれの利点・欠点を含む特徴を把握し適用する必要がある．また，これら局所麻酔法は単独で行われることもあるが併用して行うこともあり，どの処置にどの麻酔法が必要か的確に判断することが重要である．

1　局所麻酔に使用する器具　Instrument for local or regional anesthesia

1）注射器（金属製カートリッジ式）

　カートリッジ式局所麻酔薬を装着して用いるカートリッジ式注射器は歯科専用に設計されたものであり，通常使用される注射器には浸潤麻酔用と伝達麻酔用がある．浸潤麻酔用はプランジャーのカートリッ

ジと接触する部位が平坦で，反対の手元側はT字型になっている．一般には1.8 mLカートリッジを使用するが1.0 mLカートリッジ専用の注射器もある．一方，伝達麻酔用は，局所麻酔薬の血管内誤注入を防ぐための吸引操作が行える構造になっている．プランジャーの先が銛状あるは螺旋状（図5-12）になっており，カートリッジのゴム栓にくい込ませることができ，手元側には吸引操作がしやすいように母指を入れるリングがついている．この他にも浸潤麻酔法のひとつである歯根膜内麻酔には専用の注射器がある．これは通常の浸潤麻酔用注射器では，麻酔薬の注入に強圧を必要とするため注射針の折れ曲がりや局所麻酔薬カートリッジの破損が発生すること，麻酔器保持が困難となり刺入位置のずれが生じやすくなること，それに加え注入量の調節性に欠けることからである．歯根膜内麻酔専用の麻酔器は歯根膜内に少量の麻酔薬を低圧で緩徐に注入できる機構になっており，ピストル型とペン型との2種類がある．両者とも直接プランジャーに圧を加えるのではなく，レバー操作により間接的に薬液を注射する機構になっている．ピストル型では1回レバーを引くごとに0.2 mL，ペン型では1回レバーを押すごとに0.06 mLの薬液が注入される．

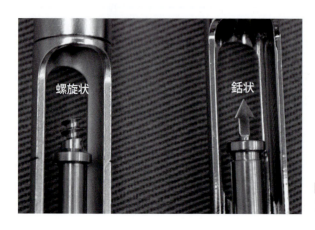

図5-12　伝達麻酔用カートリッジ式注射器のプレンジャー先端部

2） 局所麻酔薬（カートリッジ，バイアル，ポリアンプ）

歯科専用の局所麻酔薬はカートリッジのみであり，1 mLまたは1.8 mLのものが市販されている．手術時など，比較的大量に使用するときは，バイアルやポリアンプなどからディスポーザブル注射器で吸引して使用することもある．

3） 注射針（カートリッジ式）

針の太さはゲージで表し値が大きいほど細くなり，歯科用では27，30，31，33 Gがある．長さは12 mm，14 mm，15 mm，21 mm，25 mm，30 mmのものがある．浸潤麻酔では31G・21 mm程度のものが用いられるが，歯根膜内麻酔ではより細くて短い33G・12 mm程度のものが用いられる．一方，伝達麻酔では，たわみが少なく正確に目的部位へ到達しやすいことや，吸引操作がしやすいことから太い針が選択される．通常，下顎孔伝達麻酔では27G，30 mmの針が使用される．

2　局所麻酔時の消毒・滅菌　Sterilization in local anesthesia

注射部位の消毒は，ポビドンヨード，過酸化水素水，クロルヘキシジンなどで行う．器具では金属製カートリッジ式注射器は滅菌可能であるが，それに装着する局所麻酔薬カートリッジは滅菌できないの

で，注射針を刺す側のゴム表面も含めカートリッジ全体を70％エタノールで清拭する．アルコール溶液への浸漬，エチレンオキサイドガスによる滅菌は，アルコールおよびエチレンオキサイドガスがゴム部分からカートリッジ内に浸透するため行ってはならない．カートリッジの保管は，血管収縮薬として含有しているアドレナリンが，熱，光により分解しやすく不安定なので冷所遮光保存する．紫外線消毒器での保管も避け，加温器で温めたカートリッジはその日のうちに使用する．また，一度使用したカートリッジは，吸引操作を行わない浸潤麻酔でも，血液などの体液逆流が起こるので他の患者に使用してはならない．

3 表面麻酔法　Topical（Surface）anesthesia

表面麻酔法は口腔粘膜上皮の自由神経終末を麻酔する方法である．現在，国内で市販されている表面麻酔薬には，軟膏，ゼリー，ゲル，溶液とさまざま性状ものがある．表面麻酔の適応は，注射針刺入点の麻酔，歯石の除去，盲嚢掻爬，表在性の粘膜下膿瘍切開時，交換期の乳歯などの高度動揺歯の抜去，歯の破折片除去，口腔粘膜潰瘍・びらん・アフタなどの除痛，ラバーダムクランプ装着時の除痛，支台歯形成時などの歯頸部歯肉の除痛，異常絞扼反射のある患者の口腔粘膜表面の麻酔，経鼻栄養管挿入時の鼻粘膜の麻酔と滑剤としての利用などがある．

施行法は，まず適用する口腔粘膜の唾液などを充分に清拭して乾燥させる．ペーストやゲル状の表面麻酔薬は，綿球や綿棒などに適量を取り，歯肉粘膜に圧接塗布する．このとき麻酔薬が唾液に希釈され口腔内に拡散しないように簡易防湿をする．スプレー式の場合，口腔内での直接噴霧は，不必要な部位まで麻酔されてしまうので避ける．塗布時間は3〜5分とし，浸潤麻酔を行うときは，塗布面に残留している麻酔薬を拭き取り消毒後ただちに行う．麻酔の効果時間は15〜25分である．

4 浸潤麻酔法　Infilration anesthesia

浸潤麻酔法（図5-13）は，目的とする領域に局所麻酔薬を浸潤させることにより，その周囲の知覚神経終末を麻酔させる方法であり，麻酔の奏効範囲は麻酔薬の浸潤範囲に一致する．歯科で行う浸潤麻酔は，軟組織だけでなく硬組織も対象としており，特に歯髄の除痛に対しては根尖部まで局所麻酔薬を到達させる必要がある．

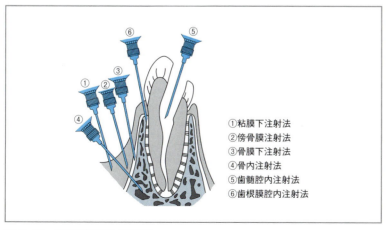

図5-13　浸潤麻酔法の種類

1）浸潤麻酔時の注意事項

①急性炎症がある部位への注射は，麻酔の効果も弱く炎症を拡大させるので避ける．

②注射時の疼痛を軽減するために，薬液注入は緩徐に行い強圧をかけない．

③注射針を骨面に強く当てない（先端がめくれあがり組織に損傷を与えることや，注射針の切れが悪くなり痛みを与える可能性がある）．

④局所麻酔薬の基準注射量は，適応する歯種，治療する範囲によって異なる．局所麻酔薬の過量投与は避けるべきだが，歯髄の除痛を考慮すると麻酔薬が根尖部まで到達するまでに，血流の豊富な歯肉粘膜での吸収や骨髄での拡散が起こるため，使用量を制限し過ぎると十分な効果が得られないので注意する．

⑤歯髄での麻酔効果を得るには，局所麻酔薬の根尖部までの到達を考慮し，麻酔後少なくとも3〜5分間は待つ．

2）粘膜下注射法　submucosal injection

粘膜下組織中に局所麻酔薬を浸潤させて知覚神経終末を麻酔する方法で，適応は軟組織の囊胞，腫瘍，唾石の摘出，あるいは裂傷などの損傷への処置，小帯形成術，膿瘍切開，組織生検などである．

3）傍骨膜注射法　paraperiosteal injection

歯科治療で最も多く使用される注射法で，骨膜に近接した部位に局所麻酔薬を注入し，骨膜，皮質骨を通し，根尖部に麻酔薬を浸潤させ歯髄を含む知覚神経終末を麻酔する方法である．窩洞形成，抜髄，歯周外科，支台歯形成や抜歯などにも適応される．

歯肉頬移行部から浸潤麻酔を行うときは，粘膜を緊張させて注射針を刺入する．針は一気に深部まで進めず，局所麻酔薬を少量ずつ注入し麻酔の奏効を待ちながら針を進める．このとき，注射針のカット面は骨膜側に向け，骨膜を傷つけないようにする．注射針の先端が骨膜に達したら，緩徐に麻酔薬を注入する．歯間乳頭部での施行では，この部位は痛点が少ないが角化した密組織なので強圧で注入すると疼痛が強く，その後に潰瘍形成や壊死を起こすこともあるので緩徐に注入する．口蓋部の注射では，目的とする口蓋根尖相当部の粘膜に対し針が直角になるように刺入し，注射針の先端を骨膜上に位置させ，緩徐に局所麻酔薬を注入する．舌側歯肉では，刺入点を歯肉溝から約1mm下方に設定し，局所麻酔薬を緩徐に少量注射する．

4）骨膜下注射法　subperiosteal injection

注射針で骨膜を貫通し，骨膜と骨の間に局所麻酔薬を注入する方法である．局所麻酔薬は骨小孔を介して骨髄内の知覚神経終末を麻酔するため確実な麻酔効果が得られるが，麻酔薬注入時に強圧がかかると骨膜が剝離され強い疼痛を与える．現在使用されている局所麻酔薬は，浸透性が高く骨膜が介在しても麻酔の奏効に影響が少ないことから，本法よりも傍骨膜注射法の方が推奨される．

5）骨内注射法　intraosseous injection

根尖相当部の骨膜と皮質骨を貫いて骨髄中に麻酔薬を注入して，迅速かつ確実に奏効させようとする方法である．歯槽骨に注射針が入るような特殊な注射システムを必要とする．

6) 槽間中隔内注射法　interseptal injection

骨内注射法の変法で，槽間中隔の歯槽縁部の皮質骨を貫通させ骨髄内へ麻酔薬を注入する．

7) 歯髄腔内注射法　intrapulpal injection

歯髄腔が開放しているとき，針を直接歯髄内に刺入して局所麻酔薬を注射する方法である．歯髄の除痛としては確実な方法といえるが，麻酔薬注入時に強い疼痛があり，それに伴う全身的合併症の発現や，注入時に軟化象牙質や髄腔内の細菌を根尖部から押し出し感染を広げる危険性がある．また，歯髄切断法を行うときは歯根部の歯髄に感染を広げる危険があるので禁忌と考えた方が良い．

8) 歯根膜内注射法　periodontal ligament injection

歯肉溝から注射針を歯根膜腔隙へ刺入して歯根膜腔に直接局所麻酔薬を注入することにより，歯根膜，歯髄を麻酔する方法で，抜髄，窩洞形成，歯冠形成，抜歯などに適用される．刺入部位の歯周組織が感染しているときは，根尖周囲に感染が波及しないように遊離歯肉から注射針を刺入し，歯肉溝を通過させずに針を歯根膜腔に到達させる．本法の利点は，局所麻酔薬が歯根膜腔だけに浸潤するので他の歯や周辺組織への麻酔薬の波及がなく，目的歯にのみ麻酔効果が得られること，また傍骨膜麻酔と比較し，麻酔薬が歯根膜根尖部に達するまで多くの組織を通過しないので，少量で確実かつ迅速な麻酔効果が期待できることである．しかし，歯根膜腔は狭小であるため細い注射針が必要なこと，麻酔薬注入時に強圧が必要で専用注射器が必要なこと，感染しているときは根尖周囲に感染を波及させる危険性があること，注射針の刺入や麻酔液の注入が歯根膜の長期に渡る組織損傷をもたらす可能性があることなどの欠点もある．刺入部位は図5-14に示す部位を選択する．単根歯では唇頬側近心隅角の歯頸部から注射針を歯面に沿わせて刺入し，上顎小臼歯のように2根ある歯では頬側および口蓋側の2箇所，上顎大臼歯は3根あるため3箇所，下顎の臼歯部は近遠心根の2箇所が刺入点となる．注入量は保存・補綴処置時は，歯根膜の損傷を考慮し1歯根あたり0.2mLとする．効果が不充分なときは0.2mLの追加投与を行う．下顎大臼歯は根が大きいので，初めから1根に対し0.4mL注射した方が成功率は高い．

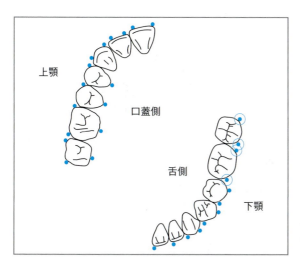

図5-14　歯根膜内麻酔法による刺入部位
伊東　哲：歯根膜内麻酔法と骨内麻酔法；金子　譲，大曽根洋編著：最新・歯科局所麻酔ハンドブック，P228，ヒョーロン，東京，2001．より引用改変

9) 周囲麻酔法　field block

　手術部位の周囲に局所麻酔薬を注入し，手術部に分布する神経枝を麻痺させる方法である．術野に炎症があり，麻酔薬の注入による炎症の蔓延や効果の減弱が危惧されるときや，病変部への麻酔薬の注入に伴う膨隆・変形により手術が行いにくくなる場合などに適用される．病変を取り囲むように，菱形（Hackenbruchの菱形）に麻酔を行う．

5　伝達麻酔法　Block anesthesia

　知覚神経の伝導路の途中に局所麻酔薬を作用させ，それより末梢を麻痺させる方法である．浸潤麻酔と比較し少量の局所麻酔薬で広範囲の麻酔が得られるため，多数歯，広範囲の手術に適用される．炎症などで浸潤麻酔法により病変部に注射できないときや，局所の変形を避けたいときにも適応されるが，注射部位が離れていることから術野での血管収縮作用は期待できない．麻酔奏効時間は浸潤麻酔と比較して長い．しかし目的とする神経が深部であるため，注射針による神経や血管損傷の可能性が高まる．血管内誤注防止のため，局所麻酔薬を注入する前に必ず吸引操作を行う必要がある．刺入部に炎症がある場合，解剖的指標がない場合，出血性素因や抗血栓薬服用者では禁忌となる．

1）上顎神経に対する伝達麻酔法　block anesthesia for maxillary nerve

（1）眼窩下孔注射法　（infraorbital foramen injection）

　眼窩下孔は，眼窩下縁のほぼ中央で，下縁より0.5〜1.0cm下にあり，前下内方に開口している．そこに局所麻酔薬を投与するのが**眼窩下孔注射法**であり，**眼窩下神経**，**前上歯槽枝**，また，麻酔薬が眼窩下管内に浸透することで**中上歯槽枝**が麻酔される．麻酔の奏効範囲は上唇の皮膚・粘膜，上顎前歯と同部の歯槽骨・唇側歯肉，外鼻中央・下部の皮膚，鼻孔部，下眼瞼，中上歯槽枝に麻酔が及べば小臼歯まで広がる．しかし，中切歯部は反対側からの吻合枝の支配も受けるため効果が不十分となる．適応は，上顎前歯の抜去，歯根端切除術，歯周外科手術，上唇の手術などである．口内法と口外法があるが，口内法では示指を眼窩下孔部の皮膚に置き，上顎第二小臼歯の歯肉頰移行部から注射針を刺入し，針を示指にめがけ歯軸方向に10〜15mm進め麻酔薬を注入する（図5-15）．

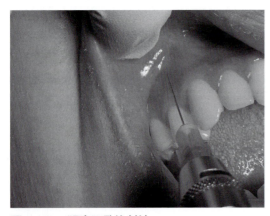

図5-15a　眼窩下孔注射法

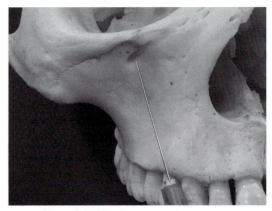

図5-15b　眼窩下孔注射法の針の刺入方向と針先の位置

（2）上顎結節注射法　（tuber maxillae injection）

　上顎結節とは，上顎骨後壁部の隆起である上顎第三大臼歯上方の骨隆起をさす．上顎結節には上顎神経の後上歯槽枝が骨内に入る歯槽孔が数個あり，そこに局所麻酔薬を注射するのが上顎結節注射法である．麻酔の奏効範囲は，上顎大臼歯と同部の頬側歯肉，骨膜，歯槽骨，上顎洞後壁の粘膜であり，適応は上顎大臼歯の抜去，頬側歯肉，歯槽突起部の手術などである．ただし口蓋粘膜は麻酔されないので，その部位の麻酔も必要となる．上顎第二大臼歯遠心部の歯肉頬移行部を刺入点として，大臼歯の咬合平面に対して45度，顔面矢状断面と30〜45度になるように後上方に向けて針を1〜15cm進め，麻酔薬を約1.5mL注入する（図5-16）．

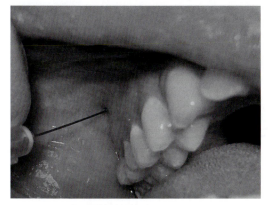

図5-16a　上顎結節注射法

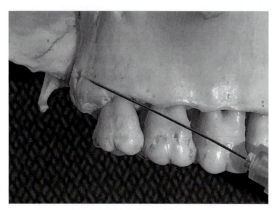

図5-16b　上顎結節注射法の針先の位置

（3）大口蓋孔注射法　（greater palatine foramen injection）

　大口蓋孔は骨口蓋後縁の前方に位置し，歯槽突起部と口蓋骨の移行部に前下方に漏斗状に開口しており，そこに注射し大口蓋神経を麻酔するのが大口蓋孔注射法である．麻酔の奏効範囲は，上顎大臼歯，小臼歯部の口蓋粘膜と骨膜である．適応は，上顎大臼歯の抜去（上顎結節麻酔法などと併用），口蓋膿瘍切開などである．刺入点を上顎第二大臼歯の歯槽突起粘膜と口蓋粘膜の移行部とし，反対側の口角方向から挿入する．針先を後上方に約5〜10m進め麻酔薬を0.5mL注入する（図5-17）．

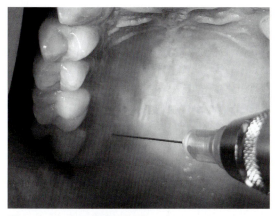

図5-17a　大口蓋孔注射法

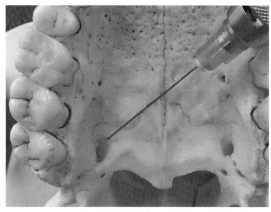

図5-17b　大口蓋孔注射法の針の刺入方向と針先の位置

（4）切歯孔注射法　（incisive foramen injection）

切歯孔は切歯乳頭粘膜下で前下方に漏斗状に開口し切歯窩を形成しており，そこ注射し**鼻口蓋神経**を麻酔するのが**切歯孔注射法**である．麻酔の奏効範囲は，前歯部口蓋側粘膜と骨膜である．適応は，上顎前歯の抜去，正中過剰埋伏歯の抜去などであるが，眼窩下孔注射法など他の麻酔法も併用する必要がある．切歯乳頭側縁から刺入し，針先を咬合平面に対して約60度の後上方に約5mm進め，麻酔薬を0.5mL注入する（図5-18）．

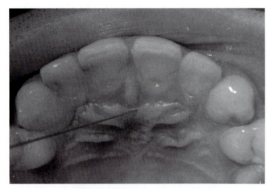

図5-18a　切歯孔注射法

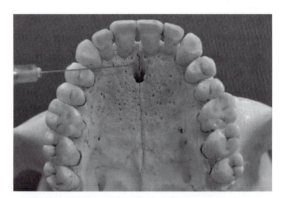

図5-18b　切歯孔注射法の針先の位置

（5）正円孔注射法　（foramen rotundum injection）

上顎神経が正円孔から翼口蓋窩を出たところで麻酔する方法である．正円孔より末梢の上顎神経のすべてが麻酔される．

2）下顎神経に対する伝達麻酔法　block anesthesia for mandibular nerve

（1）下顎孔注射法　（mandibular foramen injection）

歯科臨床で最も多用される伝達麻酔法である．下顎孔は下顎枝内面のほぼ中央に位置しており，後上方に向かって翼突下顎隙内に開口している．本法は下顎孔付近に局所麻酔薬を注入し，下顎孔から末梢の**下歯槽神経**と前方を走行する**舌神経**を麻酔する方法である．麻酔の奏効範囲は，下顎歯，歯槽部，唇側歯肉粘膜と骨膜，舌側歯肉粘膜と骨膜，舌前方2/3，口底粘膜，下唇粘膜と皮層，オトガイ部皮膚である．適応は下顎の大・小臼歯の抜去や保存治療，下顎骨内・外病変の手術，舌前方の手術などである．下顎孔注射法には口内法と口外法があり，口内法には直達法と三進法があるが，一般的には口内・直達法が用いられる．麻酔施行時には，最大開口させて，下顎の咬合平面が床面と水平になるように頭位を調整する．最後方臼歯の後方に位置する外斜線を示指で触知し，次いで外斜線から示指を内側に反転させ内斜線を触知する．内斜線と**翼突下顎ヒダ**との間の中間点で，下顎の咬合平面より1cm上方を刺入点とする．注射器を刺入側と反対側の下顎小臼歯付近から刺入点に向けて，咬合平面に平行に進め針を刺入する．注射針をゆっくりと15～20mm進めると，針先が骨面に達するので，そこから針先を1～2mm戻して吸引操作後，局所麻酔薬を注入する（図5-19）．吸引操作時に血液の逆流を認めたときは，注射針を抜去し止血を確認してから再度刺入する．注射針を20mm以上刺入しても下顎枝内面の骨に達しないときは，一度針先を粘膜下まで引き戻し，注射筒を臼歯寄りに倒し針を再度進める．頰神経，顎舌骨神経，耳介側頭神経にも麻酔ができる**Gow-Gates法**は，下顎孔注射法より高位な位置に注射する．

第5章 局所麻酔

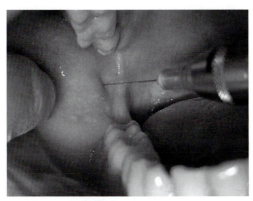

図5-19a　下顎孔注射法

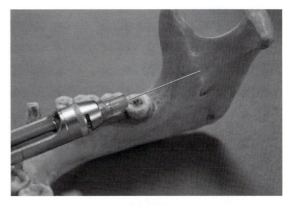

図5-19b　下顎孔注射法の針の針先の位置

(2) オトガイ孔注射法（mental foramen injection）

　オトガイ孔は，下顎第二小臼歯の下方で下顎骨体部の頬側面中央に位置し，後上方に向かって開口しており，そこに局所麻酔薬を注射し**オトガイ神経**と下歯槽神経の一部を麻酔するのが**オトガイ孔注射法**である．麻酔の奏効範囲は，下顎前歯・小臼歯と歯槽部，唇側歯肉粘膜と骨膜，下唇粘膜と皮膚，オトガイ部皮膚である．適応は，下顎前歯部の歯周外科手術，下顎前歯・第一小臼歯の保存治療や抜去，下唇の小手術などである．口内法と口外法があるが口内法が一般的である．下顎第二小臼歯歯肉頬移行部を刺入点とし，注射針を約10mm進め，そこで麻酔薬を約1mL注入する（**図5-20**）．

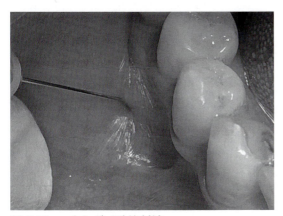

図5-20a　オトガイ孔注射法

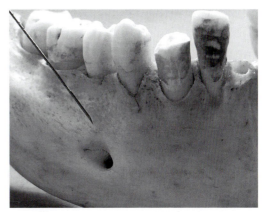

図5-20b　オトガイ孔注射法の針の刺入方向と針先の位置

(3) 頬神経注射法（injection for buccal nerve block）

　頬神経が下顎枝内面から下顎枝前縁を通って頬粘膜下顎臼歯部頬側歯肉，口角皮膚に至る途中で麻酔する方法である．下顎孔注射法では頬神経が麻酔されないため，下顎臼歯部の抜去時に下顎孔注射法と併用されることが多い．刺入点を上顎大臼歯の咬合面の高さから下顎枝前縁やや内側とし，下顎枝内面に沿って水平に後方に約5mm針を進め，0.5mL麻酔薬を注入する．

(4) 卵円孔注射法（foramen ovale injection）

　下顎神経を卵円孔付近で麻酔する方法である．注射側の下顎神経全体を麻酔できる．

103

5 局所麻酔の合併症

1 全身的合併症

歯科治療時の全身的合併症の発生時期は，局所麻酔中またはその直後が約55％と半数以上を占めている．これらの全身的合併症で最も頻度の高いのが血管迷走神経反射で，その他では過換気症候群，全身的基礎疾患の増悪など，局所麻酔とは直接関係のないものが多くを占めている．この章では，局所麻酔に直接関連する全身的合併症について述べることとし，その他の全身的合併症については，**P.201 第12章「その他の全身的合併症・偶発症」**を参照されたい．

1）アレルギー反応

局所麻酔薬や局所麻酔薬への添加物に対するアレルギー反応には，**アナフィラキシー**（Ⅰ型アレルギー）と**遅延型アレルギー**（Ⅳ型アレルギー）がある．局所麻酔薬ではアミド型よりもエステル型の方がアレルギーの頻度は高い．局所麻酔薬以外の抗炎症薬，抗菌薬，消毒薬など，歯科治療時に使用するさまざまな薬剤や，グローブやラバーダムに含まれるラテックス（天然ゴム）はアナフィラキシーの原因となりうる．また，修復物や補綴物に含まれる金属は，遅延型アレルギーの原因となる．

（1）アナフィラキシーショック（Ⅰ型アレルギー）

Ⅰ型アレルギー反応で，呼吸困難やショック状態を伴う重篤なものを**アナフィラキシーショック**という．抗原により感作された特異的IgEが結合した肥満細胞や好塩基球が再び抗原にさらされると，ヒスタミンやロイコトリエンなどの化学伝達物質が放出され，アレルギー症状を起こす．また，IgEとは無関係に直接肥満細胞や好塩基球を刺激して化学伝達物質を放出させる場合もあり，これをアナフィラキシー様反応と呼ぶ．

原因となる薬剤投与の数分後～30分で次の症状が出現し，急速に症状は進行する．

呼吸器系症状：呼吸困難，咽頭・喉頭浮腫，気管支けいれん

循環器系症状：血圧低下，頻脈

皮膚症状：蕁麻疹，紅斑，浮腫，搔痒感

消化器系症状：悪心・嘔吐，下痢，腹痛

ただちにショック体位（水平位＋両下肢挙上）を取り，アドレナリン0.3mgを筋肉内注射する．酸素吸入を行い，静脈路を確保して細胞外液補充液の急速輸液を行う．アドレナリンの投与方法を静脈内投与に切り替え，抗ヒスタミン薬（H_1受容体拮抗薬，H_2受容体拮抗薬），副腎皮質ホルモン薬の静脈内投与を行う．呼吸困難や喉頭浮腫に対しては，気管挿管による気道確保が必要となることもある．

（2）遅延型アレルギー（Ⅳ型アレルギー）

Ⅳ型アレルギーにはTリンパ球が関与する．局所麻酔薬に対するアレルギー反応としてはⅠ型アレルギーよりも頻度が高く，全身性の重篤な症状が生じることはなく，接触性皮膚炎が生じ，局所麻酔薬投与部位の血管性浮腫，湿疹，潰瘍などの症状がみられる．

（3）局所麻酔薬アレルギーが疑われる患者への対応

詳細な問診によりアレルギー体質の有無，過去のアレルギー反応などを十分に把握し，アレルギーの可能性が高い薬剤の使用を避ける．必要に応じてプリックテスト，皮内テスト，特異的IgE抗体

第5章 局所麻酔

- 放射性免疫吸着試験（IgE-RAST），リンパ球幼弱化試験などを行い，使用可能な薬剤を検索する．最終的にはチャレンジテストを行い，実際にアレルギー反応が生じないことを確認する必要がある．

2) 局所麻酔薬中毒

局所麻酔薬の血中濃度の上昇によるもので，局所麻酔薬の大量投与，血管内誤注入，血管が豊富な部位への投与による血中への急速吸収などが原因となる．リドカインの成人における基準最高用量は，アドレナリンが含有されている場合には500mgで，リドカインの血中濃度が5〜10μg/mL以上になると，中枢神経系や循環器系に中毒症状が出現する．

血中濃度上昇の程度により臨床症状は変化し，初期症状では中枢神経刺激による不安，興奮，多弁，血圧上昇，頻脈，悪心・嘔吐などがみられる．さらに血中濃度が上昇すると意識レベルが低下し，四肢〜全身のけいれんが生じる．末期になると中枢神経抑制により意識消失，呼吸停止，血圧低下，徐脈，心停止となる．

初期症状の場合には，安静にして経過観察を行う．興奮状態が強い場合やけいれんがみられる場合には，ベンゾジアゼピン系薬（ミダゾラム，ジアゼパム）の静脈内投与を行う．重度の低血圧や不整脈を伴う場合には，20％脂肪乳剤の静脈内投与を行う．意識消失，呼吸停止，心停止といった末期症状の場合には，心肺蘇生法の手順に従って対応する．

3) メトヘモグロビン血症

アミド型局所麻酔薬の大量投与が原因で，特にプロピトカインで生じやすい．プロピトカインの代謝産物のオルトトルイジンがヘモグロビンをメトヘモグロビンへと変換する．プロピトカイン600mg以上または10mg/kg以上の投与で生じる．メトヘモグロビンには酸素運搬能力がなく，メトヘモグロビン濃度が1.5〜2.0g/dL以上になるとチアノーゼを生じる．

治療にはメチレンブルー1〜2mg/kgの静脈内投与を行うが，アスコルビン酸（ビタミンC）の静脈内投与も有効である．

4) アドレナリンに対する過敏反応

アドレナリン含有局所麻酔薬の大量投与や血管内誤注入により，アドレナリンによる血圧上昇，頻脈，不整脈，動悸，頭痛といった交感神経刺激症状が生じる．また，甲状腺機能亢進症などのアドレナリンに対する感受性が高い患者，アドレナリンとの相互作用を有する薬剤（三環系抗うつ薬，非選択性β遮断薬）を常用している患者では，比較的少量のアドレナリン投与でもこのような症状が生じることがある．

血中へと吸収されたアドレナリンの血中濃度は，約5分後にピークとなり速やかに代謝されるために症状は一過性である．経過観察を行い，異常な血圧上昇が持続する場合には，Ca拮抗薬のニカルジピンを静脈内投与する．アドレナリンに対する過敏反応を防止するためには，アドレナリンの投与量を最小限とし，血管内への誤注入を避ける．また，フェリプレシン含有プロピトカインまたは血管収縮薬無添加のメピバカインを用いるとよい．

2 局所的合併症

1) 注射針の破折・組織内迷入

注射針の屈曲，組織内刺入後の無理な方向変換，患者の突然の体動などにより，注射針が破折し，組織内に迷入することがある．開口状態を維持し，破折した針の一部が粘膜外に出ている場合には，持針器などを用いて確実に針を把持して取り出す．完全に組織内に迷入した場合には，摘出は非常に困難となるので，口腔外科専門医に摘出を依頼する．エックス線撮影を行って針の位置を確認し，粘膜に切開を加えて針を露出させて摘出する．

2) 神経障害

（1）遷延性知覚麻痺

伝達麻酔時の注射針による神経線維の損傷，注射により生じた血腫による神経線維の圧迫，血管収縮薬による虚血性変化により遷延性知覚麻痺が生じることがある．下顎孔伝達麻酔時には下歯槽神経や舌神経の麻痺，眼窩下孔では眼窩下神経麻痺が生じうる．神経線維の損傷の程度により，支配領域の神経の完全麻痺もあれば部分的麻痺の場合もあり，麻痺が数週間から数ヶ月に及ぶこともある．また，神経麻痺から神経障害性疼痛へと移行する場合もある．舌神経麻痺では，知覚だけでなく，味覚障害を伴うことがある．

ビタミンB製剤（B_1, B_{12}）やATP製剤の投与，星状神経節ブロック，低周波治療，ソフトレーザー照射などを行い，経過を観察する．また，麻痺発生直後では副腎皮質ステロイド薬の投与も有効である．

（2）顔面神経麻痺

下顎孔伝達麻酔の際，針を深く刺入しすぎて下顎後方の耳下腺被膜内に局所麻酔薬を注入した場合に生じる．片側の眼瞼閉鎖不全，鼻唇溝の消失，口角下垂，流涎といった顔面神経麻痺症状が一過性に生じるが，局所麻酔効果の消失とともに症状は消退して自然に回復する．

3) 開口障害

下顎孔伝達麻酔後に生じることが多く，原因としては注射針による内側翼突筋の損傷と感染が考えられる．感染が原因となった場合には，注射後24時間程度が経過して症状が出現する．抗炎症薬と抗菌薬を投与して経過を観察する．

4) 血腫・内出血・出血斑

血腫は，伝達麻酔時に注射針により神経に伴走する動静脈や静脈叢を損傷することが原因となり，顔面が腫脹する．圧迫止血を行う．また，内出血は浸潤麻酔でもみられることがあり，粘膜下や皮下組織に広がり，紫斑を生じる．出血性素因を有する患者や抗凝固療法・抗血栓療法中の患者で起こりやすい．紫斑が消失するのには約2週間を要し，感染予防のために抗菌薬の投与を行う．

5) 口唇・舌・頬粘膜の咬傷

小児患者や知的能力障害を有する患者で多くみられる．局所麻酔奏効部位の不快感から，口唇や舌，頬粘膜を故意に咬み，場合によっては縫合が必要となることもある．処置内容に応じて適切な局所麻酔

薬の選択や投与量の決定を行い，本人と保護者に口唇や舌を咬まないよう注意をする．

6) 感染

不十分な消毒，汚染された器具の使用，歯面や感染巣に接触した注射針による感染の拡散が原因となる．局所に発赤，腫脹，疼痛などの炎症症状が出現し，時として発熱や悪寒・振戦などの全身症状がみられる．抗菌薬を投与し，必要に応じて切開排膿術を行う．

7) 粘膜の潰瘍・壊死

浸潤麻酔時の強圧による薬液注入が原因となり，注射部位粘膜に潰瘍や壊死を生じることがある．歯間乳頭部や口蓋側粘膜で生じやすい．これらの部位では，強圧をかけないように愛護的に浸潤麻酔を行う必要がある．潰瘍・壊死部位への軟膏塗布，抗菌薬や抗炎症薬の全身投与を行う．

8) 視力障害

上顎結節や眼窩下孔伝達麻酔時に，過量の局所麻酔薬を強圧で注入すると，局所麻酔薬が眼窩内に入り視覚障害（複視）が生じることがある．症状は一過性で，局所麻酔効果が消失すると自然に消退する．

9) キューンの貧血帯（図 5-21）

眼窩下孔，大口蓋孔，切歯孔，上顎結節などの伝達麻酔を行った直後に，解剖学的には関連のない顔面皮膚に不定形の境界明瞭な貧血帯が生じることがある．注射針の直接的刺激による血管攣縮や血管収縮薬による影響が考えられるが，明らかな原因は不明である．貧血帯は数十分以内に消退し，積極的な加療は必要ない．

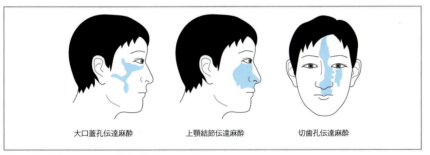

図 5-21　キューンの貧血帯
Fischer, G., Die örtliche Betäubung in der Zahnheilkunde, 1955. をもとに作成

Chapter 6 精神鎮静法

1 概念

1 精神鎮静法の目的

不安感を最小限に抑制して，精神的な緊張を和らげて歯科治療に協力させようとする目的で行われるのが**精神鎮静法**である．

患者はリラックスした状態となり，不安感が軽減され，治療時間を実際より短く感じ，場合によっては治療中の出来事を忘れてしまう（**健忘効果**）．

2 精神鎮静法の適応と禁忌

1）精神鎮静法の適応

（1）歯科治療に対し極度に恐怖心の強い患者

不安感ならびに恐怖心を軽減することができる．

（2）全身疾患を合併している患者

各疾患の急性の増悪を防ぐことができる．

（3）軽度の知的障害者や脳性麻痺を合併している患者

使用する薬剤によっては不安だけでなく骨格筋の緊張が緩和されるので，特に脳性麻痺を合併している患者の治療にはきわめて有効である．

（4）嘔吐反射が著明に亢進している患者

鎮静されることにより，歯科治療の妨げとなる嘔吐反射を抑制できる．

（5）血管迷走神経反射を初めとする歯科治療にまつわる不快事項を経験した患者

精神的緊張を抑えられる．

（6）長時間または比較的侵襲が大きな処置を受ける患者

時間経過が短く感じられ，生体に与える影響を抑えられる．

2）精神鎮静法の禁忌

精神鎮静法の禁忌として以下が考えられている．

（1）妊娠している患者

使用する薬剤は胎児に対する安全性が確立されていないため，避けた方が良いとされる．

（2）全く協力の得られない患者

精神鎮静法は精神的な緊張を「和らげる」のが目的であるので，歯科診療を完全に忌避する症例には適さない．その場合には全身麻酔の適応となることが多い．

3　精神鎮静法の種類

精神鎮静法は亜酸化窒素（笑気）**吸入鎮静法**と**静脈内鎮静法**の2つに大別される.

全身麻酔では麻酔薬の強力な中枢神経抑制作用により，意識消失，無痛，筋弛緩，自律神経反射や呼吸・循環の抑制が発現する．一方，精神鎮静法では，意識があり生体の防御反応・反射も保たれるので安全性は高いといえる.

American Society of Anesthesiologists（ASA）では，鎮静レベルを Minimal Sedation, Moderate Sedation および Deep Sedation の3つに分けている．臨床的には Minimal Sedation と Moderate Sedation は意識を残す鎮静法すなわち**有意識下鎮静**といえる．Deep Sedation（**深鎮静**）では意識の抑制が強く，気道確保など呼吸管理が必要な場合もあり，気道と術野が重なる歯科口腔外科の処置では注意を要する．深鎮静は全身麻酔に準じた知識と技術が要求されるため，本来，精神鎮静法がもっている安全性を損なうので，有意識下鎮静とは明確に区別するべきものである.

なお，薬剤を筋肉内に投与したり（筋注），内服させたりして鎮静をもたらそうとする試みがなされているが，時に鎮静が過度となったり反対にほとんど効果が得られなかったりするので推奨できない.

表6-1　精神鎮静法と全身麻酔法の比較

	精神鎮静法	全身麻酔法
意識	あり	なし
患者の協力	得られる	得られない
防御反応	あり	なし
鎮痛効果	なし	あり
術前処置	不要	必要
健忘	不完全	あり
回復	速やか	遅い

❷　吸入鎮静法

1　亜酸化窒素吸入鎮静法の特徴

全身麻酔でもかつては広く使われていた**亜酸化窒素**を酸素に混合して吸入させ，鎮静状態をもたらす方法である．吸入により鎮静状態を得るので，痛みなどはないが鎮静状態が不安定になる場合もある．すなわち，亜酸化窒素の血中への移行は速やかで，排泄もまた速いので，鎮静状態を短時間のうちに作ることができるが，反対に息ごらえや口呼吸で鎮静状態が一気に浅くなる可能性がある.

また，一般的に亜酸化窒素濃度は30%未満とするので，残りの70%以上は酸素を吸入させる，すなわち，酸素を吸入させることになり，重篤な呼吸器疾患には有利な環境を作ることができる.

亜酸化窒素の鎮痛作用は小さいことを念頭に置いて，痛みを伴う処置には局所麻酔を必ず使うことが求められる.

2　適応症

1）歯科治療恐怖症

歯科治療に対して極度に恐怖感をもっている患者は，亜酸化窒素吸入により恐怖感や不安感を緩和す

ることができ，良い適応となる．ただし，後述する鼻マスクが装着されることも怖がる場合があるので，適用に先立って，十分に説明しておくべきである．

2）呼吸器・循環器疾患

前述したように，日常生活で在宅酸素療法を受けていたり，虚血性心疾患などのために近くに酸素吸入を用意したりしている症例には良い適応となる．すなわち，酸素吸入を継続しながら歯科診療に対応することができる．

3）過去の歯科治療で不快事項を経験した症例

不安感や恐怖感が根底にあり，局所麻酔注射などの痛み刺激で気分が不快になったり，冷汗を認めたり，意識が混濁・消失したりした経験があると，同じ症状を招来することが多い．それらのほとんどは血管迷走神経反射（神経〈原〉性ショック）または過換気症候群であるが，ますます不安感や恐怖感が強まる傾向になる．そのための亜酸化窒素吸入鎮静法は静脈内鎮静法と異なり痛みを伴わないので，最適と考えられる．

4）侵襲の大きな観血的処置

局所麻酔により処置による痛みが完全に遮断されていても，侵襲の大きな処置の場合には大きな開口を命じられたり，同じ姿勢を長時間にわたり強要されたりすることがある．その際に亜酸化窒素吸入鎮静法は優れた方法となる．

5）長時間に及ぶ処置

至適鎮静度に達すると，患者は健忘効果を得られることがある．すなわち，意識は保たれており，バイタルサインは安定しているが，その間の記憶を残さない効果が期待できる．結果的に処置時間を短く感じられることになる．

3 禁忌症

1）妊娠初期3ヶ月以内の症例

亜酸化窒素は妊婦に対する安全性が確立されていないので，避けたほうが良い．動物実験では催奇形性の報告がある．

2）閉鎖腔のある場合

亜酸化窒素は，気胸，ブラ，耳管閉鎖などの体内に閉鎖腔に移行する性質があり，結果的に閉鎖腔の圧力（内圧）を高めてしまう．その結果，気胸を悪化させたり中耳炎による耳管閉鎖により内圧が高まり痛みを生じたりするので，亜酸化窒素吸入は避けたほうが良いといわれている．

3）眼科手術を受けた一部の症例

網膜，硝子体手術をはじめとする眼内手術のために8フッ化プロパン（C3F8）が用いられることが

第6章 精神鎮静法

あり，一時的に体内に留まる．したがって，上記手術の既往のある症例に2ヶ月以内に亜酸化窒素を吸入させると眼圧が上昇するので，避けるべきである．

4 適応に注意する場合

1) 鼻閉

鼻閉のために，鼻マスクから亜酸化窒素と酸素が吸入できないので適応できない．吸入前に確認しておく必要がある．

2) 全く協力の得られない症例

鎮静法の意義が十分に理解できない知的障害や乳幼児などは，鼻マスクを装着することも嫌がり，吸入させられないので適応とはならない．

5 亜酸化窒素吸入鎮静法の深度

Artusioの分類によれば，第1相では意識が完全に残存して緊張が緩和され，落ち着いて四肢のジンジンする感じがあり，咳・嚥下反射が正常な状態となる．第2相を意識はあるが緊張がさらに緩和され，瞬きが減ったり遠くを見たりする目つきになり，手足が暖かく感じ，遠くで音がするようなほろ酔い気分になる．さらに，第3相では，意識が消失気味になり指示に従わなくなり，閉眼して夢をみたり落下するような恐怖感を味わったりするようになると分類している．

本鎮静法に用いる亜酸化窒素の濃度により深度を調節する．後述する実施法の「吸入」にあるように，20から30%がArtusioの分類の第1相または第2相に相当する．この至適鎮静濃度は個人差があり，20%未満でも至適鎮静を得られることがあり，反対に30%を越えて初めて到達することもある．ただし，40%以上の比較的高濃度の亜酸窒素を吸入させると，気分不快，興奮，悪心，嘔吐，就眠などがあるので，それ以下にすることが望ましい．

1) minimal sedation

亜酸化窒素を吸入させていても，呼名反応（名前を呼ぶと返事をすること）はただちにあり，呼吸抑制などの気道に影響がなく自発呼吸が完全にあり，血圧・脈拍といった循環機能も変化がない状態を浅い鎮静（minimal sedation）と呼んでいる．Artusioの分類では1または2相に相当すると考えられる．

2) moderate sedation

亜酸化窒素を吸入させていて，呼名反応があるがやや遅れがちになるが指示には従い，気道確保は不要で，自発呼吸のある状態を中等度の鎮静（moderate sedation）とする．この際には循環機能もよく保たれている．Artusioの分類では2相に相当する．

3) deep sedation

呼名反応はなく，指示には従えない．気道確保は症例によって必要な場合があり，自発呼吸は呼吸

数，換気量ともに減少する．循環機能は比較的保たれている状態を深鎮静（deep sedation）と呼ぶ．
Artusio の分類では 3 相に相当すると考えられる．

6 至適鎮静状態

　鎮静状態が最も安全で効果的な状態を**至適鎮静状態**という．具体的には，リラックスしていて気分が落ち着いている，四肢にジンジンとした感じがあり少し暖かく感じられる，わずかに酒に酔ったような気分になる，周囲のことが気にならない，近くの音が遠くから聞こえるような感じがする，体全体に浮遊感がある，多幸感があるといった自覚的症状がみられる．他覚的症状では瞬きが減少したり，遠くを見たりするような目つきになり，血圧，脈拍，呼吸数，経皮的動脈血酸素飽和度（SpO$_2$）といったバイタルサインは鎮静前と変わらないか，やや減少する．このような状態では，患者は治療に対して協力的になり，同じ姿勢を維持したり，体動を自制したり，開口を維持したりできる．

　さらに鎮静状態が深くなると，不快感や恐怖感を覚え，入眠したり意識を喪失したり，指示に従わなくなる．したがって，無意識な体動があったり開口を維持できなくなったりして，治療に対して非協力的になってしまう．このような状態になると，さらに鎮静を深くしてしまうことがあるが，これは呼吸抑制や気道狭窄・閉鎖を招来することになる．鎮静状態が深すぎる場合，すなわち，**過鎮静**になったときには，亜酸化窒素の濃度を下げて，鎮静状態を浅くして至適鎮静状態に戻す．

7 亜酸化窒素吸入鎮静法に用いられる装置

1）ガスボンベ（ガスシリンダー）

　酸素と亜酸化窒素のそれぞれのボンベを用いる．酸素ボンベは黒色に塗られていて，ガスとして充填されている．

2）吸入鎮静器

　亜酸化窒素を 100% 吸入できないように，接続ピンの形態を変えてあったり（**ピンインデックス システム**），酸素が 25% 未満になると亜酸化窒素の流出を止めて，空気を流入させたり，ボンベが空になって酸素の供給が止まると自動的に亜酸化窒素も止めたりするなどの複数の安全装置を備えている（**図 6-1**）．

　よく使われる持続的流出型の吸入鎮静器は，亜酸化窒素と酸素が一定の流量で供給され，混合ガスを**リザーバーバッグ**に溜めて吸入させる．したがって，患者の分時換気量を推定してそれぞれのガスの流量を決定する（**図 6-2**）．

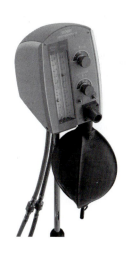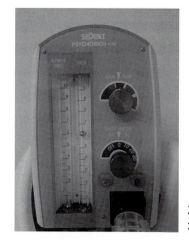

左：図6-1　吸入鎮静器の本体
右：図6-2　吸入鎮静器の操作部分

3）鼻マスク（図6-3,4）

　漏れの無いように適合を確認して使用する．鼻マスクの固定にはガスを供給するチューブを締めて固定する方法と，専用のストラップを使用する方法とがある．吸入鎮静器に付属している鼻マスクの他に酸素吸入で使用する鼻腔カテーテルで吸入させることもある．

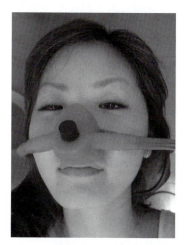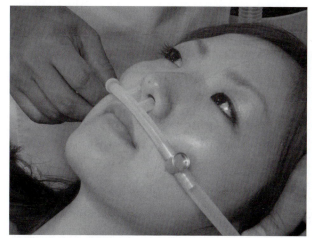

図6-3　鼻マスク　　　　　　図6-4　鼻腔カテーテル

4）蛇管（チューブ）とリザーバーバッグ（図6-5）

　吸入器と鼻マスクを結ぶチューブは，全身麻酔で用いられるような蛇管と，2本に分かれていてそれ自体で鼻マスクが固定できるようなチューブの2種類がある．
　リザーバーバッグは酸素と亜酸化窒素を混合し，後述するように吸気時に流量不足を補うために接続する．

5）ヘッドストラップ（図6-6）

　鼻マスクを密着させるために頭部に巻くラバーまたはプラスチック製のストラップである．漏れの無いように密着させるが，処置後に鼻マスクを外した際に顔面皮膚に痕がつかないような強さで巻く配慮

も必要である．

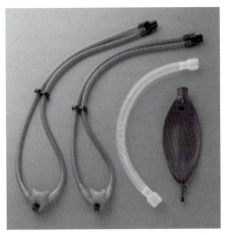

図6-5 吸入チューブとリザーバーバッグ

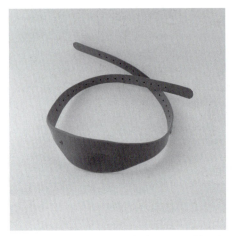

図6-6 鼻マスクを固定するヘッドストラップ

6）バイタルサインの監視装置（モニター機器）（図6-7）

全身疾患を合併している患者に対しては，血圧，脈拍，心電図，経皮的動脈血酸素飽和度（SpO_2）を処置中にモニターしたほうがより安全に行える．

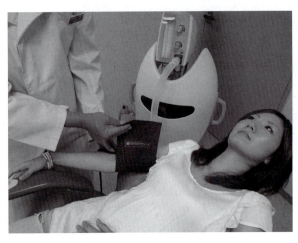

図6-7 亜酸化窒素吸入鎮静法の開始（バイタルサインモニタの装着）

8　実施法

1）実施前の説明

治療中の気分がリラックスするように鼻から亜酸化窒素を吸入することを分かりやすく説明する．また，実施にあたっては，経口摂取制限をする必要はないが，嘔吐を考慮して満腹時は避ける．

2）バイタルサインの測定

患者の血圧，脈拍，SpO_2などを測定し，不安感の程度も把握しておく．

3）鼻マスクの装着，酸素吸入ならびに総流量の決定

適切な大きさの鼻マスクを装着して鼻呼吸を指示する．酸素を分時換気量以上（7〜10L/分）流してリザーバーバッグが呼吸運動に応じてしぼんだり膨らんだりするのを確認する．

4）亜酸化窒素の吸入

亜酸化窒素を10%から始めて，数分かけて20〜30%まで徐々に上げてゆく．その際，患者の様子を注意深く観察して，前述の至適鎮静状態になったらその濃度を維持する．

5）歯科治療の開始

前述の至適鎮静状態になった時点で治療を開始する．術中，痛みを訴えた場合には，鎮静を深くするのではなく，局所麻酔薬を追加する．治療前に至適鎮静度に達していれば基本的に術中の亜酸化窒素濃度や総流量を変更する必要はない．また，治療方法や治療部位によっては鼻マスクがずれて，所期の亜酸化窒素を投与できなくなるので，適宜，チェックする．

6）亜酸化窒素吸入の終了

治療が終了したら，亜酸化窒素の供給を止め，純酸素を数分間吸入させる．

7）帰宅許可

原則として，吸入前と同じ状態になれば帰宅を許可する．すなわち，意識が清明でふらつきやめまいなどがなく，バイタルサインが安定していれば，帰宅を許可する．

> **☝ ワンポイント**
>
> **拡散性低酸素血症**
>
> 亜酸化窒素の投与を急に停止した際，血液中から肺胞内へ亜酸化窒素が急速に排出されるため，相対的に肺胞内の酸素分圧が低下する．亜酸化窒素を停止する際には，低酸素症を予防するため高濃度酸素を投与する．

3 静脈内鎮静法

1 適応症

亜酸化窒素吸入鎮静法よりも深い鎮静を得ることができるので，不安感や恐怖心がより強い症例に適している．特に，鼻マスクを装着することを嫌がる場合に適応がある．静脈内鎮静法では緊張感による血圧上昇や頻呼吸などを効果的に抑制することができるので，適応が広がる．

1）歯科治療恐怖症

亜酸化窒素吸入鎮静法を適応できない場合やより確実な鎮静を得たい場合に良い適応となる．すなわち，亜酸化窒素は患者自身が吸入するので，呼吸状態によって大きく左右され，鎮静状態が不安定になったり，望ましい鎮静が得られなかったりすることがある．静脈内鎮静法では薬剤を静脈に投与するので，効果は確実である．

歯科治療恐怖症の患者では，口腔内への浸潤麻酔注射は頑なに拒否するが，上腕の静脈確保は比較的耐えられるということが多い．

2）呼吸器・循環器疾患

歯科治療による過度のストレスにより呼吸器や循環器疾患を合併している患者では，それらの変動や増悪をきたすことがある．静脈内鎮静法では確実で調節性に富む鎮静を行えるので，変動を避ける意味できわめて有効である．

3）過去の歯科治療で不快事項を経験した症例

静脈内鎮静法は特に過換気症候群に適応がある．鼻マスクやフェイスマスクを装着させると，この既往のある患者は，緊張のあまり過換気を起こすことをしばしば経験する．呼吸機能をコントロールするために静脈内鎮静法は優れた方法である．なお，静脈内鎮静法では静脈確保が必要となるので，血管迷走神経反射が発生することがある．

4）侵襲の大きな観血的処置

亜酸化窒素吸入鎮静法に比べて深い鎮静度を得ることもできるので，大きな侵襲の処置には鎮静を確実に行える優れた方法である．また，術中は静脈確保を継続しているので，抗菌薬を始めとして必要に応じて各種の薬剤を速やかに静脈内に投与できる．

5）長時間に及ぶ処置

静脈内鎮静法は，鎮静が確実で健忘効果が期待できるので，患者にとっては長時間の処置も短く感じられる．

2　禁忌症

ベンゾジアゼピン系薬剤は急性狭偶角緑内障や重症筋無力症には使用できないといった薬剤自体の使用禁忌を除けば，いわゆる絶対禁忌はないが，十分な注意が必要な状態・病態を下記に挙げる．

1）妊婦

妊娠初期3ヶ月ではベンゾジアゼピン系薬剤は胎盤を通過するので，催奇形性を考えて避けた方が良い．また，妊娠後期では胎児への影響を考えて，避けた方が良い．それ以外の薬剤も十分に注意して使用する．

2）気道確保が困難な場合

静脈内鎮静法では，投与するスピードや量によって時に呼吸抑制が起こることがある．その際に気道確保を確実に行えないと，危機的な状態に陥る．小顎症，肥満，睡眠時無呼吸症候群，ダウン症候群，扁桃肥大などでは上気道閉塞が起きやすく，呼吸抑制が起こった場合にその対応に苦慮することが多い．場合によっては下顎挙上だけでなく，フェイスマスクによる人工呼吸を行ったり，気管挿管をせざるを得ない状態も想定される．気道確保は個人の技量によるところも大きいので，小顎症を初めとする気道確保が困難な全ての症例が静脈内鎮静法の禁忌とはならないが，適切な対応が要求される．

3）授乳婦

ベンゾジアゼピン系薬剤は母乳に移行するので，使用は避けるか授乳を中止させる．

4）新生児・乳児

精神鎮静法自体を適応するのはその目的から適切ではなく，また，薬物の代謝機能が十分ではなく，作用が増強したり延長したりする可能性がある．

3 注意を要する場合

1）知的障害

重度の知的障害や自閉症では，静脈内鎮静法による鎮静が強い拒否や逃避行動を惹起する場合がある．特に，浅い鎮静（minimal sedation）ではその確率が増すが，たとえ深鎮静（deep sedation）にしても完全な行動抑制が出来ず，さらに，呼吸を抑制してしまう事態も危惧される．実際の障害者歯科治療では，このような症例にも静脈内鎮静法が応用されているが，十分な気道評価と呼吸抑制に対する処置を考慮しなければならず，場合によっては，確実な気道確保のために全身麻酔を採用するべきである．

2）呼吸・循環機能が低下している場合

静脈内鎮静法に用いる薬剤は，前述したように呼吸抑制を起こし，また，血圧低下や徐脈といった循環機能にも影響を与える．したがって，術前よりこれらの予備力が低下している患者には慎重に適応する．たとえば，循環機能の予備力が低下している高齢者に若年者と同じ量のベンゾジアゼピン系薬剤を投与すると，血圧が低下することが多く，処置の侵襲によっては反対に血圧が異常に上昇し，侵襲がなくなると急激な血圧低下をきたすといった循環動態の大きな変動を認めることを経験する．

4 使用薬剤

1）ミダゾラム（図6-8）

上記2種のベンゾジアゼピン系薬剤よりも現時点ではより頻繁に静脈内鎮静法に用いられている．血管痛は起こらない．鎮静・催眠効果はジアゼパムの2～3倍強力といわれているので，静脈内鎮静法では0.05～0.075mg/kgを投与することが多い．この範囲の投与量ではジアゼパムよりわずかに深い鎮静が得られるが，より短時間で回復する．しかし，帰宅を許可するまでの時間は，同程度とされている．

循環器系には，軽度の血圧の低下と一過性の頻脈が認められる．他剤と併用すると，循環抑制が強く発現すること

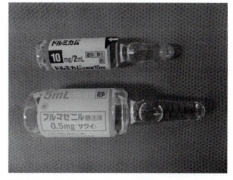

図6-8 ミダゾラム（上段）とフルマゼニル（下段）

がある．

呼吸器系への影響では，ミダゾラムは二酸化炭素に対する換気反応を抑制しやすく，一過性の呼吸停止が生じるといわれているので，高齢者，慢性閉塞性肺疾患や睡眠時無呼吸症候群を合併している患者には慎重に投与する．

2）プロポフォール（図6-9）

静脈麻酔薬に分類されるフェノール誘導体で，水性エマルジョンとして用いられるため，静脈内投与時に血管痛を訴えることがある．半減期が他の静脈麻酔薬に比べてもきわめて短く，蓄積作用もほとんどなく回復が速やかなので，静脈内鎮静法にも頻繁に用いられている．健忘効果があり，制吐作用も期待できる．間歇的投与では頻繁に追加する必要があり，シリンジポンプを用いて持続的に投与することが多い．目標の血中濃度を設定して投与速度を自動的に制御させる標的濃度調節持続静注（Target Controlled Infusion：TCI）が行えるシリンジポンプも流通している．

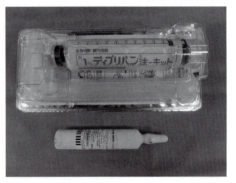

図6-9　プロポフォール

静脈内鎮静法では，循環器系への影響はベンゾジアゼピン系薬剤に比べて血圧をさらに低下させる．これは容量依存性に心筋を抑制し，交感神経活動を抑制して末梢血管を低下させるためである．

プロポフォールは呼吸数と一回換気量を減少させる．二酸化炭素に対する呼吸応答も抑制するので，ベンゾジアゼピン系薬剤よりも呼吸抑制が強いと考えるべきである．なお，製剤にはダイズ油や精製卵黄レシチンなどの溶媒が含まれているので，大豆あるいは卵アレルギーがある場合には使用を避ける．

3）フルニトラゼパム

ジアゼパムと比較して10〜20倍の鎮静ならびに催眠効果があるとされる．

鎮静持続時間，健忘効果の持続時間ともにジアゼパムより長いとする報告が多く，帰宅許可までには180分以上を考慮する．

循環器系への影響では，フルニトラゼパムはジアゼパムと同程度の鎮静では同程度の血圧低下と一過性の頻脈がみられるが，血圧低下は末梢血管抵抗の減少と考えられる．

呼吸器系にもジアゼパムと同程度の影響があるとされる．たとえば，通常の使用量に近い0.02mg/kgの静脈内投与により呼吸数の増加とSpO_2の軽度の低下が認められる．ジアゼパムと同様に，高齢者や呼吸器系の疾患を合併する患者の場合には効果が強く出現することがある．

4）デクスメデトミジン（図6-10）

持続的に投与しても呼吸・循環器系へ与える影響はそれほど大きくないとされるが，プロポフォールに比較して刺激に対して反応しやすく，開口を促すなどの患者の協力が必要な歯科診療に適しているかは議論されている．また，プロポフォールよりも回復に時間を要するとの報告があり，適切な投与量も含めてさらに検討が必要である．

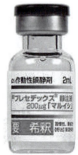

図6-10　デクスメデトミジン

5) ジアゼパム

0.2 ～ 0.4mg/kg の静脈内投与で得られる健忘効果の持続時間は 60 分程度で，順行性健忘といわれている．しかし，2 時間以上鎮静状態が持続することもある．

筋弛緩作用について，ジアゼパムを初めとする**ベンゾジアゼピン系薬剤**にその作用があるとされている．静脈内鎮静法で用いる投与量では大きな問題とはならないが，重症筋無力症患者への投与は避けるべきである．

循環器系への影響は，静脈内鎮静法に使われる用量を緩徐に投与する限り大きなものではなく，軽度の血圧の低下と一過性の頻脈が認められる程度である．

呼吸器系への影響は，高齢者，慢性閉塞性肺疾患や睡眠時無呼吸症候群を合併している患者では，呼吸抑制が強く発現することがある．特に高齢者では僅かな初期量でも出現する場合がある．

6) フルマゼニル（図 6-8）

ベンゾジアゼピン系薬剤の拮抗薬として術中の呼吸抑制に拮抗したり，術後の回復を速めるために静脈内鎮静法に使用される．フルマゼニルの半減期はベンゾジアゼピンより短いので，呼吸状態の回復や意識状態の改善がみられた後に，再度，鎮静状態となることがある．したがって，鎮静状態から十分な回復が確認された後も慎重な観察が求められる．

7) その他

ケタミン，バルビツレイトがかつて用いられた．

5　実施法

全身状態，特に呼吸の状態を常に監視する必要があり，場合によっては迅速な対応が求められることがある．したがって，処置を担当する歯科医師とは別に，鎮静法を熟知して，緊急事態に対応できる能力を備えた歯科医師または医師が患者の近くに常駐することが求められる．

1) 術前処置と実施前の説明

医療面接を行い，通常の既往歴，現病歴，現症などを確認するほか，常用薬の内容や他科担当医への診療情報提供の依頼などを行う．また，静脈内鎮静法について目的も含めて分かりやすく説明する．周術期の注意事項，たとえば施行前の経口摂取制限や回復に要する時間，付き添いの確認，帰宅後の留意事項などを説明する．

2) バイタルサインの測定（モニター機器の装着）

術中から術後にかけてモニター機器で血圧，脈拍，SpO_2，心電図などの非侵襲的なモニタリングを定期的に行う．とくに静脈内鎮静法では，投与した薬剤による呼吸中枢の抑制，上気道の狭窄や閉塞が懸念される．SpO_2 を使った呼吸監視が強く推奨され，さらに終末呼気二酸化炭素濃度の測定（**カプノグラフィ**）も正確な呼吸状態を把握するには有効である．

3）静脈確保

血圧計のマンシェットと反対側の上腕部に静脈を確保する．穿刺時には可及的に痛みを与えないようにする．穿刺は肘窩部より手背部のほうが痛みが小さいといわれているが，肘窩にこだわることなく出来るだけ太くてまっすぐな血管を選び，複数回におよぶ穿刺による痛み刺激を避けるように心がける．静脈留置カテーテルの固定は確実に行い，予想しない体動で外れないようにする．

4）薬剤の投与（図 6-11, 12）

<u>三方活栓</u>または側管注で薬剤を緩徐に投与する．上述した薬剤を併用することがあるが，その場合には相互作用を十分に考慮する．現時点では，初回にミダゾラムを投与してその後プロポフォールを持続静注する方法がしばしば用いられ，安全で確実な鎮静状態が得られている．なお，手術侵襲や治療の内容によって鎮静度をコントロールする必要もあり，患者の全身状態の監視以外にも処置の内容を注意深く観察して術者の要求にも応えるようにする．処置が終盤にさしかかってくれば，持続静注している薬剤を漸減して，円滑な回復過程に導く．

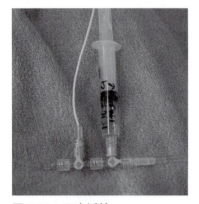

図 6-11　三方活栓

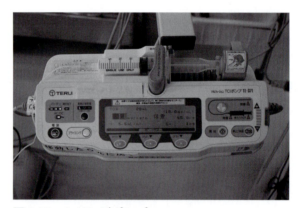

図 6-12　シリンジポンプ

5）術中管理（図 6-13）

5分程度の間隔で血圧，脈拍，呼吸，SpO_2 などのバイタルサインを測定・記録する．それ以外にも患者の状態を詳細に観察して，わずかな動きでもその状態を把握するように心がける．

痛みを伴う処置には亜酸化窒素吸入鎮静法と同様に局所麻酔による確実な除痛が必要である．患者が傾眠傾向にあるからといって局所麻酔をおろそかにしてはいけない．

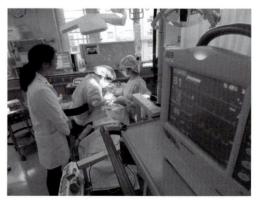

図 6-13　モニタリング下での静脈内鎮静法

6) 術後管理

治療が終了した後はしばらく，診療台で休ませてバイタルサインが術前の状態に回復するまで経過を監視する．特に意識状態，血圧，脈拍数，呼吸数を再評価するとともに，処置に伴う術後痛，出血，腫脹などを観察する．その後，回復室あるいは回復用のベッドなどに移送してさらに観察を続ける．

7) 帰宅許可

帰宅を許可するまでの時間は，鎮静時間，使用した薬剤とその量，鎮静度，患者の全身状態などによって大きく変動するので，それまでは担当医の監視下に置く．意識状態を含めた術前とほぼ同じバイタルサインのデータ，歩行，自然排尿，筋力の回復などを総合的に判断して帰宅を許可する．その際，責任能力のある成人の付き添いとともに帰宅させることが望ましい．

Chapter 7 全身麻酔

1 全身麻酔の理論

1 全身麻酔とは General anesthesia

全身麻酔（general anesthesia）とは，薬剤等を用いて一時的かつ可逆的に，意識消失（鎮静），鎮痛（除痛），有害反射（自律神経反射）の抑制，および不動化（筋弛緩）の4つの要素を満たす状態を作り出すことである．区域麻酔（広義の局所麻酔）との違いは，原則的に意識消失を伴うかどうかであり，複雑で侵襲の大きな手術や長時間の手術を行うためには全身麻酔が不可欠である．

以前は，全身麻酔の4つの要素を単一の麻酔薬で達成しようとしていたために深い麻酔深度を維持する必要があり，麻酔薬による副作用などが問題となった．現在の麻酔は，鎮痛はオピオイドにより，意識消失は吸入麻酔薬や静脈麻酔薬で，不動化は筋弛緩薬によりというように，各構成要素にそれぞれ適切な薬剤を用いるバランス麻酔の概念で行われる．

1）全身麻酔薬の機序

麻酔薬による複雑な全身麻酔作用の全てを説明できる明らかな仮説は確立されていない．その理論は，非特異説と特異説の2つに大きく分けることができる．

（1）非特異説

非特異説は，全身麻酔薬が中枢神経の細胞膜に非特異的に作用し機能変化を引き起こし，その物理化学的特性が重要だと考える．

❶ 脂質説

MeyerとOvertonは同時期に麻酔薬のオリーブ油への溶解度と麻酔作用の強さの間には相関関係があることを見出した（**Meyer-Overtonの法則**）．このことから，麻酔薬が細胞膜脂質に溶け込んで膜構造を変化させることで麻酔作用が生じるとした．しかし臨床濃度の麻酔薬によって生じる膜脂質の変化が非常に小さいことや同じ溶解度をもつ立体異性体の麻酔作用の違いなどから，大きな矛盾が指摘されている．

❷ 膜膨化説（臨界容積説）

JohnsonとFlaglerはアルコールによる麻酔で水槽に沈んだオタマジャクシが200～300気圧の加圧で再び泳ぎ出すことを報告し，麻酔にかかった動物を加圧すると麻酔状態が解除される圧拮抗現象は哺乳類でも確認された．そのため麻酔薬は脂質膜を膨化させ膜の流動性を変化させる結果，細胞膜でのイオンポンプやイオンチャネルが変化することで麻酔作用を生じると考えられた．

（2）特異説（タンパク説）

麻酔薬は細胞膜のイオンチャネルや受容体などの特定の部位に結合し，その機能変化を引き起こすとする考えである．標的としては，抑制性神経伝達物質の受容体であるγ-アミノ酪酸のサブタイプ

受容体（**GABA_A 受容体**）やグリシン受容体等の活性化や，興奮性伝達物質である N-メチル -D- アスパラギン酸の受容体（**NMDA 受容体**）の抑制が示されている．ただし，これら特定の受容体のみで麻酔のすべての要素を説明することはできず，多数の作用部位にさまざまな親和性で作用していると考えられている．

（3）ポケット仮説（非特異説とタンパク説）

新たに麻酔薬ポケットという膜タンパクの疎水性部位に麻酔薬が非特異的に作用する概念が提示された．ポケットとは，チャネルや受容体のような特異的な構造ではなく，麻酔薬分子が入り込めるような膜タンパク上の間隙である．麻酔薬がポケットに入り込むことによって，チャネルや受容体の機能を修飾するという仮説である．

2）全身麻酔薬の中枢神経系への作用

（1）意識消失

意識は，脳幹網様体からの情報が大脳皮質へ常に投影され刺激することで維持される．全身麻酔薬は脳幹網様体賦活系を抑制することにより意識を消失させると考えられている．

（2）鎮痛

全身麻酔薬は，痛覚伝導を脊髄レベル（脊髄視床路）から大脳皮質体性感覚野まで抑制する．しかし，この抑制は麻酔薬の種類によって異なり，バルビツレートのように痛覚を遮断しない麻酔薬もある．

（3）不動化

除脳ラットを用いた実験や循環遮断などにより脳脊髄を機能的に分離した研究により，全身麻酔薬による不動化は主に脊髄への作用によって引き起こされ，脳は部分的にしか関与していないことが明らかにされている．

2 吸入麻酔薬の吸収と排泄 Uptake and elimination of inhalation anesthetic

1）吸入麻酔薬の吸収

吸入麻酔薬はガスとして肺から摂取され，分圧の高いところから低いところに向かって拡散していく．まず麻酔薬は，肺胞から血液に拡散し取り込まれ，血流によって全身に運ばれる．中枢神経系（脳および脊髄）において，麻酔薬が血液から組織へ拡散し一定の分圧を超えると麻酔作用を示す．

中枢神経系などの血管に富む組織の吸入麻酔薬分圧を上昇させるには，その上流である肺胞内の麻酔ガス分圧（麻酔薬濃度）を上昇させることが最も重要である．その肺胞内濃度とほぼ一致する呼気終末麻酔薬濃度をモニターすることにより，吸入麻酔薬の薬物動態を把握することができる．**肺胞気麻酔薬濃度**（F_A）が吸入気麻酔薬濃度（F_I）に近づく（肺胞気 / 吸入気濃度比 F_A/F_I が 1 に近づく）のが速いほど，中枢神経系の麻酔薬濃度上昇が速く，麻酔導入が速い．

肺胞内麻酔ガス分圧の上昇に影響する因子として，吸入麻酔薬濃度，肺胞換気量，機能的残気量，心拍出量，血液 / ガス分配係数，組織 / 血液分配係数がある．

> **ワンポイント**
>
> 複数の気体からなる混合気体で，各成分気体だけで混合気体と同じ体積を占めたときの圧力をその成分気体の分圧という．混合気体全体の全圧は分圧の和に等しい（ドルトンの法則：Dalton's law）．血液などの液体におけるガス分圧とは，それと平衡に達している気相中のガス分圧のことである（ヘンリーの法則：Henry's law）．

(1) 吸入麻酔薬濃度

❶ 濃度効果 (concentration effect)

吸気の麻酔薬濃度が高いほど，肺胞内ガス分圧は速やかに上昇し，麻酔導入は速くなる．特に，高い吸入濃度で使用する麻酔薬や血液／ガス分配係数（後述）が大きい麻酔薬ほど，この効果が大きく作用する（図7-1）．

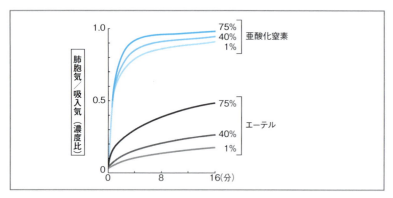

図7-1 濃度効果
吸入気中の麻酔薬の濃度が高いほど肺胞内の濃度の上昇が速やかである．
Egar EI: Anesthetic uptake and action. Williams & Willkins, Baltimore/London, p.116, 1974.
をもとに作成

❷ 二次ガス効果 (second gas effect)

高濃度吸入麻酔薬（一次ガス）と低濃度吸入麻酔薬（二次ガス）を同時に混合投与すると，一次ガスが濃度効果で速やかに血液中に移行し，肺胞内での二次ガスの相対的濃度が上昇する（濃縮される）ため麻酔導入が速くなる．臨床的には一次ガスとして亜酸化窒素，二次ガスとして各種揮発性麻酔薬の組み合わせになる（図7-2）．

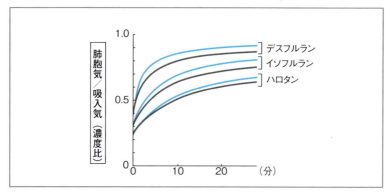

図7-2 二次ガス効果
黒線は揮発性麻酔薬単独吸入，青線は70%のN2Oとともに揮発性麻酔薬を吸入．FA/FIの早期（10分以内）の急峻な上昇は血圧／ガス分配係数が，その後のなだらかな上昇は組織への溶解度が関与する．
天羽敬祐ほか編：麻酔科学書，第1版，克誠堂出版，東京，1991．をもとに作成

(2) 肺胞換気量

肺胞換気量が多いほど肺胞内ガス分圧は速やかに上昇する（図7-3）．肺胞換気量＝（1回換気量－

死腔量）×呼吸回数なので，1回換気量や呼吸回数を増やすと麻酔導入が速くなる．血液／ガス分配係数が大きい麻酔薬ほど，肺胞換気量の影響を受ける（図7-3）．

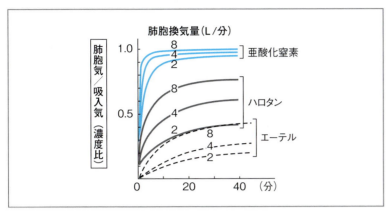

図 7-3 肺胞換気量の麻酔ガス取り込みへの影響
心拍出量が一定の場合，分時換気量の増加により麻酔薬の肺胞内濃度の上昇が速くなる．この効果は，血液への溶解度が高い麻酔薬で顕著で，溶解度の小さい麻酔薬では少ない．
Egar, EI. II: Anesthetic Uptake and Action. p.122, Williams & Willkins, Baltimore, 1974. をもとに作成

(3) 機能的残気量

吸入気は**機能的残気量**のガスと混合するため，吸入麻酔薬が希釈される．機能的残気量が増加している慢性閉塞性肺疾患患者では麻酔の導入が遅く，機能的残気量が減少している高度肥満患者や小児では，肺胞内ガス分圧が速やかに上昇し，麻酔導入が速い．

(4) 心拍出量（肺血流量）

呼吸が一定の場合，心拍出量が増大すると肺胞内ガスが肺血流により速やかに運ばれるために肺胞内ガス分圧上昇が遅れる．興奮や発熱で心拍出量が増加している患者では麻酔導入は遅くなり，ショック状態で心拍出量が減少している患者では速くなる．血液／ガス分配係数が大きい麻酔薬でこの効果が大きく作用する（図7-4）．

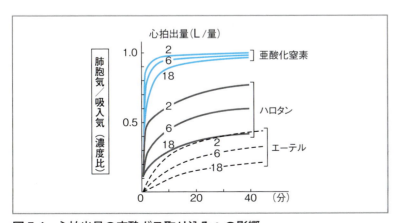

図 7-4 心拍出量の麻酔ガス取り込みへの影響
心拍出量の増加は血液への麻酔薬の取り込みを速め，肺胞内の麻酔薬濃度の上昇を抑えるため，麻酔導入が遅くなる．
Egar, EI. II: Anesthetic Uptake and Action. p.131, Williams & Willkins, Baltimore, 1974. をもとに作成

(5) 血液 / ガス分配係数

麻酔薬の吸収と排出に影響する重要な因子である．**血液 / ガス分配係数**とは，37℃，1気圧下で血液 1mL に溶解する麻酔ガスの量（mL）であり，麻酔薬の血液への溶解度を示す．血液 / ガス分配係数が大きい麻酔薬は，血液に溶けやすいため，血液が麻酔薬で飽和するまでに時間がかかり肺胞内ガス分圧の上昇が遅れる．一方，血液 / ガス分配係数の小さい麻酔薬は，血液が麻酔薬ですぐに飽和するため，肺胞内ガス分圧の上昇が速やかで麻酔導入が速い．

(6) 組織 / 血液分配係数

血液で運ばれた麻酔薬の組織への移行に影響を及ぼす**組織 / 血液分配係数**のうち，脳や筋肉などの血管の豊富な組織に対する分配係数は各麻酔薬間でほぼ一定である（**表 7-1**）．脂肪への溶解度が高い麻酔薬では脂肪組織に吸収されるため，理論的には肺胞内ガス分圧の上昇が遅れる．しかし，脂肪組織への血流が少ないため，臨床的に問題となることはない．

表 7-1 吸入麻酔薬の分配係数（37℃）

	血液 / ガス	脳 / 血液	筋肉 / 血液	脂肪 / 血液
亜酸化窒素	0.47	1.1	1.2	2.3
ハロタン	2.3	1.9	3.4	51
イソフルラン	1.43	1.6	2.9	45
セボフルラン	0.63	1.7	3.1	48
デスフルラン	0.42	1.3	2.0	27

2) 吸入麻酔薬の排出

吸入麻酔薬の投与を中止すると，吸収と逆の経路で麻酔ガスは分圧の高いところから低いところに向かって組織（脳）から血液に拡散し，肺胞，そして体外へと排出される．吸収と同様に，肺胞換気量，血液 / ガス分配係数や組織 / 血液分配係数などの影響を受ける．組織 / 血液分配係数の大きな麻酔薬による長時間麻酔では，筋肉や脂肪などに麻酔薬が蓄積され，その排出に時間を要する．肺胞換気量が多いほど麻酔薬の排出は速いが，過換気にすると脳血流量が減少するため，麻酔からの覚醒は速くならない可能性がある．血液 / ガス分配係数が大きい麻酔薬は，血液から肺胞への移行に時間がかかり排出が遅れる．

3 吸入麻酔薬の力価　Titer of inhalation anesthetic

1) 最小肺胞濃度　minimum alveolar concentration：MAC

皮膚切開などの侵害刺激を加えたときに，50% のヒトが体動を示さないときの吸入麻酔薬の肺胞濃度を 1MAC という．薬理学で使用する ED_{50}（effective dose 50%）に相当し，麻酔薬の場合 AD_{50}（anesthetic ED_{50}）になる．各吸入麻酔薬に固有の数値であり，MAC の値が小さい麻酔薬ほど麻酔作用は強い（**表 7-2**）．亜酸化窒素と揮発性麻酔薬の組み合わせなど複数の吸入麻酔薬を同時に使用した場合，MAC は相加的に働き，全体の MAC は各麻酔薬の MAC を合計したものになる．

MAC は刺激の種類には影響を受けないが，加齢，妊娠，低体温，甲状腺機能低下症，オピオイドの併用などにより低下する．

表7-2 MACとAD₉₅（20〜40歳）（％）

	MAC	N₂O併用時のMAC #	AD₉₅
亜酸化窒素	105		
ハロタン	0.75	0.25	0.9
イソフルラン	1.15	0.5	1.68
セボフルラン	1.71	0.66	2.07
デスフルラン	6〜7	4	-

#は66％のN₂Oを併用したときのMAC，デスフルランのデータはdrug informationより

2）MACの臨床麻酔への応用

呼気終末麻酔薬濃度をモニターすることにより，吸入麻酔薬の肺胞濃度を推定しMACを評価することが可能である．麻酔維持には，95％の患者が有害刺激に反応を示さなくなる濃度であるAD₉₅（約1.3MAC）あるいは50％のヒトで侵害刺激時の交感神経反応が抑制されるMAC_BAR（blockade of adrenergic response：BAR，約1.5MAC）を指標にする．

また，麻酔覚醒時には50％のヒトが呼名に開眼する濃度であるMAC_awake（約0.3MAC）を参考にする．

4 麻酔深度の判定法　Evaluation of anesthetic depth

1）麻酔深度の判定法

1937年，Arthur Guedelはエーテルの麻酔深度を呼吸，刺激に対する反応，瞳孔の大きさ，筋の緊張，血行動態などから分類した（図7-5）．この表の所見は，現在，主に使用されているセボフルランやデ

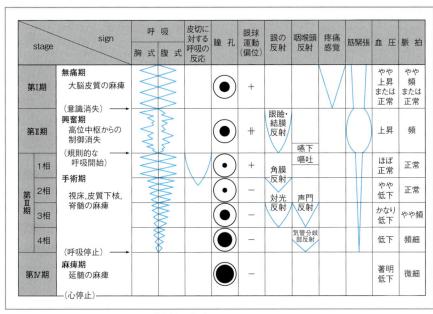

図7-5　Guedelのエーテル麻酔深度表
久保田康耶ほか編：歯科麻酔学，第4版，p182，医歯薬出版，東京，1989より転載

スフルランなどの吸入麻酔薬では一致せず，また筋弛緩薬などを併用するバランス麻酔では適用できない．しかし興奮期の存在や患者のバイタルサインから適切な麻酔深度を推定するなど，麻酔深度を判定する基本を学ぶうえで参考になる．

2) 鎮静度（意識レベル）の脳波指標

(1) Bispectral index（BIS）

前額部に貼付した電極で脳波を測定し，専用アルゴリズムで周波数スペクトル解析を行い，患者の鎮静度を 0 から 100 までの数値として表示する．0 は平坦脳波で深い昏睡状態，90 〜 100 は覚醒状態を示し，適切な全身麻酔状態は 40 〜 60 とされている．BIS 値は全身麻酔の要素の 1 つである意識レベルを示し，麻酔深度そのものを示すものではないことに注意する（図 7-6）．

(2) 聴性誘発電位（auditory evoked potential：AEP）

患者の耳にイヤホンを装着して音刺激を持続的に与え，前額部で記録される誘発電位を加算し，その変化から指標を算出する．AEP の数値は 0 〜 100 で，覚醒時には 80 〜 90 を，全身麻酔レベルでは 35 〜 40 を示す．BIS と同様に鎮静度モニタであるが，意識の有無を判別することに優れており浅い鎮静レベルの評価や術中覚醒の指標に適している．

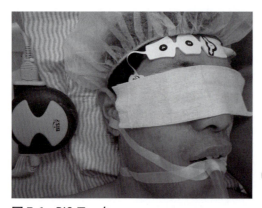
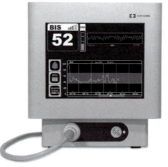

図 7-6　BIS モニタ

2　吸入麻酔法

1　吸入麻酔薬　Inhalation anesthetic

現在日本で主に使用されている**吸入麻酔薬**は**亜酸化窒素**，**デスフルラン**，**セボフルラン**，**イソフルラン**である．吸入麻酔薬のうち，常温で気体のものを**ガス麻酔薬**，常温で液体のものを**揮発性麻酔薬**という．

1) ガス麻酔薬

現在使用されているガス麻酔薬は亜酸化窒素のみである．

(1) 亜酸化窒素　（nitrous oxide：N_2O）

❶ 中枢神経系への作用

鎮痛作用は強い．MAC が 104% と高く麻酔作用は弱い．単独で全身麻酔に使用されることは

第7章 全身麻酔

> 👆 **ワンポイント**
>
> **亜酸化窒素による体内閉鎖腔の増大**
>
> 　体内の閉鎖腔は窒素を含有している．亜酸化窒素の血液溶解度は窒素よりも高いので（約35倍），閉鎖腔から拡散し流出する窒素よりも亜酸化窒素が閉鎖腔へ流入するほうが速い．そのため，体内閉鎖腔を有する患者が亜酸化窒素を吸入すると，亜酸化窒素が閉鎖腔内へ速やかに流入することで閉鎖腔の内圧が上昇する．ブラや中耳炎などの疾患，気胸や腸閉塞の手術，鼓室形成術や，眼内にガスを注入する眼科手術，空気塞栓が疑われる場合は原則として使用しない．また，気管チューブのカフの内圧を上昇させるため注意を要する．

なく他の揮発性麻酔薬とともに使用される．血液ガス分配係数が0.47と小さく，導入覚醒が速い．脳血流量と脳代謝率を軽度に増加させ，頭蓋内圧を軽度に亢進させる．

❷ 呼吸・循環系への作用

　呼吸抑制，循環抑制はほとんどない．軽度の交感神経系刺激作用をもつ．

❸ その他

　無色，無味，無刺激性，ほとんど無臭のガスである．生体内でほとんど代謝されず呼気中に排泄される．肝障害や腎障害はほとんどない．長期間の連用でビタミンB_{12}不活化による骨髄造血機能抑制や神経障害がみられる．体内に閉鎖腔のある患者（中耳炎，肺嚢胞〈ブラ，ブレブ〉，気胸，腸閉塞など）では閉鎖腔に亜酸化窒素が移行し容積が増大するため注意を要する．大気での寿命が長く地球温暖化効果が高い．

2) 揮発性麻酔薬（表7-3）

（1）揮発性麻酔薬の共通の特徴

❶ 中枢神経系への作用

　中枢神経抑制作用をもつ．脳血管を拡張させ脳血流量を増加させる．高濃度で頭蓋内圧を亢進させる．脳代謝を抑制する．

❷ 呼吸・循環系への作用

　いずれも抑制作用を示す．二酸化炭素および低酸素に対する換気応答を濃度依存性に抑制する．心収縮力を低下させ，末梢血管を拡張させる．圧受容体反射を抑制する．腎血流量および糸球体濾過率を低下させる．

❸ その他

　気化器により気化させて使用する．高濃度では非脱分極性筋弛緩薬の作用時間を延長させる．

（2）各揮発性麻酔薬の特徴

❶ デスフルラン（desflurane）

　血液ガス分配係数が最も小さく，導入覚醒が速やかである．セボフルラン，イソフルランに比較しMACが高く麻酔作用は弱い．気道刺激性が高いため単独での麻酔導入や緩徐導入には適さない．息こらえや咳嗽反射を起こす頻度が高い．生体内代謝率は揮発性麻酔薬のなかで最も低い．肝機能および腎機能に与える影響は少ない．

129

❷ セボフルラン　（sevoflurane）

　導入・覚醒が速い．高濃度では脳波上のけいれん波形を誘発する．気管支平滑筋を弛緩させる．気道刺激性が最も低いため，喘息患者の麻酔に適する．肝障害はほとんどない．

❸ イソフルラン　（isoflurane）

　刺激性を有する臭いがあり気道刺激性は比較的高い．緩徐導入には適さない．気管支平滑筋を弛緩させる．

✋ ワンポイント

悪性高熱症

　揮発性麻酔薬や脱分極性筋弛緩薬により誘発される致死的疾患で，筋小胞体のリアノジン受容体や電位依存性Ca^{2+}チャネルの変異によるカルシウム代謝異常である．筋小胞体から放出されるCa^{2+}によるCa^{2+}放出機構（Ca^{2+}-induced Ca^{2+} release：CICR）が亢進している．常染色体優性遺伝性疾患である．悪性高熱素因患者では，揮発性麻酔薬や脱分極性筋弛緩薬により細胞内Ca^{2+}濃度が上昇し筋小胞体へのCa^{2+}取り込み速度を超えてしまうため，細胞内Ca^{2+}濃度が異常に上昇する．臨床的には，原因不明の頻脈や呼気終末二酸化炭素分圧の上昇，異常な体温上昇，筋強直，ミオグロビン尿，高K血症などの症状が生じる．ダントロレンによる治療が優先される．

　日本麻酔科学会　悪性高熱症患者の管理に関するガイドライン2016　http://www.anesth.or.jp/guide/pdf/guideline_akuseikounetsu.pdf

---

表 7-3　吸入麻酔薬の性状・特徴

		ガス麻酔薬	揮発性麻酔薬		
		亜酸化窒素 nitrous oxide	セボフルラン sevoflurane	デスフルラン desflurane	イソフルラン isoflurane
分子式		N_2O	$CH_2F-O-CH(CF_3)_2$	$CHF_2-O-CHFCF_3$	$CHF_2-O-CHCl-CF_3$
分子量		44	200.1	168	184.5
引火爆発性		なし （助燃性あり）	なし	なし	なし
MAC（%）		105	1.71	5.2%（高齢者）〜10.0%（乳児）	1.15
分配係数	血液 / ガス	0.47	0.63	0.42	1.43
	脳 / 血液	1.1	1.7	1.3	1.6
	筋肉 / 血液	1.2	3.1	2.0	2.9
	脂肪 / 血液	2.3	48	27	45
	oil/ ガス	1.4	53.4	18.7	90.8
体内代謝率（%）		0.004	3	0.02	0.2
呼吸器系	呼吸抑制	-	+	+	+
	気道刺激	-	-	+	+
循環器系	脈拍数	不変〜わずかに増加	減少	深麻酔で一過性に増加	増加
	血圧	不変	低下	低下，深麻酔で一過性に上昇	低下
	心拍出量	不変	減少	減少	減少
	不整脈	なし	少ない	少ない	少ない
カテコールアミン感受性		なし	少ない	少ない	少ない
筋弛緩作用		なし	+	+	+

2 麻酔器 Anesthesia machine, anesthetics apparatus

麻酔器の主な機能は，吸入麻酔薬を含む混合ガスを患者に安全に供給することである．麻酔器は，ガス供給システム，呼吸回路，麻酔用人工呼吸器から構成されている（**図7-7, 8**）．

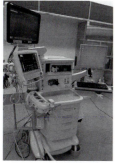

図7-7 全身麻酔器

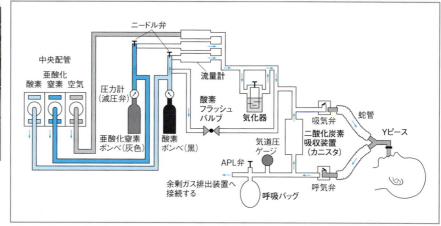

図7-8 麻酔器と呼吸回路（半閉鎖式）の模式図
天木嘉清編著：見て考えて麻酔を学ぶ．p8, 中山書店, 東京, 2002. をもとに作成

1）ガス供給システム

(1) 医療ガス配管設備，ボンベ

医療ガスは，医療ガス配管設備（**中央配管**）から耐圧管（医療ガスホース）を通じて麻酔器へ供給される．配管設備からのガス供給が途絶した場合や配管設備のない施設では**ボンベ**から麻酔器へガスが供給される．医療ガス配管設備と耐圧管の誤配管を防ぐため，カラーコードと直径インデックスが設定されている．例えば酸素配管設備はJIS規格で緑色（**酸素ボンベ**は黒色），亜酸化窒素配管設備は青色（**亜酸化窒素ボンベ**は灰色，上部が青色）で統一されている．また，酸素配管設備に亜酸化窒素の配管ホースが接続できないように**ピンインデックスシステム**が組み込まれている（**図7-9**）．

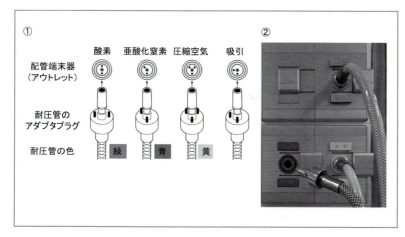

図7-9 医療ガス配管の安全装置
①ピンインデックスシステム：耐圧管のアダプタプラグにとりつけられた2-3本のピンと，配管端末器のピン穴の位置によって接続できる医療ガスを特定している．
②シュレーダー方式：耐圧管のアダプタプラグ尖端の径と配管端末器の溝の径により接続できる医療ガスを特定している．
天木嘉清編著：見て考えて麻酔を学ぶ．P8, 中山書店, 東京, 2002. をもとに作成

> **ワンポイント**
>
> **ボンベ内の残量は？**
> 酸素ボンベの充填圧は 14.7MPa（150kgf/cm²*）で，内圧は使用量に比例する．
> 内容積 3.5L（ガス容量 500L）のボンベ内酸素の残量は
> ボンベ内酸素ガス残量（L）＝ボンベ内容積（L）×圧力計の値（MPa）× 10.2
> ＊：1kgf/cm² = 0.0981MPa
>
> 亜酸化窒素は約 50 気圧の加圧により常温でも液化する．亜酸化窒素ボンベの充填圧は 5.2MPa で，ボンベ内に液化ガスがある場合，内圧は変化せず，液化ガスが消費され内部が気体のみになると急激に内圧が低下する（このときの残量は約 1/4 となっている）．
> 亜酸化窒素 1kg は大気圧 20℃ で 540L であるため，ボンベ内亜酸化窒素の残量は
> ボンベ内亜酸化窒素ガス残量（L）＝液化亜酸化窒素重量（kg）× 540

(2) 圧力計，圧調整器

医療ガス配管設備およびボンベからの医療ガス供給圧を測定する圧力計や，高圧のボンベから一定の圧に減圧する圧調整器が組み込まれている．

(3) 流量計

流量調節ノブを解放すると，目盛りのついたガラス管の中の浮子がガスの流量を示す．麻酔器の発展により流量計が電子化され流量がデジタル表示されるものもある（図 7-10）．

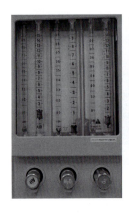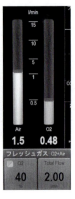

> **ワンポイント**
>
> **亜酸化窒素カットオフ安全機構**
> 異常に高濃度の亜酸化窒素が流れないように，酸素流入が一定以下では亜酸化窒素の供給が停止する安全装置が組み込まれている．

図 7-10 流量計
ガラス管式（左）とデジタル式（右）

(4) 気化器

各揮発性麻酔薬専用の気化器が装備されている．気化器は，揮発吸入麻酔薬を蒸気で飽和させ混合ガスに加える機能を果たし，ダイアル（またはデジタル）で容量パーセント濃度を設定する．デスフルランは沸点が 23.5℃ と室温に近く，飽和蒸気圧も高い（664mmHg，20℃）ため，加温，加圧した特殊なデスフルラン用気化器が用いられる．

2）呼吸（麻酔）回路（図 7-8）

呼吸回路は，ガス供給システムで混合されたガスが，ガス共通流出口から流出し，患者に装着した気道確保器具に至るまでの部分をいう．現在，一般的に使用されている循環式呼吸回路は，新鮮ガス流量により半閉鎖式（分時換気量より少ない新鮮ガス流量），閉鎖式（新鮮ガス流量は患者の酸素消費量分のみで少量）に分類され，半閉鎖式回路が最も広く使用されている．呼吸回路は，新鮮ガス導入口，吸

気弁, 呼気弁, APL（Adjustable pressure limiting valve）弁（ポップオフバルブ）, **二酸化炭素吸収装置**, 手動／機械換気切り替えスイッチ, バッグ接続口, 呼吸器接続口, 気道圧ゲージ, 余剰ガス排出装置から構成されている. 患者の気道確保器具との間には蛇管と Y ピースを接続する.

（1）二酸化炭素吸収装置

カニスタと呼ばれる容器のなかには二酸化酸素吸収剤の**ソーダライム**等を入れるか, すでに二酸化炭素吸収剤が充填されたカートリッジ式のものを装着する.

👆 **ワンポイント**

ソーダライムには pH 指示薬が含まれていて消耗すると紫色に変色する. 麻酔開始前に消耗したソーダライムは新しいものに取り替える.

ソーダライム（$CaOH_2+NaOH+KOH+$ シリカ）と二酸化炭素の反応式

$H_2O+CO_2 \rightarrow H_2CO_3$

$H_2CO_3+2NaOH$（または $2KOH$）$\rightarrow Na_2CO_3$（または K_2CO_3）$+2H_2O$

$Ca(OH)_2+Na_2CO_3$（または K_2CO_3）$\rightarrow CaCO_3+2NaOH$（または $2KOH$）

（2）余剰ガス排泄装置

手動換気時に APL 弁と人工呼吸器回路の呼気弁から排出される余剰ガスを手術室外へ排出するシステムである.

3）麻酔用人工呼吸器

人工呼吸器と麻酔器が一体型となったことで用手的人工呼吸だけでなく機械換気が可能となった. 人工呼吸器の駆動には圧縮ガス式, 電動式, 併用式などがあり, 一定量の混合ガスを送気する方法にはベローズやピストンなどがある.

（1）**間欠的陽圧換気**（Intermittent positive pressure ventilation：IPPV）：吸気に圧をかけてガスを肺内に送り, 呼気に肺内のガスを放出し換気を行う.

（2）**従量式調節換気**（Volume-controlled ventilation：VCV）：一回換気量と呼吸回数を設定して調節換気を行うモードである. 回路のリークを代償できない. 肺コンプライアンスが低いと過剰な吸気圧による傷害に注意を要する.

（3）**従圧式調節換気**（Pressure-controlled ventilation：PCV）：吸気圧と呼吸回数を設定して調節換気を行うモードである. 肺コンプライアンスが低くなると換気量が低下する.

（4）**換気量保証・従圧式調節換気**（Pressure-controlled ventilation volume guaranteed：PCV-VG）：一回換気量を設定すると, 呼吸器が自動的に吸気圧を調節しながら設定した換気量を維持するモードである. 気道内圧上限アラームを設定することで過剰な吸気圧を避ける.

（5）**呼気終末陽圧**（Positive end-expiratory pressure：PEEP）：吸気時や呼気時に大気圧より高い圧をかけて換気をすることを陽圧換気といい, 呼気相を大気圧に戻さず数 cmH_2O から $10cmH_2O$ 程度の陽圧をかけることを PEEP という. 肺胞虚脱を防ぎ酸素化を改善するのに有用である.

3 麻酔用器具　Anesthetic instruments

1）全身麻酔用器具

全身麻酔の実施前には下記の器具を準備する（**図 7-11**）．

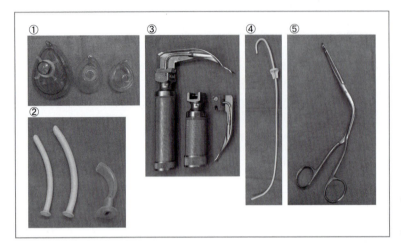

図 7-11　麻酔用器具
①フェイスマスク3種類　②鼻咽頭エアウェイ2種類（左），口咽頭エアウェイ（右）　③喉頭鏡　④スタイレット　⑤マギル鉗子

(1) 蛇管
麻酔器のガス共通流出口とマスクを接続する．

(2) フェイスマスク
麻酔回路の蛇管に接続し，患者の顔の上に乗せて使用する．透視性が高いものでポリ塩化ビニル性のものが一般に使用されている．

(3) バッグ
麻酔器のバッグ接続口に接続する．成人では 3～5L サイズ，小児では 0.5～2L サイズを使用する．

(4) エアウェイ
上気道閉塞時に気道を開通させる用具である．経鼻的に挿入する鼻咽頭エアウェイ（**経鼻エアウェイ**）と経口的に挿入する口咽頭エアウェイ（**経口エアウェイ**）がある．経鼻エアウェイは麻酔下または意識下に使用可能で，経口エアウェイは意識下では使用しない．

(5) 喉頭鏡
気管挿管をするための器具でありマッキントッシュ型やミラー型などの種類がある．マッキントッシュ型の直視型喉頭鏡がよく使用されている．小児や乳幼児の気管挿管にはミラー型喉頭鏡が使用されることがある．バッテリーを内蔵したハンドル（喉頭鏡柄）と取り外し可能なブレードの部分からなる．ブレードには種々のサイズがあり，成人では通常，3のサイズのブレードが適当である．

(6) ビデオ喉頭鏡（図 7-12）
光学プリズムやファイバービデオカメラシステムを用いて，喉頭や声門をモニターで観察することができるよう開発された喉頭鏡である．声門が視認しやすく同時に複数で視野を確認できる等の利点があり，使用頻度は増加している．

(7) 気管チューブ（図 7-13）
ポリ塩化ビニル性のもので低圧高容量カフ付きのものが一般的に使用されている．チューブの先端に

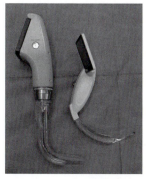
図7-12 ビデオ喉頭鏡（2種類）

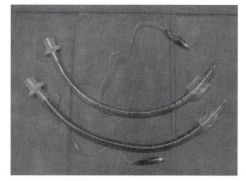
図7-13 気管チューブ

はベベルが施されており，ほとんどの**気管チューブ**にはベベルの反対側に穴（マーフィー孔）が空いている．サイズは内径（mm）で表される．経口挿管の場合，男性では8.0，女性では7.0の気管チューブが用いられることが多い．カフなし気管チューブは小児に使用されることがある．

（8）スタイレット
経口挿管の際に気管チューブの内部に挿入して使用する．スタイレットに一定の湾曲を付けて使用することで気管チューブの角度を調整することができるため気管挿管の成功率が上昇する．

（9）マギル鉗子
主に経鼻挿管の際に，咽頭後壁にある気管チューブの先端を気管内に誘導する際に使用することがある．

（10）その他
気管挿管を行う際には，バイトブロックや吸引装置，気管チューブ固定のための固定用テープ等の準備が必要である．

上記以外の気道確保用器具や挿管用器具として下記が挙げられる．

（11）声門上器具
喉頭をマスクで覆うことで換気を可能にする器具で，ラリンジアルマスク（Laryngeal mask airway：LMA）（図7-14）が代表的である．ほかにもi-gel®やair-Q®など構造の異なるものがある．

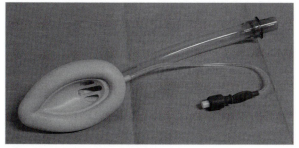
図7-14 ラリンジアルマスク

（12）気管切開チューブ
気管切開孔から通すチューブである．

（13）気管支ファイバースコープ
通常の挿管操作が困難な症例では気管支ファイバースコープを使用することがある．

4 麻酔導入法　Induction of anesthesia

　全身麻酔薬を使用して意識を消失させ麻酔状態にすることを導入という．全身麻酔には，導入，維持，覚醒の段階がある．麻酔導入法には，主に急速導入法と緩徐導入法がある．

1）急速導入法

　静脈路から静脈麻酔薬を投与することにより急速に導入する方法である．
　前腕または手背に静脈路を確保する．成人では 20G 前後の静脈内留置針を使用する．導入に先立ちマスクから純酸素（6L/min）を投与する（前酸素化）．気道と麻酔回路内の窒素を酸素で置き換えること（脱窒素）により低酸素血症発症を予防する．静脈路から静脈麻酔薬（プロポフォールまたは超短時間作用性バルビツレート）を投与する．

2）緩徐導入法

　マスクから吸入麻酔薬を投与し緩徐に導入する方法である．意識下で静脈路確保の困難な小児の導入に適しており，入眠後に静脈路を確保する．急速導入と比較して興奮期が長くなる．マスクから純酸素（6L/min）を投与する．亜酸化窒素（3～4L/min）と酸素（3～2L/min）の混合気体中で揮発性麻酔薬のセボフルラン濃度を徐々に上げる．患者が 2～3 回呼吸するたびにセボフルラン濃度を 0.5% 程度上昇させる．小児が泣き出したり意思の疎通が困難となったりする場合は，高濃度のセボフルラン吸入から開始する．自発呼吸減弱につれて補助呼吸を行い，調節呼吸へ移行させる．

5 気道確保・気管挿管

1）気道確保

　全身麻酔導入後，患者の意識が消失，あるいは呼吸抑制がみられたら即座に気道確保を行い，マスクを用いた人工呼吸を開始する．下顎挙上法で気道を確保し，Sniffing position（嗅ぐ姿勢）をとる．片手（一人法）または両手（二人法）でマスクを保持し，胸の挙上を確認しながらバッグを押して換気を行う．片手で行う場合は左手でマスクを保持し右手でバッグを押して換気を行う．両手でマスクを保持する場合はもう一人がバッグを押す．十分な筋弛緩作用が得られたら気管挿管などの手技へ移る（図 7-15）．

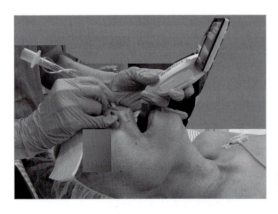

図 7-15　気管挿管
ビデオ喉頭鏡を用いた経鼻挿管

2) 気管挿管

（1）挿管経路による分類

❶ 経口挿管（図7-16）

経口的に気管内へ気管チューブを進める一般的な気管挿管である．喉頭鏡を用いて直視下に喉頭展開を行って挿管する方法が最も標準的である．

❷ 経鼻挿管

経鼻的に気管内へ気管チューブを進める．経口挿管ではチューブが手術の妨げになる場合に行われ，口腔外科手術や歯科治療時の全身麻酔ではよく用いられる（**図7-17**）．

❸ 気管切開

手術操作が気道確保に影響を及ぼす場合や術後長期的に気道確保を要する場合などに行われる．全身麻酔または局所麻酔下に観血的気管切開術施行後，気管切開孔から気管切開チューブを挿入する．

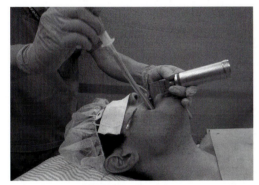

図7-16　経口挿管中

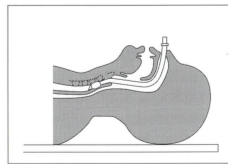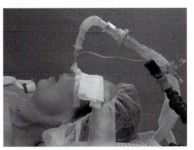

図7-17　経鼻挿管時の気管チューブの経路

> 👉 **ワンポイント**
>
> 経鼻挿管前に鼻腔粘膜の局所麻酔や鼻出血予防を行うことが一般的である．具体的には，局所麻酔薬や血管収縮薬を塗布した綿棒や経鼻エアウェイを下鼻道あるいは中鼻道に挿入する．この際，左右の鼻腔から後咽頭まで狭窄や屈曲の有無を確認する．また感染予防のため鼻腔内の消毒を行うこともある．

(2) 挿管用具による分類：ファイバー挿管

気管支ファイバーを使用し経鼻（または経口）的に挿管する．通常の挿管操作では挿管困難の場合に使用される．

(3) その他の分類：意識下挿管

マスク換気困難，挿管困難の患者や緊急手術で胃内容物がある（**フルストマック**）患者の場合に，意識を完全には消失させずに自発呼吸のある状態で挿管を行うことをいう．一般的には局所麻酔薬や麻薬性鎮痛薬，鎮静薬を使用して，挿管時の咽頭反射を抑制し意識をやや低下させた状態で行うことで患者の負担を軽減させる．

3) 挿管以外の気道確保

(1) ラリンジアルマスク（Laryngeal mask airway：LMA）による気道確保

LMAを口から挿入し喉頭まで進めて，LMAと麻酔回路を接続し人工呼吸を行う．気道を完全にはシールできないため気管への誤嚥に注意を要する．特に注水下の歯科治療では誤嚥のリスクは増える．気管挿管と比較して挿入時の交感神経反応は少ない．麻酔中の予想された，あるいは予期せぬ気道確保困難，さらに緊急時に意識のない患者の気道確保にも適応となる．（図7-18）．

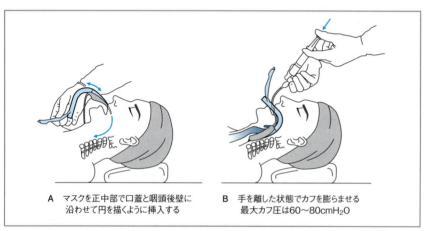

図7-18 LMAの挿入
丹羽 均ら編著，三浦美英，臨床歯科麻酔学，第4版，p215，永末書店，京都，2011．より転載

4) 気管挿管の合併症

気管挿管の合併症には，喉頭展開時の歯牙損傷，口唇や舌，咽頭粘膜の損傷がある．挿管後には**食道挿管**および**片肺挿管**の発症を即座に診断し，避けなくてはならない．片肺挿管は気管分技部の解剖学的特性から，右側の片肺挿管が生じやすい．喉頭けいれんは緩徐導入時や浅麻酔時，抜管直後に生じやすい．抜管後には咽頭痛，嗄声，鼻出血（経鼻挿管の場合）を認めることがある．声帯損傷や反回神経麻痺，声門下浮腫が生じることもあるため，抜管後も呼吸系合併症発症に注意を要する．

第7章 全身麻酔

6 麻酔維持

全身麻酔を導入し意識消失と不動化が得られたときから，手術が終了し麻酔から覚醒するまでを麻酔維持という．

1）麻酔薬の投与

吸入麻酔薬またはプロポフォールを持続的に投与しながら，麻薬性鎮痛薬のレミフェンタニルやフェンタニルの投与と筋弛緩薬を用い，鎮静，鎮痛，有害反射抑制，不動化を維持する．吸入麻酔薬を使用せずプロポフォールや麻薬性鎮痛薬だけで維持する方法を全静脈麻酔（Total intravenous anesthesia：TIVA）と呼ぶ．

2）呼吸循環管理

麻酔中は人工呼吸を行い，適切な動脈血酸素分圧および動脈血二酸化炭素分圧を維持する．適切な麻酔深度において血圧，心拍数が安定するよう調節する．出血量や尿量を随時確認し適切な輸液管理を行う．

3）麻酔深度の調整

バイタルサインや BIS 値の変動を参考に麻酔深度を調整する．

7 麻酔の覚醒

手術が終了し麻酔薬の投与を停止し，意識消失状態から覚醒状態に移行することをいう．正常な防御反射と自発呼吸が回復する．導入の時期と同様に循環動態が変動する．

1）麻酔薬の投与終了

手術終了後に麻酔薬の投与を停止する．呼気中の吸入麻酔薬濃度あるいは予測血中濃度の低下を確認する．

2）筋弛緩薬の拮抗

非脱分極性筋弛緩薬であるロクロニウムの拮抗薬としてスガマデクスを使用する．筋弛緩モニタを使用し筋弛緩からの回復を確認する．

3）抜管の条件

自発呼吸があること，防御反射が正常であること，意識があることを確認し抜管する．抜管前には口腔内と気管内の分泌物を吸引する．口腔外科手術では術前と気道の形態が変化していることがあり，抜管後も気道が確保されることを確認する．

4）抜管後の観察

抜管後は特に呼吸状態に留意しバイタルサインの安定を確認する．

3 静脈麻酔法

1 静脈麻酔薬　Intravenous anesthetics

1）チオペンタール　thiopental，チアミラール　thiamylal

マロン酸と尿素から合成されるバルビツレイト酸の誘導体であり，バルビツレイトと総称される．種類により効果発現時間に相違がある．超短時間作用型のチオペンタール，チアミラールの単回投与では，麻酔導入が速く，覚醒も速い．麻酔導入に適している．

（1）薬理作用（薬力学）

❶ 中枢神経系

大脳皮質および脳幹の網様体賦活系の GABA$_A$-Cl$^-$チャネル複合体の β サブユニットに結合し，GABA の働きを増強させる．すなわち，抑制性神経伝達を増強する．用量依存性に，鎮静から意識消失までさまざまな意識レベルをもたらす．低用量では疼痛閾値を低下させる．脳保護作用および抗けいれん作用を有する．脳酸素消費，脳血流，脳圧いずれも低下させる．脳血流の自動調節能は保持される．

❷ 呼吸器系

呼吸数と1回換気量は用量依存性に減少する．低酸素血症と高二酸化炭素血症に対する換気応答は著しく抑制される．通常導入量にて無呼吸をきたすことがある．喉頭反射はプロポフォールに比べて保持されるので，咳や喉頭けいれんの頻度はプロポフォールより高い．副交感神経刺激やヒスタミンを介する気管支けいれんの比率もプロポフォールより高い．

❸ 循環器系

末梢血管拡張作用と心筋収縮抑制にて用量依存性に，血圧低下と徐脈を呈する．特に循環血液量不足の患者で顕著である．

❹ その他

他の多くの麻酔薬同様，嚥下反射などの体性反射は抑制される．

（2）薬物動態学

❶ 代謝・排泄系

99%以上が肝臓で分解され腎臓から排泄される．超短時間作用型バルビツレイトにおいて導入後の覚醒が速いのは，脂肪や筋肉への移行により血中濃度が速やかに低下するためであり，代謝が早いわけではない．肝機能障害の患者では分解能低下にて作用が延長する．

❷ 体内分布

上述の通り，単回投与では組織への再分布による血中濃度低下にて覚醒が早いが，頻回投与にて脂肪や筋肉への移行が飽和となった際は，逆に脂肪，筋肉から血中への再分布が起こり，覚醒遅延を呈する．

（3）使用法

全身麻酔の導入にはチオペンタール，チアミラールとも4〜5mg/kg の単回静注にて速やかに（30〜45秒で）就眠する．

(4) その他

まれにアナフィラキシーを惹起する．薬液は，強アルカリ（PH>10）のため，血管外漏えいにて組織障害を引き起こす．バルビツレイトは，ポルフィリン合成に関わる酵素を活性化させるので，ポルフィリン血症患者への投与は絶対禁忌である．

2）ケタミン塩酸塩　ketamine hydrochloride

強力な鎮痛効果がある．効果発現が速く，麻酔導入および短時間の処置の麻酔維持に用いる．2007年から本邦では麻薬と同等の扱いとなり，麻薬処方箋を必要とする．

(1) 薬理作用（薬力学）

❶ 中枢神経系

中枢神経系のシナプス後膜にある**グルタミン作動性 NMDA 受容体**に選択的に働き，興奮性神経伝達を減弱させる．大脳皮質を抑制し，鎮静・催眠状態をもたらす一方，海馬を含む大脳辺縁系を亢進させ，特異な精神状態（幻覚，悪夢，せん妄）を引き起こすことがある．**解離性麻酔薬**と称されるゆえんである．これらの精神症状はベンゾジアゼピン系薬の併用にて予防できる．脳代謝亢進，脳圧上昇作用があるので，頭部外傷や頭蓋内圧亢進患者への投与は禁忌とされている．

❷ 呼吸器系

呼吸数と1回換気量は幾分減少するが，二酸化炭素血症に対する換気応答は保たれるので，呼吸抑制は少ない．交感神経作用によって気管支を拡張させる．喉頭防御反射は保たれるが，分泌物増加による誤嚥のリスクがある．

❸ 循環器系

内因性カテコラミンの分泌により，心拍数と心拍出量が増加する．体血圧と肺動脈圧が上昇する．循環を軽度亢進させる特異な麻酔薬であり，ショック患者の麻酔導入に好んで用いられる．心筋への直接作用は抑制作用である．高血圧，狭心症の患者には用いにくい．

❹ その他

口腔内および気管内の分泌物が著しく増加する．筋緊張はしばしば高まる．眼圧上昇を起こすことがある．

(2) 薬物動態学

❶ 代謝・排泄系

主要代謝経路は肝臓であり，**チトクローム P-450（CYP）**によりノルケタミンとなる．ヒドロオキシノルケタミンやデヒドロノルケタミンなどに変化するが，薬理活性はほとんどない．ノルケタミンだけがケタミンの1/3～1/5の麻酔作用をもつ．代謝物は腎臓から排泄される．5日後までに91%が尿中に，3%が糞便中に排泄される．

❷ 体内分布

脳組織から他の組織へ再分布され覚醒は比較的速い．

(3) 使用法

気道分泌物が増えるため，麻酔導入前に，副交感神経遮断薬の前投与が好ましいとされている．初回投与量は2mg/kgで，緩徐に静注する．筋肉注射の際は5～10mg/kgを投与する．

3) プロポフォール　propofol

現在，最も使用頻度の高い静脈麻酔薬である．アルキルフェノール類の一つで，水に溶けず脂溶性である．水中油型エマルジョンの形の白色溶液として市販されている．効果発現が速く麻酔導入に用いられ，代謝が速く麻酔維持にも頻用される．

(1) 薬理作用（薬力学）

❶ 中枢神経系

中枢神経系のGABA_A-Cl⁻チャネル複合体のβサブユニットに結合し，GABAの働きを増強させる．すなわち，神経伝達の抑制作用を増強する．導入量にて速やかに（30～40秒で）就眠し，再分布により速やかに覚醒する．バルビツレイトと同様に，脳酸素消費量，脳血流量，脳圧を減少させ，低酸素に対する脳保護作用を有する．循環血液量が減少している患者，高齢者，血行動態が不安定な患者の導入必要量は少量であり，乳児や小児の導入には大量を要する．低用量でけいれんを引き起こし高用量でけいれんを抑制させる働きがあるとの報告がある．

❷ 呼吸器系

呼吸数と1回換気量は用量依存性に減少する．低酸素血症と二酸化炭素血症に対する換気応答は抑制される．通常の導入量（2～2.5mg/kg）で，25～30％に無呼吸が見られる．気道反射の抑制により，バルビツレイトと比べて，喉頭けいれんが起きにくい．

❸ 循環器系

用量依存性に前負荷・後負荷の減少と心収縮の抑制作用を有し，血圧と心拍出量の低下を招く．循環血液量減少患者，高齢者，心機能低下患者で顕著となる．圧受容体反射も抑制されるので，反応性の頻脈は起こりにくい．心筋血流量と心筋酸素消費量はともに減少するので，心筋酸素需給バランスは保たれる．

(2) 薬物動態学

❶ 代謝・排泄系

主に肝臓でグルクロン酸抱合（一部，硫酸抱合）され，尿中に排泄される．20％が肺で代謝される．

❷ 体内分布

Context-sensitive half time（一定の血中濃度を維持するよう持続静注されていた時間別の，薬液投与中止時から血中薬物濃度が半分に減少するまでに要する時間）は，2時間の持続注入でも15分，8時間の注入でも40分未満と短く，持続静注による麻酔維持に適した薬剤である（図7-21）．

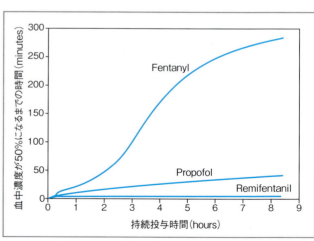

図7-21　麻酔維持に用いられる薬剤のContext-sensitive half time（CSTH）

（3）使用法

全身麻酔の導入量は，2.0 〜 2.5mg/kg の単回静注，麻酔維持は 6 〜 9mg/kg/h の持続静注，鎮静維持は，2 〜 5mg/kg/h の持続静注が目安だが，個人の至適量の範囲がとても広い麻酔薬である．

（4）その他

プロポフォールは，卵黄レシチン，グリセロール，大豆油を含む 1% 等張の水中油型脂肪乳濁液として調剤される．術後嘔吐抑制効果を持つ唯一の全身麻酔薬である．鎮静量以下の低用量でも嘔吐抑制作用があるとされている．静脈内投与時に血管痛を引き起こすことがある．特に，細い血管から急速注入時に頻回にみられる．プロポフォールは脂肪乳濁液なので，脂質代謝異常の患者への大量投与は避けたほうが無難である．ICU などで，小児に大量長時間持続注入すると，まれに，アシドーシス，心不全などの致死的な合併症を引き起こすことがある（**プロポフォール注入症候群**）．小児の集中治療における人工呼吸中の鎮静への使用は禁忌である．

2 麻薬性鎮痛薬 Narcotic analgesics

脳，脊髄，末梢ニューロンに存在する特異的な**オピオイド受容体**に結合して作用を発揮する．全身麻酔中の麻酔補助薬として頻用されているフェンタニル，レミフェンタニルともに，その代表である**μ受容体**に結合する．フェンタニルとレミフェンタニルは，薬力学的に類似しているが，薬物動態は大きく異なる（**表7-4**）．

表7-4　Fentanyl と Remifentanil：薬物動態を考慮した麻酔時の配慮の比較

	Remifentanil	Fentanyl
代謝経路	血中や組織内の非特異的エステラーゼにて急速に加水分解	肝臓の代謝酵素，CYP3A4 で代謝され腎排泄
投与方法	持続静注	単回投与，追加投与
血中濃度低下機序　短期投与後　長期投与後	素早く分解（素早く消失）素早く分解（素早く消失）	血管外へ分布（比較的素早く消失）血管外から戻る・代謝（蓄積にて消失に時間かかる）
術終盤での投与量に関する配慮	〈利点〉いつでも大量投与による十分な鎮痛可能	〈欠点〉特に術後半は，投与量加減しないと覚醒時に呼吸抑制残存
術後早期の疼痛予防策	〈欠点〉必要（投与終了後 5 〜 10 分で鎮痛効果消失）	〈利点〉通常不要

1）フェンタニルクエン酸塩 fentanyl cytrate

（1）薬理作用（薬力学）

❶ 中枢神経系

脂溶性が高く，静注後まもなく血液脳関門を通過し，1 〜 2 分で作用発現，3 〜 5 分で最大効果を現す．強力な鎮痛効果を有する．単独で就眠作用は弱い．吸入麻酔，静脈麻酔薬，鎮静薬との**相乗効果**にて，お互いの必要量を減じる．

❷ 呼吸器系

延髄の呼吸中枢を抑制する．その抑制は，呼吸数の減少が特徴的である．高用量では 1 回換気量

も減少する．高二酸化炭素血症や低酸素血症に対する換気応答は減弱する．呼吸抑制は他の麻酔薬との併用により著しく増強する．逆に，少量併用にて十分な麻酔深度を保つことができる．気管支収縮作用があるので，喘息患者には使用しにくい．

❸ 循環器系

心収縮性にはほとんど影響しないことから，総じて単独では著明な循環抑制は認めず，血圧もそれほど低下しない．迷走神経亢進にて徐脈をきたしやすい．全身麻酔薬との併用にて循環抑制をきたしやすい．気管挿管時および手術侵襲時の血圧上昇を抑制する．

❹ その他

フェンタニルを導入時，比較的高用量を急速に静注すると，胸部や上気道の筋，咬筋の硬直を誘発し，換気困難となることがある．これを鉛管現象（lead pipe phenomenon）と称す．筋弛緩薬投与にて解除できる．フェンタニルは麻酔後の嘔気・嘔吐（post-operative nausea and vomiting：PONV）を引き起こす．

（2）薬物動態学

代謝は主に肝臓で行われ，腎臓で排泄される．代謝物に薬理活性はない．Context-sensitive half time は，2時間の持続注入を越えると，著しく延長しはじめる．

（3）使用法

導入時，2〜4mg/kg 単回静注し，効果発現時間は3〜5分，持続時間は30〜60分とされている．通常1〜2mg/kg を追加静注する．

2）レミフェンタニル remifentanil

（1）薬理作用（薬力学）

❶ 中枢神経系

作用発現時間は1分と短く，強力な鎮痛効果を有する．以下，フェンタニルでの記載に準ずる．

❷ 呼吸器系

フェンタニルでの記載に準ずる．気管支収縮作用については明らかになっていない．

❸ 循環器系

フェンタニルよりも循環抑制が強い．特に高用量では，血圧低下と徐脈が顕著である．

❹ その他

フェンタニルでの記載に準ずる．

（2）薬物動態学

血中の非特異的エステラーゼにより，きわめて速く代謝される．肝機能および腎機能が低下している患者においても代謝過程は全く影響されない．代謝物に薬理活性はない．Context-sensitive half time は，10時間の持続注入でも5分以内と著しく短い．

（3）使用法

導入時 0.5μg/kg/min の投与速度では，導入に時間を要した場合，著しい循環抑制をきたすことがある．就眠に用いる静脈麻酔薬の量にもよるが，通常の麻酔導入ではレミフェンタニルの投与速度を半量近く減量しても，十分な麻酔深度を得ることができる．麻酔維持には，手術侵襲に応じて0.1〜0.25μg/kg/min で持続静注する．

3 全静脈麻酔 Total intravenous anesthesia：TIVA

　吸入麻酔薬を用いず，静脈麻酔薬，麻酔補助薬など静脈から投与する薬剤のみを使用して全身麻酔の導入と維持を行う全身麻酔法を全静脈麻酔と称す．複数の麻酔薬を用いて麻酔管理を行うバランス麻酔の1種である．プロポフォール，レミフェンタニル，ロクロニウムなどの調節性の優れた薬剤の出現により，広く普及してきた．換気は，酸素と空気を併用して行う．TCI（Target controlled infusion）ポンプを用いてプロポフォールを持続静注し（図7-22），レミフェンタニルとフェンタニルをどちらか単独あるいは併用で用い，脳波解析を応用したBIS（Bispectral index）モニタにて麻酔深度を類推しながら麻酔を行うのが現在のTIVAの主流である．吸入麻酔と比較した，TIVAの利点，欠点について表7-5にまとめた．

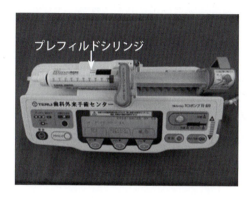

図7-22　プロポフォールのプレフィルドシリンジ製剤とTCIポンプ
TCIを用いてプロポフォールを持続投与する際，図のとおり，専用のTCIポンプと専用のプレフィルド（pre-filled）製剤を用いる．TCIポンプは，調節性に優れ，かつ，維持が確実で簡便であるという特徴を有しており，迅速かつ広範な分布を経て迅速な代謝クリアランスを受けるプロポフォールとの相性が良い．しかし，あくまでシミュレーション値を基にした投与方法であり，実測値との偏りは，21％に及ぶとの報告もある．

表7-5　TIVAの利点・欠点（吸入麻酔との比較）

TIVA：吸入麻酔と比較した利点

比較項目	TIVA	吸入麻酔
PONV	少ない	多い
悪性高熱症	可能性ほぼなし	可能性あり
環境汚染	なし	あり
気道確保難時の麻酔調節	可	不可の場合あり
亜酸化窒素の欠点	使用しない	あり（最近は，亜酸化窒素用いないことが多い）

TIVA：吸入麻酔と比較した欠点

比較項目	TIVA	吸入麻酔
投与経路に関する麻酔状態の指標	なし（血中麻酔薬濃度の連続モニタリング不可）	あり（呼気麻酔ガス濃度の連続モニタリング）
効果の個人差	propofolは大きい	揮発性麻酔薬は小さい
麻酔薬投与が途絶えるリスク	あり（薬液漏れ，静脈路の閉塞・接続トラブルなど）	ほぼない（気化器内薬物枯渇のみ）
術中覚醒の可能性	あり	低い
卵・大豆アレルギー	避けるのが無難（英国，米国では禁忌）	使用可

4 筋弛緩薬　Muscle relaxant

　一般に，麻酔領域では，**神経筋接合部**でのシナプス信号の伝達を遮断することにより骨格筋弛緩を引き起こす薬物を筋弛緩薬と称している．気管挿管時の**喉頭けいれん**防止，術中の不動化，バッキング（気管挿管中の咳）停止，人工呼吸を行うための自発呼吸停止の目的で用いられる．

1 神経筋伝達の機序および筋弛緩薬の作用機序

　正常の神経筋伝達は以下のとおりである．運動神経中の**活動電位**伝搬に反応して神経終末の**アセチルコリン（ACh）含有小胞体**に近接するカルシウムチャネルが開口し，流入したカルシウムがACh含有小胞体と細胞膜の融合を誘発し，貯蔵されていたAChが**接合部間隙**に放出される．**終板**，すなわち，神経筋接合部のシナプス後膜にたどり着いたAChは，**ニコチン性ACh受容体**に結合する．AChが受容体に結合することによりイオンチャネルが開きNa$^+$イオンが終板の細胞内に入る．終板の細胞膜が**脱分極**し活動電位が生じると，これが筋線維に伝わり筋収縮を引き起こす（**図7-23**）．受容体に結合し活動電位を起こさせたAChはすぐ受容体から遊離し，接合部間隙に存在する**コリンエステラーゼ**で分解され，受容体は次の筋収縮のためのAChの受け入れに備える．

　上記過程において，筋弛緩薬は，ACh受容体への結合をAChと**競合**し，正常な伝導を遮断する．

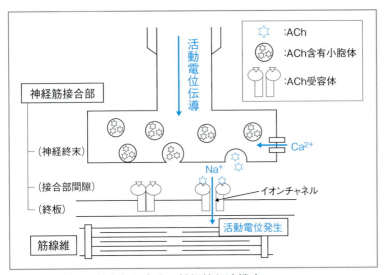

図7-23　神経筋接合部を介する神経筋伝達機序
ACh：アセチルコリン

1）神経筋接合部の遮断様式

（1）脱分極性ブロック　（depolarizing block）

　受容体と結合して，一度AChの結合時と同様の脱分極を引き起こす．それによる一過性の筋収縮を**筋線維束収縮**（fasciculation）と称す．AChに比べて代謝が遅いので，数分くらい受容体と結合したままとなる．この間，以降の神経刺激に応じることができず，筋弛緩状態となる．このような作用を有する筋弛緩薬を脱感作により**脱分極性筋弛緩薬**と称する．

（2）非脱分極性ブロック　（non-depolarizing block）

ACh と競合して受容体と結合することにより，神経刺激を遮断する．一度も脱分極させることがないので，このような作用を有する筋弛緩薬を**非脱分極性筋弛緩薬**と称する．

2）脱感作

受容体のなかには，受容体タンパク質の変化により ACh に対して感受性をもたない状態になるものもある．この状態を脱感作といい，脱分極性筋弛緩薬や揮発性麻酔薬がこの脱感作を促進するとされている．実際，吸入麻酔下では，非脱分極性筋弛緩薬の必要量が有意に減少する．

3）2相性遮断

脱分極性筋弛緩薬の反復または大量投与で，非脱分極性筋弛緩薬による効果と類似した長期の筋弛緩状態に移行することがある．これを**2相性遮断**と称す．2相性遮断に移行すると**抗コリンエステラーゼ薬**に対する反応は予測困難である．

2　主な筋弛緩薬　Muscle relaxants and characteristics

1）脱分極性筋弛緩薬

（1）スキサメトニウム塩化物　（suxamethonium chloride）

作用発現時間は 1 mg/kg の投与で 1 分以内であり，一度筋線維束収縮を引き起こした後，強い筋弛緩効果をもたらす．血漿中の**偽コリンエステラーゼ**にて速やかに分解され，効果持続時間は 5 分と短い．しかし，反復投与にて時に 2 相性遮断へ移行する．副作用・合併症として，①心臓の**ムスカリン性 ACh 受容体**刺激による徐脈・不整脈（特に反復投与にて），②筋線維束収縮に起因する高カリウム血症・筋肉痛・眼圧や胃内圧の上昇，③**悪性高熱症**などが挙げられる．

2）非脱分極性筋弛緩薬

（1）ベクロニウム臭化物　（vecuronium bromide）

作用発現までの時間は比較的短く，0.1mg/kg の投与では 3 分で気管挿管可能となる．効果持続時間は 45 〜 90 分で，追加投与量は初回投与量の 1/2 〜 1/3 程度である．体内で代謝され，主に胆汁から排出（40 〜 50％）され，尿中排出は 15 〜 20％とされている．副作用・禁忌は特になく，大量投与でも心・血管系への影響は少ない．**ヒスタミン遊離作用**はほとんどなく，ムスカリン性 ACh 受容体刺激作用もない．

（2）ロクロニウム臭化物　（rocuronium bromide）

作用発現時間はとても短く，0.6mg/kg の投与では 85 秒，0.9mg/kg の投与でも 77 秒で気管挿管可能となる．力価はベクロニウムの約 1/6 である．セボフルラン麻酔下での効果持続時間は，0.6mg/kg の投与では 53 分，0.9mg/kg では 73 分である．追加投与量は，初回投与量の 1/4 である．大部分が未変化のまま胆汁に排泄される．主に胆汁から排出（65％）され，尿中排出は 12 〜 22％とされている．ヒスタミン遊離作用はほとんどない．肝機能低下の影響は小さいがあるとされ，腎機能低下の影響は小さいかあるいはないとされている．

3 筋弛緩モニタリング　Monitoring of neuromascular blochade

運動神経を電気刺激し,その支配筋肉の収縮の様から,筋弛緩の程度や筋弛緩からの回復度を評価する.

1) モニタリングに適した筋肉

前腕部尺骨神経刺激下の母指内転筋,顔面神経刺激下の皺眉筋,後脛骨神経刺激下の短母趾屈筋などが候補として挙げられるが,前腕部尺骨神経刺激下の母指内転筋が最も一般的である.

2) 刺激電極の場所

尺骨神経相当部の前腕に,手首の皮膚線から1〜2cm離して貼る.黒電極(陰極)が遠位,白電極(陽極)が近位になるように貼る.加速度センサーとしてのトランスデューサは動きに対して垂直になるように貼付け,皮膚温の低下に注意する(図7-24).

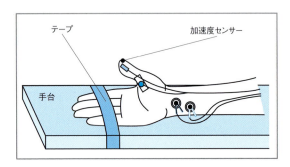

図7-24　刺激電極の位置

3) 刺激の種類

①**単刺激法**:持続0.2msec,周波数0.1Hzの**最大上刺激**(全ての筋線維を収縮させる刺激よりさらに強い刺激)を課して評価する.**単収縮高**がコントロールに対するパーセントとして求められる.筋弛緩の発現や回復の敏感な指標にはならない.

②**四連刺激法(train of four:TOF)法**:周波数2Hzで与える4回の連続最大上刺激を課す.非脱分極性筋弛緩薬の影響下では,刺激に従い収縮高は減衰する(図7-25).これら4回の刺激による収縮高をそれぞれ,T1,T2,T3,T4とすると,収縮高の比(T4/T1)を**四連反応比(TOF ratio)**と称し,

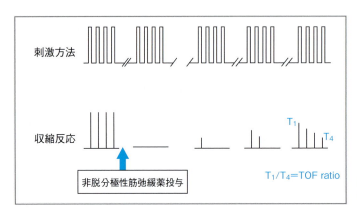

図7-25　四連刺激法(非脱分極性筋弛緩薬からの回復評価)

これを筋弛緩からの回復の指標とする．安全な抜管の目安（咽頭機能の正常化）は，近年厳しくなる傾向を示し，最近の基準は，力感知型筋弛緩モニタによる TOF 比≧0.9，あるいは，加速度感知型筋弛緩モニタ（TOF-Watch™ など）による TOF 比≧1.0 の回復とされている．

③ post-tetanic count（PTC）法：深いレベルの非脱分極性筋弛緩の評価に用いられる．50Hz のテタヌス刺激を 5 秒間与えた 3 秒後から，1Hz で単刺激を反復する．感知できる収縮反応の回数（PTCカウント）により T1 出現までの時間を予測できる．PTC カウント＝5 は T1 出現の約 5 分前に相当するとされている．

④ double-burst stimulation（DBS）法：50Hz で 2 ～ 3 個の群発テタヌス刺激を与えた 0.75 秒後に 2 番目の群発刺激を与え，触診にて評価する．2 番目の反応の低下は筋弛緩の残存を意味する．TOF より回復を厳密に評価できるとされている．

4 筋弛緩の拮抗薬　Antagonist to muscle relaxants

非脱分極性筋弛緩薬が作用部位から拡散して離れると自然に回復するが，抜管時筋弛緩効果が残存していると気道・呼吸器トラブルを引き起こす可能性があり，通常，抜管前に筋弛緩薬に対する拮抗（リバース）が必要となる．

1）ネオスチグミンメチル硫酸塩　（neostigmine methylsulfate）

抗コリンエステラーゼ薬である．ACh を分解するコリンエステラーゼの活性を阻害することにより，接合部間隙の ACh 濃度を上昇させ，競合阻害により，非脱分極性筋弛緩薬を受容体から追い出し，筋弛緩効果を消失させる．ネオスチグミンは，ムスカリン作用を有し，徐脈を引き起こす恐れがあるため，通常，硫酸アトロピンを先行または混合して投与する．非脱分極性筋弛緩薬の効果が強く残存している場合（T4 未出現）は，十分な拮抗を得ることができない．または，ネオスチグミンは作用時間が短いため，一時回復しても再度筋弛緩効果が出現する可能性がある（recurarization）ので，注意が必要である．TOF 比の出現，または，自発呼吸の出現を確認後に拮抗のための投与を行うのが安全である．

2）スガマデクス　（sugammadex）

スガマデクスはロクロニウムやベクロニウムを内腔に取り込み（包接），包接された複合体はそのまま腎臓から排泄される．受容体に結合していた筋弛緩薬は，血中濃度低下による濃度勾配により受容体から遊離し，包接され血中から除かれる．このように，スガマデクスはネオスチグミンと異なり，筋弛緩薬に直接作用し筋力を回復する．浅い筋弛緩状態（T2 出現が見られるほどの回復程度）なら 2mg/kg，比較的深い筋弛緩状態（PTC カウントで 1 ～ 2 発以上の回復の程度）では，4mg/kg を投与する．PTC カウントが 0 の強い筋弛緩状態や筋弛緩薬投与数分後で早急に筋弛緩薬効果を拮抗したい場合は，16mg/kg を投与する．副作用はほとんどないとされているが，ヨーロッパではアナフィラキシーの頻度が比較的高いとの報告もある．

Chapter 8 周術期管理

1 術前管理

1 インフォームド・コンセント Informed consent

インフォームド・コンセント（IC）とは，患者の「知る権利」と「自己決定権」に基づき生まれた概念で，病状や必要な治療行為について十分な説明を受けた上で（informed），治療を受けるかどうかを自分自身で判断し，同意すること（consent）である．麻酔のICをする必要性として，①患者や家族は手術に関しての情報は知りたいと思うが麻酔に関しては余り認識していない，②麻酔にも一定の頻度で危険な合併症が発生する可能性があることを認識してもらう，③患者の全身状態・年齢・手術内容によっては麻酔そのものの方が，リスクが高い場合も多いことを認識してもらう，などが挙げられる．

麻酔のICに必要な説明内容としては，以下の項目がある．

1）説明義務

①麻酔の内容，危険性などについて十分に説明し，患者みずからが判断できる情報を提供する．
②本人と家族に説明する．
③きわめてまれな合併症についての説明義務はない．
④患者に不安を与える説明は避ける．

2）結果予見義務

①麻酔によって起こりうる確率の高い危険性については説明の義務がある．

3）結果回避義務

①異常が生じた場合は，治療に専念し，不幸な転帰にならないように回避する義務があることを説明する．

> **ワンポイント**
>
> 全身麻酔に関するリスクは，咽頭痛，嗄声，悪心・嘔吐，歯牙損傷，アレルギー性薬物反応，術中覚醒，心筋梗塞，脳梗塞，肺動脈血栓症，心停止，術後の挿管，ICU管理などを適宜説明する．

2 経口摂取制限 Limitation of oral intake

1）目的

周術期の嘔吐（vomiting）や嘔吐を伴わない胃内容物の逆流（silent regurgitation）による気道閉塞，喉頭けいれん，気管支けいれん，誤嚥性肺炎（aspiration pneumonia）を防止する．

2）経口摂取制限の実際

年齢	清澄液	母乳	人工乳 / 軽食 （トースト・清澄液）	固形物 （揚げ物・肉）
乳児	2 時間前	4 時間前	6 時間前	8 時間前
小児	2 時間前	4 時間前	6 時間前	8 時間前
成人	2 時間前	—	6 時間前	8 時間前

予定手術では全症例で行う．摂取制限が尊守されていない場合には手術を延期する（手術日の変更，開始時刻を遅らせる）．

外傷や後出血などで緊急手術を行う際には，経口摂取の時期やその内容，量について把握しておくことが大切である．状況の把握が困難な緊急手術では胃内容物が残存しているとみなし，full stomach（充満胃）として対処する．

> **ワンポイント**
>
> **麻酔導入時の誤嚥を防止する手段**
>
> ①胃管による胃内容物の除去，②上半身挙上，③輪状軟骨圧迫，④意識下挿管，⑤迅速導入（crush induction）

3　常用薬の取り扱い　Management of drugs in perioperative period

患者の有する全身疾患に対して種々の薬物が投与されていることは少なくない．これらの長期服用薬物を突然中止した場合の離脱症状の可能性や周術期における薬物相互作用の可能性を考慮したうえで，術前に継続・中止・減量および変更を指示する必要がある．

1）降圧薬　antihypertensive drug

薬物	手術 1 日前	手術当日朝	麻酔管理上の留意点
Ca 拮抗薬	継続	継続	術直前まで投与を継続する 血圧が低ければ中止する 突然中止しても離脱症状は起きない
アンギオテンシン変換酵素阻害薬，アンギオテンシンⅡ受容体拮抗薬	継続	中止	術前の投与中止を検討する 継続すると全身麻酔中著明な血圧低下をきたすことがある
β受容体遮断薬	継続 （中止しない）	継続 （中止しない）	突然の中止で高血圧，頻脈，心筋虚血のリスクがあるので術直前まで投与を継続する 非選択性ではβ_2受容体遮断作用によりアドレナリンのα受容体刺激作用が優位となり末梢血管収縮により著明な血圧上昇をきたす
α受容体遮断薬	継続	継続	アドレナリンとの併用でα作用が遮断され，β作用が優位となり血圧が低下することがある
利尿薬	継続	中止しない	継続すると循環血液量低下，電解質異常，特に低 K 血症に注意する 昇圧アミン（アドレナリン・ノルアドレナリン）の作用を減弱させることがある

2) 気管支拡張薬　bronchodilator

薬物	手術1日前	手術当日朝	麻酔管理上の留意点
β受容体刺激薬	継続 （中止しない）	継続 （中止しない）	交感神経刺激薬（β刺激薬）との併用で頻脈，不整脈が起きる
テオフィリン	継続	中止	カテコラミンとの併用で不整脈，心停止を起こすことがある 薬物相互作用に注意する

3) 経口血糖降下薬，インスリン製剤　oral hypoglycemic drug and insulin

薬物	手術1日前	手術当日朝	麻酔管理上の留意点
スルホニル尿酸	継続	中止	絶食期間中は投与しない
DPP-4阻害薬	継続	中止	絶食期間中は投与しない
インスリン	継続	中止	絶食期間中はSliding scaleで管理を行う

4) 甲状腺ホルモン製剤　thyroid hormone

薬物	手術1日前	手術当日朝	麻酔管理上の留意点
レボチロキシンナトリウム水和物	継続	継続	半減期が6～7日間であるので周術期に服用できなくても重大な結果にならない 交感神経刺激薬の作用を増強する

5) 抗精神病薬　antipsychotic drug

薬物	手術1日前	手術当日朝	麻酔管理上の留意点
フェノチアジン系・ブチロフェノン系薬剤	継続	継続	アドレナリンとの併用禁忌：α受容体遮断作用があり，アドレナリンのα作用が遮断され，β作用が優位となることにより血圧が低下する QT間隔を延長させるので不整脈を惹起させる
セロトニン・ドパミン遮断薬	継続	継続	アドレナリンとの併用禁忌：アドレナリンとの併用で血圧が低下する

6) 抗うつ薬　antidepressant drugs

薬物	手術1日前	手術当日朝	麻酔管理上の留意点
三環系抗うつ薬	継続	継続	アドレナリン作動性神経終末でカテコラミン再取り込みを阻害し，受容体でのカテコラミン濃度を上昇させ，アドレナリン刺激作用を増強させる．アドレナリン併用により血圧が上昇する
選択的セロトニン再取り込み阻害薬	継続	継続	周術期に高血圧のリスクがある
セロトニン・ノルアドレナリン再取り込み阻害薬	継続	継続	アドレナリンとの併用で頻脈，血圧上昇に注意が必要である

7）副腎皮質ホルモン製剤　adrenaline cortex hormone

薬物	手術1日前	手術当日朝	麻酔管理上の留意点
副腎皮質ホルモン	継続	継続	長期投与で副腎皮質機能不全の可能性がある ストレスの加わる手術ではステロイドカバーが必要である （過去1年間に3週間以上プレドニゾロン5〜20mg/day相当の投与された場合）

8）その他の製剤　other drug

薬物	手術1日前	手術当日朝	麻酔管理上の留意点
抗コリンエステラーゼ	継続	継続	脱分極性筋弛緩薬との併用禁忌：脱分極性筋弛緩薬の作用を延長する
パーキンソン病治療薬	継続	継続	継続投与し，中止による症状悪化を避けるため可能な限り早期に投与を再開する
抗けいれん薬	継続	継続	効果部位濃度を維持するために継続投与する 非脱分極性の筋弛緩薬の作用を減弱する
ジギタリス	継続	継続	低K血症ではジギタリス中毒が起こりやすい β遮断薬・Ca拮抗薬は徐脈を増強する
ベンゾジアゼピン系薬	継続	継続	BZP系薬に耐性を形成し，ほかのGABA受容体作動薬が効きにくいことがある

4　その他　Others

　その他の術前管理として，深部静脈血栓予防の目的で必要に応じて入室前に弾性ストッキングを着用させる．血栓症の予防法には①十分な水分補給，②早期離床と適度な運動，③弾性ストッキング，④間歇的空気加圧装置，⑤抗凝固療法（ワルファリン，低用量未分画ヘパリン）がある．弾性ストッキングや間歇的空気加圧装置の装着で下肢に適度な圧迫を繰り返し与えることにより，末梢静脈の血流速度を増加させ，下肢静脈血のうっ血を減少させながら静脈灌流を促すことで血栓形成を予防する．

② 術中管理・合併症

1　呼吸管理

　適正な換気を維持し，十分な酸素の取り込みと二酸化炭素の排出を図る．

1）呼吸状態の監視

　皮膚・粘膜・血液の色，胸郭や呼吸バッグの動き，呼吸音などを監視し，パルスオキシメータによる末梢動脈血酸素飽和度，カプノメータによる呼気終末二酸化炭素分圧，気流計により換気量などをモニタする．また，必要に応じて血液ガス分析を行い，pH，$PaCO_2$とPaO_2を測定する．

2）吸入酸素濃度

全身麻酔中の**吸入酸素濃度**は30％以上に保つ．これは**換気血流比不均衡**の増大により，空気と同じ酸素濃度では低酸素血症をきたすからである．一般的には，酸素と亜酸化窒素または圧縮空気を混合して，酸素濃度が30〜50％となるようにする．高濃度酸素は細胞障害の原因となる．95％以上の酸素を吸入させると，24〜48時間で，肺の硝子膜様変化，肺水腫，肺出血などが現れ，吸入を続けると数日で死亡するため，長時間の吸入には注意が必要である（酸素中毒）．50％以下の酸素濃度では，長時間の吸入による肺の組織障害は起こらないとされている．

3）人工呼吸

多くの麻酔薬は呼吸系の影響を及ぼす．麻酔薬は，中枢・末梢化学受容体を抑制することにより，二酸化炭素に対する換気応答を抑制するために$PaCO_2$が上昇する．全身麻酔中は，麻酔薬による呼吸抑制に伴い，自発呼吸下では1回換気量が減少する．また，麻薬性鎮痛薬を併用した場合には，呼吸数が極端に少なくなる．1回換気量や呼吸数の減少に伴い分時換気量は減少し，**動脈血中二酸化炭素分圧**（$PaCO_2$）は上昇する．さらに，気管挿管や手術操作を容易にするために筋弛緩薬を使用した場合には，呼吸運動は停止するために人工呼吸が必須となる．人工呼吸を行うことにより，$PaCO_2$を正常範囲（40±5mmHg）に維持する．

（1）調節呼吸

自発呼吸がないか，きわめて弱い場合に，1回換気量と呼吸数を決めて呼吸バッグの圧迫を間歇的に繰り返すことにより**陽圧換気**を行う．麻酔器に付属した人工呼吸器を使用する場合には，1回換気量8〜10mL/kg，呼吸数10回／分程度，吸気：呼気相比＝1：1.5〜2に設定することが多い．

（2）補助呼吸

自発呼吸はあるが，1回換気量が少なくなっている場合，患者の吸気相にタイミングを合わせて呼吸バッグを加圧し，十分な換気量が維持できるように補助する．麻酔医が**補助呼吸**を行う以外に，最新の人工呼吸器ではさまざまな様式で補助呼吸を行うものがある（同期式間欠的強制換気（SIHV），Pressure Support換気（PSV）など）．

4）気道の加湿

長時間にわたって乾燥した麻酔ガスを吸入すると気道粘膜が乾燥するため，**気道の加湿**が必要となる．半閉鎖循環式呼吸回路の使用時は，炭酸ガス吸収剤（ソーダライム）が二酸化炭素と反応しH_2Oが生じるために，多少の加湿が行われる．積極的に加湿を行うには，**人工鼻**やネブライザーが使用される．

2　循環管理　Circulatory care

全身麻酔時にはさまざまな要因により循環動態の変動が生じ，体内の各臓器・組織・細胞が正常に機能するために十分な循環を維持する必要がある．

1）循環動態の監視

全身麻酔時には，**血圧測定**（非観血的），**心電図モニタ**，**パルスオキシメータ**，**呼気炭酸ガスモニター**，

体温モニターは必須である．必要に応じ**観血的動脈圧測定**を行う．血圧測定においては，5分間隔で血圧を測定するのが原則で，血圧変動が大きい場合にはさらに短い間隔での測定が必要となる．必要に応じて前胸壁の聴診器，動脈の触診を行う．

2）全身麻酔の循環への影響

（1）麻酔薬の作用

多くの麻酔薬は，濃度依存的に心筋収縮力を抑制し，末梢血管を拡張し血圧を低下させる．心拍数を減少させることが多いが，血圧低下による圧受容体反射や自律神経系への作用により，心拍数の変化は一様ではない．

（2）手術刺激

手術に伴う侵害刺激，**喉頭展開**や**気管挿管**による刺激は，交感神経の緊張を高め，血圧上昇と心拍数増加の原因となる．

（3）術前経口摂取制限・手術に伴う出血

術前の**経口摂取制限**により，麻酔開始時には患者は脱水傾向にある．また，手術に伴う出血や細胞外液の非機能的細胞外液（創部，腸管内水分，胸水，腹水，浮腫水など）への移動により**循環血液量**は減少し，血圧は低下する．したがって，十分な循環血液量が維持されるように，**細胞外液補充液**などを輸液する．

（4）人工呼吸による影響

分時換気量が不足して動脈血中二酸化炭素分圧（$PaCO_2$）が上昇すると交感神経緊張が高まり，血圧上昇と頻脈が生じる．

自発呼吸状態では，吸気時に胸腔内は陰圧となるのに対して，陽圧換気（人工呼吸）では，吸気時には気道内圧上昇に伴い胸腔内圧は上昇する．したがって陽圧換気を行うと，胸腔内圧上昇により心臓への静脈還流量は減少し，1回拍出量の減少と血圧低下をきたす．

3 体温管理　Temperature care

全身麻酔により体温調節機能は抑制され，麻酔薬により末梢血管が拡張し，体温は室温へと近づく方向へ変化し，低下傾向を示す．一方，覆布をかけた状態で無影灯に照らされることによるうつ熱や，悪性高熱症の発生により体温が上昇することもある．全身麻酔時には体温のモニタは必須である．

1）体温測定

全身麻酔時には体表面温度は大きく変化するため，深部温を測定する必要がある．麻酔中の体温測定としては，直腸温を連続的にモニタするのが一般的であるが，厳密には直腸温は深部温ではない．その他の部位としては，食道温，膀胱温，鼓膜温などの測定が行われる．皮膚表面に貼付したプローブにより深部体温を測定することが可能な深部体温計がある．前額部の中枢深部温と足底部などの末梢温の差は，心拍出量の低下と相関し，心機能や末梢循環のモニタとしても利用可能である．

2）体温調節

体温維持装置を用いて，ベッド上に敷いたブランケットに温水や温風を循環させ，体温低下を防止する．また，体温上昇時は輸液，血管の豊富な部分の冷却を行う．

4 酸塩基平衡の管理　Acid-base balance

1）血液ガス分析

　動脈血を採血して**血液ガス分析**を行う．測定基本項目は，pH，$PaCO_2$ および PaO_2 である．装置により，Hb, Na^+ などの電解質も測定できる．BE は pH, $PaCO_2$, Hb の値をもとに算出される．基準値は，pH 7.4 ± 0.05，$PaCO_2$ 40 ± 5 mmHg，BE 0 ± 2 mEq/L である．酸塩基平衡異常は前項（**表 2-2**）のように診断される．

2）術中の酸塩基平衡異常

　麻酔中の酸塩基平衡異常の主な原因を**表 8-1** に示す．

表 8-1　酸塩基平衡異常の主な原因

	アシドーシス	アルカローシス
呼吸性	・麻酔薬，筋弛緩薬などによる呼吸抑制 ・気道閉塞・狭窄 ・肺疾患による CO_2 呼出不全（肺気腫，気管支喘息，肺水腫など） ・不適切な人工呼吸（低換気） ・麻酔回路の不備（呼吸弁の異常，炭酸ガス吸収剤の消耗，回路はずれ）	・過換気症候群 ・不適切な人工呼吸（過換気） ・低酸素血症に伴う過換気（間質性肺炎，肺線維症，肺梗塞など）
代謝性	・糖尿病，飢餓などによるケトアシドーシス ・循環不全による乳酸アシドーシス ・腎からの H^+ 排泄障害（腎不全など） ・腸管，腎からの HCO_3^- の喪失（下痢，腎不全など）	・消化管からの H^+ 喪失（嘔吐，胃液の吸引） ・低カリウム血症に伴う H^+ の細胞内への移動

　酸塩基平衡異常がみられた場合には，その原因を追究し，原因に対する治療を行うことが原則である．全身麻酔では呼吸状態が刻一刻と変化するため，麻酔中に生じる酸塩基平衡異常は呼吸性のものが多い．**代謝性アシドーシス**には**重炭酸ナトリウム**（$NaHCO_3$）の静注を行うが，使用可否について一定の見解は無い．**代謝性アルカローシス**には生理食塩液の点滴静注を行う．

5 輸液　Fluid infusion

1）術中輸液の目的　purpose of intra operative infusion

　①静脈路の確保，②体液，循環血液量補給，③電解質補給，④酸塩基平衡異常の補正，⑤栄養補給等
　長時間手術で糖質の投与を行わないと体タンパクの分解亢進，遊離脂肪酸の代謝増加などによるアシドーシスを招くので糖質の投与を行う．

2) 体液とその組成（表8-2，図8-1）　body fluid composition

表8-2　年齢による体液量の変化（%体重）

	新生児	乳児	成人	高齢者
細胞内液	40%	40%	40%	30%
細胞外液	40%	30%	20%	20%
合計	80%	70%	60%	50%

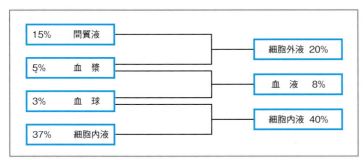

図8-1　成人での体液分画

> **ワンポイント**
>
> **晶質液と膠質液**
>
> 水・電解質代謝の異常を補正し，循環血液量を維持するための基本輸液が晶質液（電解質液）である．膠質液は，含まれている大きな分子量の物質（3.5〜7万）は毛細血管を通過しにくいためその膠質浸透圧により出血時に血漿増量の目的で用いられる．膠質液としてデキストラン製剤，HES (hydroxyethyl starch) 製剤，アルブミン製剤がある．

3) 輸液の種類　kinds of infusion

(1) 組成による分類

①電解質輸液，②糖質輸液，③アミノ酸輸液，④脂肪乳剤輸液，⑤混合輸液等がある．

(2) 投与ルートによる分類

①末梢輸液：末梢静脈カテーテルから薬物投与，輸液投与を行う．末梢輸液では血管痛を伴うことがある．

②中心静脈輸液：中心静脈カテーテルからは薬物投与，高浸透圧高カロリー輸液投与を行う．高浸透圧高カロリー輸液は末梢静脈からは静脈炎を起こすので中心静脈から投与される．

4) 術中輸液の実際　practical fluid therapy in surgery

(1) 術中の水分投与＝維持量＋脱水量

維持量としての1日水分必要量は，尿量（平均1,200mL/日）＋**不感蒸泄量**（800〜1,000mL）＋便中水分量（平均100mL）＝2,000〜2,500mL（尿が最大限に濃縮された場合，約500mLである．ゆえに，1,500mLが成人の必要最低水分量）

手術中の脱水量は①経口摂取制限，②術野からの蒸散，③乾燥ガス吸入による呼気からの喪失，④胃腸管からの吸引，⑤手術侵襲による体液分布の変動（創部，腸管内水分，胸水，腹水，浮腫水など．直接水分代謝に関与しない水の区分に移行）などにより増加する．しかし術後に間質より血管内に体液性分が移行する（リフィリング現象）ことが知られており，慢然と輸液を行うと肺水腫を起こす．

(2) 出血の補充

原則として，循環血液量の15〜20%では，輸血をせず，細胞外液量の補充のために細胞外液補充

液（乳酸リンゲル液，酢酸リンゲル液，重炭酸リンゲル液など）を投与する．

（3）輸液の投与量

必要量の推定に，尿量(0.5/kg/時を目標)，中心静脈圧(4〜10cmH2Oを目標)，ヘマトクリット値(30〜35％を目標)，血圧，心拍数を参考にする．細胞内液維持・細胞外液維持のため5〜10mL/kg/時の輸液量がおよその目安である（**表8-3**）．

表8-3 輸液製剤の分類

輸液製剤	Na (mEq/L)	K (mEq/L)	糖 (W/V%)	乳酸・酢酸 (mEq/L)	主な使用目的
5%ブドウ糖液	0	0	5	0	細胞内脱水の是正
1号液 （開始液）	70〜90	0	2.6	0〜20	病態不明時の開始液
2号液 （細胞内修復液）	50〜80	20〜30	1.5〜3.2	0〜20	是正輸液時の電解質補給
3号液（維持液）	30〜40	20〜35	4.3〜10	0〜20	維持輸液
生理食塩液	154	0	0	0	細胞外脱水の是正
細胞外液補充液	130〜140	4	0〜5	10〜20	細胞外脱水の是正

細胞外補充液：重炭酸リンゲル液（重炭酸イオンが乳酸・酢酸の代わりに25mEq/L含まれる），乳酸リンゲル液，酢酸リンゲル液のことである．組成が細胞外液に似ており，HCO_3^-を遊離してアシドーシスを補正する．

6 輸血 Transfusion

1）血液製剤の使用（輸血）の目的

血液製剤を使用する目的は，血液成分の欠乏あるいは機能不全により臨床上問題となる症状を認めるときに，その成分を補充して症状の軽減を図ること（補充療法）にある．

輸血を行う際には，輸血の適応となる基準値（トリガー値）を満たしていることをあらかじめ確認する．

2）輸血用血液の分類（日本赤十字血液センターから供給）

輸血用血液製剤を**表8-4**に示す．現在は，必要とする成分だけを輸血する「成分輸血」が主流であり，すべての成分を含んだ「全血製剤」の輸血はほぼ行われない．「成分輸血」は，不必要な成分が輸血されないため，循環器の負担が軽減できる．

3）赤血球液（Red Blood Cells：RBC）使用の実際

赤血球液は，急性あるいは慢性の出血に対する治療および貧血の急速な補正を必要とする病態に使用される．

（1）急性出血に対する適応（主に外科手術時の適応）

Hb値が10g/dLを超える場合は輸血を必要とすることはないが，6g/dL以下では輸血はほぼ必須で，急速に貧血が進行した場合はその傾向は強い．Hb値が6〜10g/dLのときの輸血の必要性は患者の状態や合併症によって異なる．

表 8-4　輸血用血液製剤

要な血液製剤の種類		使用目的	有効期限	貯法
赤血球製剤	Ir- 赤血球濃 I 厚液 -LR	血中赤血球不足又はその機能廃絶に適する	採血後 21 日	2 〜 6℃
	Ir- 洗浄赤血球 -LR	上記の他に，血漿成分による副作用防止	製造後 24 時間	
	Ir- 解凍赤血球− LR	稀な血液型の輸血時	製造後 12 時間	
	Ir- 合成血 -LR	ABO 血液型不適合による新生児溶血性疾患に用いる	製造後 24 時間	
血漿製剤	Ir- 新鮮凍結血漿 -LR	血液凝固因子の補充	採血後 1 年間	<− 20℃
血小板製剤	Ir 濃厚血小板 -LR	止血・出血防止 血小板減少症を伴う疾患に適応	採血後 4 日間	20 〜 24℃・水平振とう
	Ir- 濃厚血小板 HLA-LR	上記の他に，HLA 抗体保有の為通常の濃厚血小板では効かない場合に適応		

Ir: Irradiated(放射線照射後：輸血による移植片対宿主病（GVHD：graft versus host disease）4,5) を予防する目的で，15Gy 以上 50Gy 以下の放射線が照射されている．ただし放射線を照射しない製剤よりも保存に伴い上清中のカリウム濃度が増加する．放射線照射していない製剤もあり，その場合放射線照射後ただちに使用することが決められている．
LR:Leukocytes Reduced（採血後24時間以内に白血球除去フィルターを通過させ各製剤1袋当たり1 × 10−6　個以下の白血球となっている）

(2) 周術期の輸血

a. 術前投与

持続する出血がコントロールできない場合，またはその恐れがある場合のみ輸血する．

b. 術中投与

周術期貧血のトリガー値を Hb 値 7 〜 8g/dL とすることが強く推奨される．ただし冠動脈疾患などの心疾患あるいは肺機能障害や脳循環障害のある患者では，Hb 値を 10g/dL 程度に維持することが推奨され，心疾患，特に虚血性心疾患を有する患者の手術（非心臓手術）における貧血では，トリガー値を Hb 値 8 〜 10g/dL とすることが推奨される．

なお，大量輸血（24 時間以内に循環血液量の 100％以上の輸血を行うこと）時または 100mL/ 分以上の急速輸血をするような事態には，血液希釈による凝固因子や血小板数の低下のため，出血傾向が起こる可能性がある．凝固系や血小板数の検査値および臨床的な出血傾向を参考にして，新鮮凍結血漿や血小板濃厚液の投与も考慮する．血圧・脈拍数などのバイタルサインや尿量・心電図・血算，血液ガスなどの所見を参考にして必要な血液成分を追加する．

c. 術後投与

バイタルサインが安定している場合は輸血の必要性は少ない．

(3) 投与量と効果予測

赤血球液の投与によって改善される Hb 値は，以下の計算式から求めることができる．

予測上昇 Hb 値（g/dL）＝投与 Hb 量（g）/ 循環血液量（dL）

循環血液量（dL）＝ 70mL/kg（体重 1kg あたりの循環血液量）×体重（kg）/100

投与後には投与前後の検査データと臨床所見の改善の程度を比較して評価し，副作用の有無を観察して，診療録に記載する．

（4）使用上の注意点

a. 使用法

輸血セットを使用する．日本赤十字社から供給される赤血球液は全て白血球除去製剤で，白血球除去フィルターの使用は不要である．

b. 感染症の伝播：血液を介する感染症の伝播の可能性がある

c. 鉄の過剰負荷：赤血球液中に含まれる鉄のため鉄過剰症を生じる

d. 輸血後移植片対宿主病（PT-GVHD）の予防対策

原則として放射線を照射（15〜50Gy）した赤血球液のみを使用する．

e. 輸血関連循環過負荷（Transfusion-Associated Circulatory Overload：TACO）

過量の輸血による量負荷や，急速投与による速度負荷などが原因で，輸血中または輸血終了後6時間以内に，心不全，チアノーゼ，呼吸困難，肺水腫等の合併症が現れることがある．

f. 高カリウム血症

保存に伴い上清中のカリウム濃度が上昇する場合がある．

g. 溶血性副作用

ABO血液型の取り違いにより，致命的な溶血性の副作用をきたすことがある．

h. ABO血液型・D（Rho）型と交差適合試験

原則として，ABO同型の赤血球液を使用するが，緊急の場合には異型適合血の使用も考慮する．また，D（Rho）陽性患者にD（Rho）陰性の赤血球液を使用することに医学的な問題はない．

4）自己血輸血

術前貯血式，血液希釈式，術中・術後回収式などの自己血輸血を十分に活用することにより，同種血輸血を行うことなく手術を行うことが可能となっている．

（1）貯血式自己血

手術までの期間が十分あり，全身状態がほぼ良好である患者，まれな血液型や不規則抗体のある患者に対して，手術前に採血・保管をして使用する．

禁忌患者
①菌血症の可能性のある細菌感染患者
（ア）治療を必要とする皮膚疾患，露出した感染創，熱傷のある患者
（イ）発熱している患者
（ウ）下痢のある患者
（エ）抜歯後72時間以内，または口腔内の出血を伴う処置を行った患者
（オ）抗生剤服用中の患者
（カ）3週間以内の麻疹・風疹・流行性耳下腺炎の発病患者
②不安定狭心症患者
③中等度以上の大動脈弁狭窄症（AS）患者
④NYHA Ⅳ度の患者

（2）希釈式自己血

麻酔導入後自己血を採取し，代わりにデキストランなどの代用血漿剤を投与し赤血球の損失を少なくすることを目指す．貯血量は通常健康成人で400〜1,000mL程度採血し，手術中に原則返血する．

5）血小板濃厚液　platelet concentrate：PC

目的

血小板数の減少または機能の異常に対して投与する.

一般に，血小板数が5万/μL以上では血小板減少による重篤な出血を認めることはない. 血小板数が2〜5万/μLでは，時に出血傾向を認めることがあり，止血困難な場合には血小板輸血が必要となる. 血小板数が1〜2万/μLでは，時に重篤な出血をみることがあり，血小板数が1万/μL未満ではしばしば重篤な出血をみることがあるため，血小板輸血を必要とする.

6）新鮮凍結血漿　fresh frozen plasma：FFP

目的

血漿因子の欠乏による病態を改善し，止血促進効果を期待できる. 投与のトリガー値は
① PT ＞ INR2.0，もしくは＜30％
② APTT ＞基準上限の2倍，もしくは＜25％
③低フィブリノゲン血症（＜150mgdL）これ以下に進展する危険性がある場合
であるとされる.

7）輸血のための適合血準備　preparation for compatible blood performed testing and screening

① ABO型血液型の検査：患者血球の抗原を調べるオモテ試験と患者血清中の抗A抗体，抗B抗体の存在を調べるウラ試験を行う. 結果が一致してABO型が確定される.

② Rh因子の検査：Rh抗体には多くの種類がありD抗原が最も免疫原性が強い. そのためRho（D）抗原の有無を検査する.

③不規則抗体スクリーニング検査：抗A，抗B抗体以外のすべての血液型抗体のことで抗Rh抗体，抗M抗体などがある.

交差適合試験（クロスマッチテスト）において①から③のすべてが適合するものを使用する.

8）手術時の血液準備量　number of units of blood prepared for surgery

血液を無駄にせず輸血を効率化するため，合併症のない待機的手術症例では，次の方法を行う.

（1）タイプアンドスクリーン　（type and Screen：T&S）

術中出血量500〜600mLと少ないことが予想される待機手術では受血者のABO型，Rho（D）血液型，不規則抗体の有無を手術前に調べる. Rho（D）陽性，不規則抗体がない場合術前に交差適合試験は行わない. 緊急に輸血が必要となった場合にオモテ試験によりABO型のみを確認する，あるいは交差適合試験（主試験）を生理食塩液法（迅速法）で確認し輸血を行う.

（2）最大手術血液準備量　（maximum surgical blood order schedule：MSBOS）

確実に輸血が行われると予測される待機的手術例では，医療機関ごとに，過去に行った手術例から術式別の輸血量（T）と準備血液量（C）を調べ，両者の比（C/T）が1.5倍以下になるような量の血液を，交差適合試験を行って事前に準備する.

9）輸血の副作用

主な輸血の副作用を示す．

（1）即時型溶血反応：ABO 型不適合の輸血では輸血量が 100mL 以下でも 5% の死亡率がある．

（2）白血球型の不適合

（3）輸血によるアナフィラキシー

（4）GVHD：GVHD（移植片体宿主病）は供血者血液リンパ球が受血者の臓器を攻撃する異種の拒絶反応であり，輸血後紅斑症の形で発症する．

（5）輸血後感染症

輸血後肝炎：核酸増幅試験（NAT）によるスクリーニングが導入され，輸血後肝炎が減少した．

10）術中危機的出血への対応　action against intraoperative critical hemorrhage

大量出血時に救命を最優先とした輸血療法である．

（1）非常事態宣言

指揮命令系統の確立（総括指揮者を決定しマンパワーの確保，麻酔科医，外科医，看護師，臨床工学士は危機的状況であることを認識し，院内輸血部，日赤血液センターまでも含めたチームとして対応する．）

（2）緊急時の適合血輸血

赤血球製剤では患者が血液型不明の場合 O 型（赤血球濃厚液の異型輸血における万能血）を使用する（表 8-5）．新鮮凍結血漿および血小板濃厚液は原則として出血が外科的に制御された後に投与する．

表 8-5　緊急時の適合血の選択

患者血液型	赤血球濃厚液	新鮮凍結血漿	血小板濃厚液
A	A>O	A>AB>B	A>AB>B
B	B>O	B>AB>A	B>AB>A
AB	AB>A=B>O	AB>A=B	AB>A=B
O	O のみ投与できる	全型適合	全型適合

異型適合輸血を使用した場合，投与後の溶血反応に注意する．術前照射は省略可能である．

7　呼吸器系合併症

1）低酸素症

低酸素症とは組織が酸素を十分に利用できない状態のことであり，組織低酸素（tissuehypoxia）ともいわれる．低酸素症は，1）酸素が組織へ十分に届かない状態（低酸素血症，低心拍出量，極端な貧血，一酸化炭素中毒など），2）酸素は組織へ届いているが組織での酸素消費量が極端に多い状態（過高熱，甲状腺クリーゼなど），3）酸素は組織へ十分に届いているが組織が酸素を利用できない状態（シア

ン中毒，一酸化炭素中毒など）で起こる．

低酸素血症

酸素が気道を介して肺胞へ十分に届かない状態（吸入酸素濃度の低下，肺胞低換気），酸素が肺胞から血液へ十分に移動できない状態（肺内シャント，換気血流不均等の異常，拡散障害）で起こる．麻酔中においては回路はずれ，食道挿管などで生じる．低酸素血症は周術期で最も注意を払う必要がある事項である．症状はチアノーゼが特徴的である．初期に頻脈，血圧上昇・頻呼吸（自発呼吸がある場合）が認められる．症状が進行すると徐脈・低血圧となり心停止に至りきわめて危険な状況である．速やかに原因を探索し高濃度酸素を吸入させ，必要とあればただちに人工呼吸を行う．

2）高二酸化炭素血症

鎮静中であれば，不十分な自発呼吸，全身麻酔中であれば何らかの原因（麻酔回路はずれ，食道挿管・片肺挿管など）で生じることが多い．頻脈・血圧上昇がみられ，症状が進めば不整脈が出現する．脳血管の拡張が見られ，脳血流の増加，脳圧の上昇が認められる．高二酸化炭素血症が進むと CO_2 ナルコーシス（重症呼吸性アシドーシスの存在，意識障害，自発呼吸の減弱）を生じる．

3）呼吸の抑制・停止　respiratory depression and arrest

全身麻酔薬・鎮静薬・麻薬の投与により各種呼吸筋の機能低下による上気道の閉塞・呼吸中枢の抑制による呼吸運動の停止が起こる．筋弛緩薬は呼吸筋の活動を停止させる，呼吸運動の抑制・停止をもたらす．麻酔の覚醒時では呼吸運動の十分な確認が必要であり，投与した薬剤について十分配慮する．開胸・開腹手術・腹臥位・トレンデンブルグ体位により横隔膜の運動不全が起こることもある．

4）気道閉塞　airway obstruction

（1）気管内チューブの閉塞

気管挿管下でもチューブ内の閉塞・屈曲・チューブの位置の異常により閉塞が生じる．

（2）上気道異物による閉塞

口腔外科手術は気道と術野が一致しているため，分泌物や出血により口腔・咽頭内に出血や分泌物による凝血塊が流れ込むことがある．麻酔導入時，覚醒時にそれらにより気道閉塞をきたすため，迅速な吸引・除去が必要となる．

（3）気道内腫瘤や狭窄

肥大した扁桃，口腔・咽頭内腫瘍，頸部蜂窩織炎，頸部出血，喉頭・気管軟化症などの異常により麻酔導入時，特に筋弛緩薬使用時に狭窄の程度が著明となり気道が閉塞することがある．事前にそのことを十分予測したうえでさまざまな方法（困難気道の対処参照）で対処する．

（4）喉頭けいれん

声帯が閉鎖し換気ができなくなった状態である．浅麻酔時声帯に刺激が加わることで反射的に生じる．持続すると低酸素血症，高二酸化炭素血症を生じる．大量の酸素で陽圧換気するか，筋弛緩薬の投与，麻酔薬を投与し迅速に気管挿管する．

（5）気管支けいれん

気管支平滑筋がけいれん性に収縮し気管が収縮する．喘息発作とほぼ同義である．慢性気管支炎，喘息，肺気腫が背景にあることが多い．軽症のものは喘鳴が聴取されるだけのものから呼気時間の延

長, 気道内圧の上昇までさまざまであり, 時に致死的となりえる. β_2刺激薬の麻酔回路内投与や揮発性麻酔薬の投与, β刺激やアドレナリンの全身投与, キサンチン誘導体の投与が試みられる.

(6) 肺水腫

毛細血管中の水分が肺胞内に流失した状態である. 過剰な輸液・輸血, 過剰なカテコールアミン投与, うっ血性心不全, 脳卒中, 過度な陰圧で生じる. 気管からピンク色の泡沫分泌物を吸引される. 持続的陽圧換気療法 (PEEP, CPAP) を行う.

(7) 肺塞栓血栓症 (詳細は P.173 参照)

(8) 誤嚥性肺炎 (詳細は P.172 参照)

緊急手術時など食事制限が行われない患者の緊急麻酔導入時など, 胃内容物が存在し, 酸性度の高い胃液, 嘔吐物, 食物などが気管に誤嚥され発症する肺炎であり, 時に重篤な急性呼吸不全を生じる. 誤嚥により気管支けいれん, 肺水腫, 無気肺を併発することもある.

(9) 空気塞栓

中心静脈カテーテル挿入時またはその使用時, 右房より上で行われる頭頸部の手術, 座位の脳外科手術時に血管またはカテーテルより空気が混入し重要な臓器 (特に脳) に空気塞栓を起こす.

8 循環器系合併症

1) 不整脈

術前に患者の不整脈の有無を把握するために心電図検査は必ず行う. 術前には存在していない**不整脈**が周術期に出現した場合は必ずその原因を突き止めることが必要である. 低酸素血症や血行動態の変化のサインの可能性がある.

心リズムが不整であるものから, 病的な頻脈 (成人150回/分以上) 徐脈 (成人50回/分) などが含まれる. 特に正常リズムから不整脈を呈した場合はその原因 (低酸素血症, 高炭酸ガス血症, 心筋虚血, 心筋梗塞, 脳卒中など) の発症を探索することが必要である. またそれに加え2次救命処置のプロトコールに従い, 頻脈性不整脈 (心拍数150回/分以上), 症候性徐脈に対する対処を行う.

2) 虚血性変化・電解質異常・QT延長

周術期の心筋の虚血性変化は心電図ST部分の変化あるいは陰性U波の出現により知ることが多い. 冠動脈の攣縮や心筋梗塞の可能性をレッドフラッグとして考慮し血圧上昇や脈拍数の変化による心電図の変化と区別する. T波の増高では**高カリウム血症 (テント状T波)**, **低カリウム血症**では, **U波**の出現, 増高, T波の平坦化, 陰性化が見られる. 高カルシウム血症では**QT間隔**の短縮 (T波幅不変・STの短縮), 低カルシウム血症ではQT間隔の延長 (T波幅不変・STの延長) が見られる. 服用薬の影響でQT時間の延長が見られることがあり, QT延長は**心室頻拍**に移行する可能性が高いので注意が必要である.

3) 血圧低下

多くの全身麻酔薬は血管拡張作用があり手術中は**血圧低下**が生じる. 高齢者や心機能低下患者, ショック状態の患者ではその傾向が顕著である.

4）血圧上昇

術中の血圧上昇は浅麻酔時の手術侵襲に対する生体の応答であることの他に，気道トラブル（麻酔回路はずれ，食道挿管など）による低酸素血症，高炭酸ガス血症によるもの，局所麻酔薬に含まれるアドレナリンの直接作用などさまざまな原因が考えられる．

5）ショック

周術期に遭遇する可能性の高いものは以下の項目である．

循環血液量減少性ショック：出血，脱水が原因として考えられる．

血液分布異常性ショック（**distributive shock**）：アナフィラキシー，敗血症患者の場合が考えられる．アナフィラキシーの原因としては術中の抗菌薬・消炎鎮痛薬・筋弛緩薬の使用によるものが多い．筋弛緩薬の拮抗薬であるスガマデックスの報告が原因となることも多い．

心原性ショック（**cardiogenic shock**）：心筋梗塞，弁膜症，重症不整脈，心筋症，心筋炎など，

心外閉塞・拘束性ショック（**obstructive shock**）：肺塞栓，心タンポナーデ，緊張性気胸

ショックの評価法としてショック指数（ShockIndex：SI）が用いられることが多い（**表 8-6**）.

循環管理として体液量を測定することが必要であり，中心静脈圧やスワンガンズカテーテルの他，観血的動脈圧や脈圧から心拍出量や体液量を測定できるモニタ（フロートラックシステム™）などを使用し，必要に応じて輸液・輸血・血管作動薬・ステロイド薬投与など行う．

表 8-6　Shock の評価方法
Shock 指数（Shock Index：SI）の定義
SI= 心拍数（beats/min）／収縮期血圧（mmHg）
出血性ショックの重症度分類，SI，出血量，症状と所見

	Class Ⅰ	Classs Ⅱ	Class Ⅲ	Class Ⅳ
Shock Index	0.5	1	1.5	2
推定出血量 mL	750 未満	750 〜 1,500	1,500 〜 2,000	2,000 以上
循環血液量に対する出血量の割合（%）	<15	15 〜 30	30 〜 40	40<
心拍数（beats/min）	<100	100 〜 120	120 〜 140	140 <
収縮期血圧	正常（不変）	正常（不変）	低下	低下
症状・所見	なし 軽度の不安	頻脈，蒼白 冷汗	呼吸促拍 乏尿	意識障害 無尿

6）心停止

術中の**心停止**は 2 次救急処置のアルゴリズムに従い，ただちに対処する．

9　代謝性合併症

1）体温異常

　全身麻酔中は初期に血管拡張するため体温（中枢温）が低下する．一度下げ止まると視床下部から発汗・末梢血管収縮・シバリングといった指令が出される．麻酔薬は発汗が起こる体温閾値を上昇させると同時に，末梢血管収縮とシバリングが起こる体温閾値を低下させ（体温の閾値の変化），麻酔中は自律的な体温調節が困難となる．

2）高血糖・低血糖（詳細は P.59「1）糖尿病」参照）

　術前に創部感染（SSI）の防止のために糖尿病に関する情報の聴取と，可及的に手術前に HbA1c 値の改善を行う．

10　悪性高熱症　Malignant hyperthermia：MH

　悪性高熱症（MH）は全身麻酔症例 10 万に 1〜2 人の頻度（男女比 3:1）で発症するまれな疾患である．迅速に適切な対処がなされないと不幸な転帰をたどる．本疾患は遺伝性骨格筋疾患であることより，潜在的な素因者は相当数あると推察される．死亡率は 15％程度であり，特異的治療薬であるダントロレンを使用した症例での死亡率は 10％以下である．

　MH は筋肉のリアノジンレセプター異常による代謝の異常亢進を示し，初発症状として，説明のできない呼気終末二酸化炭素分圧（ETCO$_2$）の増加，原因不明の頻脈，筋強直（開口障害を含む）などが知られており，15 分間に 0.5℃以上の体温上昇速度が認められ，40℃を超えることもまれではない．高度な呼吸性・代謝性アシドーシス，不整脈を呈し，尿の色調は，発症後は次第に筋肉崩壊により赤褐色，コーラ色となる．また血清カリウム値の上昇，心電図上テント状 T 波を示し，心停止に至ることもある．さらに多臓器障害（disseminatedintravascularcoagulation：DIC，腎不全など）を発症し，救命されたとしても，筋肉障害（歩行障害など）や意識障害などの後遺症が残る．ハロタン，イソフルラン，セボフルラン，デスフルランなどのすべての揮発性麻酔薬，およびスキサメトニウムなどの脱分極性筋弛緩薬が誘発薬である．なお鎮静薬，麻薬などは安全に使用できる．事態が生じた時は，

　①緊急事態宣言

　②起因薬剤の中止・静脈麻酔への変更

　③人手を集め，早期手術終了

　④高流量酸素投与・分時換気量を 2 倍以上にする．ダントロレンの投与が必要であれば，ただちに行う．その他，冷却生理食塩水の静注，体表冷却，グルコース・インスリン療法や利尿などの処置を行う．

3 術後管理・合併症

1 術後管理の特徴

　術後管理とは，麻酔科医にとっては，麻酔終了から麻酔による影響が完全に消失するまでの患者管理を指す．術後，患者は表に示すようにさまざまな反応が顕在化してゆく（**表 8-7・図 8-2**）．

　そのため，麻酔科医は術後に起こりうる患者の様態変化に対応できる要緊急時の準備を行ったうえで術後の患者監視を行う必要がある．

表 8-7　術後生体反応

相	状態	術後時期	生体反応／症状
第1相	異化期 (急性障害相)	術後 2〜3 日	副腎刺激状態 タンパク異化の亢進 抗利尿作用→水分貯留・尿量減少 高血糖・疼痛・精神的興奮・腸蠕動停止 尿中 N/K の増加・体重減少・発熱
第2相	異化〜同化期 (転換相)	術後 3〜5 日 から 1〜3 日間	内分泌反応の正常化 疼痛の軽減・精神状態の安定化 排ガス・創の癒合 利尿・尿中 N/K の正常化・平熱
第3相	同化期 (回復相)	術後 6 日〜数週間	タンパク合成・組織の新生が始まる （タンパク質の利用は不十分） バイタルサインの安定 消化吸収機能の正常化
第4相	脂肪蓄積期 (脂肪増加相)	〜数ヶ月	筋肉の新生・脂肪組織の修復 体重の増加 月経排卵の再開

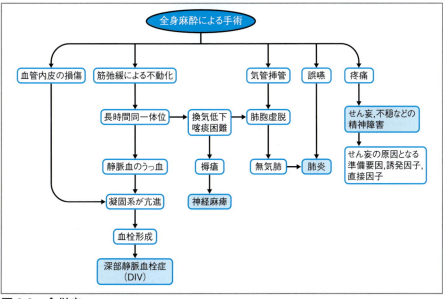

図 8-2　合併症

2 術後の患者管理・監視

　麻酔終了後，通常は回復室に患者を移送し，手術室に準じた患者の集中管理・監視を行い，安全が確保される状態と判断した後に病棟へ帰室させる．

　呼吸循環状態の安定・意識レベルの十分な回復・尿の持続的な排泄・創部からの出血や腫脹のないこと・疼痛がコントロールされていることなどを確認し，麻酔科医の許可のもと回復室から病室へ移送する．病室へ帰室後も，各種合併症の予防，輸液管理，鎮痛などの術後管理を行う．

1）術後の呼吸管理

　口腔外科手術後は気道の開通性には特に留意する．パルスオキシメータによる**経皮的動脈血酸素飽和度**の測定は必須であり，十分な酸素化を維持する．呼吸音，呼吸数，呼吸の深さ，呼吸パターンを監視し，呼吸機能を適切に評価する．可能であれば**カプノグラム**を用いて評価することが望ましい．必要に応じて**血液ガス分析**（動脈）を行う．咳反射や喀痰などの状態を監視する．再挿管の可能性を考慮し，気道確保器具は準備しておく．また顎間固定中の場合　ピンカッターなど除去できる準備を怠らない．人工呼吸中であれば，全身麻酔中と同様の呼吸モニタリングが必要である．気管チューブを留置している患者，気管切開後の患者では，チューブの位置，カフ圧の測定に加え，気管吸引も必要となる．

　呼吸器系の管理・合併症の予防のために，通常，呼吸療法・酸素吸入療法や加湿療法・エアロゾル療法が単独あるいは併用して行われる．

　①酸素療法：酸素投与法には種々の方法があるので適宜症例に応じて選択する（**図8-3**）．術後数時間は，麻酔薬や筋弛緩薬の残存作用などにより**機能的残気量（FRC）**が減少し，酸素化能が低下しているので原則的にすべての症例で術後に酸素投与を行う．術前から呼吸機能が低下している患者，高齢者，肥満患者では投与時間を延長する．セミファーラー位は**換気血流比不均衡**を改善し酸素化を向上させる．

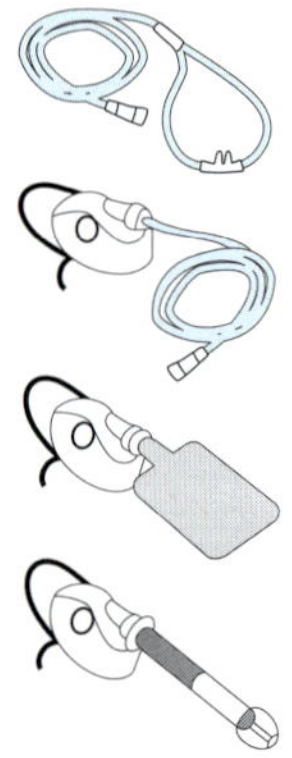

酸素吸入装置	酸素流量 （L/分）	酸素濃度 （%）
鼻カニューレ	1-5	24-40
酸素マスク	5-8	40-60
酸素マスク（リザーバー付き）	6-10	60-90
ベンチュリーマスク	4-12	24-50

図8-3　酸素療法

　②呼吸療法：術後呼吸器系合併症（無気肺・肺炎）を防ぐために咳・深呼吸を励行する．必要に応じ体位変換やタッピングを行い，喀痰を促す．

　③加湿療法：乾燥ガスである酸素投与を行う場合や挿管中の患者では生理的な加温・加湿が不十分

第8章 周術期管理

となるために行う．挿管中の場合は人工鼻を接続している場合，加湿器と併用してはならない．

　④**エアロゾル療法**：蒸留水や薬剤をエアロゾルにして，酸素や空気をキャリアーとして吸入させ，気道の加湿，肺胞内への薬剤の直接投与を行う．使用薬剤には，気管支拡張薬，喀痰融解薬，抗菌薬，副腎皮質ホルモン薬などがある．

2）術後の循環管理

　一般に，非観血的血圧，心電図，心拍数，脈拍数，不整脈，尿量および必要に応じて中心静脈圧，観血的動脈圧測定を行う．異常がみられた場合，意識・疼痛・体動・血液検査データ等も考慮して原因を究明し，必要に応じ加療する．

3）意識状態の管理

　全身麻酔後の意識状態は，通常，病的な意識混濁・障害ではなく，麻酔薬，麻薬，中枢神経作動薬の作用残存の影響によることが多い．そのため鎮静状態を評価するスコア［**Ramsay Sedation Scale**（**表 8-8**），**Richmond Agitation Sedation Scale：RASS**（**表 8-9**），**Mackenzie の評価法，OAA/S Scale**］を活用することが多い．本評価は術後鎮静を行なっている場合にも有用である．知覚神経・運動神経麻痺の有無を確認する．脳血管障害などを術前より合併している場合，術後症状の変化を確認することが重要となる．

表 8-8 Ramsay Score

	Ramsay Score（ラムゼイスコア）
1	不安そう いらいらしている 落ち着かない
2	協力的 静穏 見当識がある
3	言葉による指示のみに反応
4	傾眠 眉間への軽い叩打にすぐ反応
5	傾眠 眉間への軽い叩打に緩慢に反応
6	刺激しても反応せず

表 8-9 RASS

スコア	用語	説明
＋4	好戦的な	明らかに好戦的な，暴力的な，スタッフに対する差し迫った危険
＋3	非常に興奮した	チューブ類やカテーテル類の自己抜去，攻撃的な
＋2	興奮した	頻繁な非意図的な運動，人工呼吸器ファイティング
＋1	落ち着きのない	不安で絶えずそわそわしている，しかし動きは攻撃的でも活発でもない
0	意識清明な落ち着いている	
－1	傾眠状態	完全に清明ではないが，呼びかけに10秒以上の開眼およびアイ・コンタクトで対応する
－2	軽い鎮静状態	呼びかけに10秒未満のアイ・コンタクトで応対
－3	中等度鎮静	呼びかけに動き，または開眼で応答するがアイ・コンタクトなし
－4	深い鎮静状態	呼びかけに無反応，しかし身体刺激で動くまたは開眼
－5	昏睡	呼びかけにも身体刺激にも無反応

4）その他

　回復室入室時，退室時の体温測定は必ず行う．

　創部痛，咽頭痛．頭痛，不快感，尿管・胃管の違和感，嘔気など自覚症状の情報を得る．

5) ICU における管理

　大きな外科的侵襲，全身状態が著しく不良，重要臓器の急性障害，術後一時的な気道確保困難，など種々の理由で ICU での術後管理が必要となる．口腔外科領域においては頭頸部悪性腫瘍に対する腫瘍切除術・頸部郭清術・血管吻合を伴う再建術などでは ICU での術後管理が望ましい．皮弁の生着のために，ときに血流維持・血管吻合部の安静が求められ，数日間に及ぶ患者の安静・不動化が必要となり，24 時間管理下での鎮痛，鎮静，人工呼吸管理を行うことがある．

　①必要十分な鎮痛・鎮静を行う(Ramsay で 3 〜 4 程度を目標)．人工呼吸が必要な場合等では考慮する．鎮静には，ミダゾラム，プロポフォールおよびデクスメデトミジン塩酸塩が使用される．鎮痛にはフェンタニルが用いられることが多い．

　②気道確保は，**経鼻挿管**か気管切開用チューブによることが多い．経鼻挿管は 48 時間以上で感染性副鼻腔炎の発症の可能性が高まり，人工呼吸器関連肺炎の独立危険因子である．抜管して病室へ帰室する前には，基本的に再挿管が困難であることに留意し，気道の開通性の再評価を必ず行う．

3　術後疼痛管理

1) 術後疼痛管理の意義

　術後管理の術後疼痛は，それ自体非常に不快で苦しい体験・感覚であり，疼痛により交感神経系・内分泌系の反応が亢進し，創傷治癒や生体への悪影響を及ぼすことになる．その結果として呼吸・循環・代謝など種々の合併症を引き起こす可能性がある．また，不十分な術後疼痛管理が契機となり，複合性局所疼痛症候群（CRPS）など慢性疼痛へ移行する危険もある．鎮痛作用のある薬剤の前投与，術野への局所麻酔，術中鎮痛薬の使用により術後疼痛が軽減するといわれる．

2) 術後疼痛の特徴

　①組織損傷，反射性筋緊張などが原因となる．
　②覚醒直後から始まり，侵襲自体や炎症性変化などに由来する種々の性質をもつ痛みが混在する．
　③組織反応の結果，創部の痛覚過敏が生じ，疼痛が増強・遷延することがある．
　④術当日が最も強く，24 時間後から減少し，3 〜 4 日続く．
　⑤個人差が大きい．

3) 術後疼痛が及ぼす影響

　①呼吸器系：疼痛により呼吸運動が制限された結果，低酸素血症，高二酸化炭素血症を引き起こす．体位変換が少なくなり，気道分泌物の喀出が低下し肺合併症を誘発しやすい．
　②循環器系：疼痛が生体の交感神経系の緊張を高め，血圧上昇・頻脈を来し，心筋虚血などの危険が増す．またカテコールアミン分泌増加により不整脈が誘発されやすくなる．
　③消化器系：交感神経系の緊張により，腸管運動が低下する．
　④凝固系：手術侵襲により凝固系は亢進する．ここに疼痛による体動低下が重なると**深部静脈血栓症（DVT）**発症の危険性が高まる．

⑤その他：カテコールアミン分泌増加により高血糖や血管収縮が生じ創傷治癒が遅延する．疼痛による不安や不眠，興奮がさらに患者の状態を悪化させる．

4）術後疼痛管理の実際

❶ 術後疼痛管理の原則

痛みが起こらないようにするよう鎮痛薬はできるだけ早期からかつ十分量を投与する．NSAIDs を中心に投与するが，必要と判断すれば麻薬・麻薬拮抗性鎮痛薬も使用する．ただしその際，呼吸抑制，嘔吐などの副作用には注意する．

❷ 術前の説明

患者に術後経過，痛みの程度，十分な疼痛対策などをよく説明し，勇気づけることは術後疼痛を減少させうる．

❸ 痛みの評価法

痛みの評価法として，**VAS** や **FRS**，**NRS** などの患者自身による痛みの数値化が行われている．FRS は小児に対しても使用しやすく，VAS は痛みの直感的な大きさを理解しやすく，経時的変化を比較しやすい．

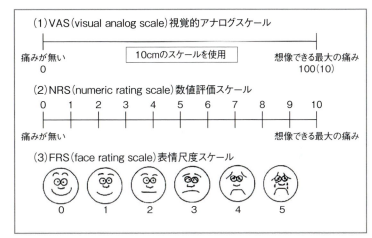

図 8-4　VAS NRS FRS
厚生労働省研究班「痛みの教育コンテンツ」をもとに作成

❹ 投与経路

手術直後の口腔外科手術患者では経口投与は実際的ではない．軽度から中等度の疼痛に対しては，NSAIDs を経管・経直腸・静脈投与するのが最も一般的である．強い痛みには麻薬性鎮痛薬（フェンタニルなど）・麻薬拮抗性鎮痛薬の静脈内投与も行われる．ただし麻薬拮抗性鎮痛薬は，術中 agonist（麻薬性鎮痛薬）が使用されている場合はその作用を拮抗する可能性があるため注意が必要である．

❺ マルチモーダル鎮痛　（multimodal analgesia）

作用機序の異なる鎮痛薬・方法を組み合わせる方法である．単独の鎮痛方法で行うよりも鎮痛効果が向上し，単剤を高用量で使用することによる副作用の発症を抑えることが可能になる．創部での疼痛原因物質の発生・疼痛感覚伝達・疼痛認知を，それぞれ NSAIDs・局所麻酔・神経ブロック・麻薬性鎮痛薬などを用いて，抑制することを目的としている．

❻ 鎮痛薬の種類

麻薬性鎮痛薬，**麻薬桔抗性鎮痛薬**，**非ステロイド系抗炎症鎮痛薬**（**NSAIDs**），**アセトアミノフェン** などが用いられる．

5）患者管理鎮痛法，自己調節鎮痛　Patient Controlled Analgesia：PCA

患者みずからが自身の痛みに応じて，少量の鎮痛薬投与を繰り返して行い疼痛をコントロールする方法である．

PCA では，通常持続投与に加えて，患者が，鎮痛薬がセットされた専用機器のボタンを押すことにより，設定された量の鎮痛薬を追加投与できる．施行の際には，患者への施行前の十分な説明に加え，安全管理体制の充実が必要である．

4　呼吸器系合併症

　口腔外科手術後には，使用した薬剤の影響や手術に伴う気道の変化により低酸素血症を起こすことが多い．以下にその主な原因と対策を記す．

1）気道閉塞・狭窄

　手術による形態的，機能的変化，術後の浮腫・血腫，舌根沈下，喉頭けいれん，喉頭浮腫，反回神経麻痺，血液・異物による閉塞，声門下浮腫，気管支けいれん（下気道の閉塞）などが原因で生じる．
　症状として喘鳴，奇異呼吸，気管タグ（tracheal tug），チアノーゼなどがみられ，放置すれば生命の危機に直結する合併症である．抜管後は症状に応じて，下顎挙上，口腔内の吸引，エアウェイ挿入，マスク換気を行う．SpO2 モニターに加えカプノグラムで評価するのが望ましいが，聴診も有効である．重篤な場合には必要に応じて再挿管，緊急気管切開などで対処する場合もある．

2）呼吸抑制

　人工呼吸により自発呼吸の補助，あるいは調節呼吸を継続し，その間に原因を検索する．
　①中枢性呼吸抑制：麻酔薬・麻薬などの作用遷延，脳血管障害，循環不全などがある．手術終了が近いときに呼吸抑制作用のある薬剤の投与は作用発現や持続時間に注意して投与する．吸入麻酔薬が原因の場合は換気を続けて排出を促す．
　②末梢性呼吸抑制：筋弛緩薬の作用残存や胸郭運動制限（術後疼痛，肥満，気胸，きつい包帯など）により呼吸運動が抑制される．筋弛緩薬の遷延が疑われる場合は筋弛緩薬モニタを使用して筋弛緩薬の効果残存を確認し，必要なら拮抗薬を投与する．

3）無気肺

　肺胞の一部に虚脱を生じた状態で，原因としては，末梢気道の閉塞（気道内分泌物，血液，嘔吐物，片側挿管など），肺胞の機械的圧迫（気胸，血胸，胸水による圧迫など），肺サーファクタント活性低下，術中呼吸管理の影響（長時間の調節呼吸，少ない一回換気量，機能的残気量の減少）などがある．
　症状として，呼吸数増加，呼吸音減弱，呼吸困難，患側の呼吸運動減弱，低酸素血症，頻脈がみられる．また胸部レントゲン所見で患側肺野の不透過像や横隔膜挙上などがみられる．術前呼吸訓練，術中呼吸管理（PEEP，肺リクルートメントなど），術後の分泌物の吸引除去・深呼吸などで予防する．

4）誤嚥性肺炎

　術後の嘔吐・逆流による胃内容物を誤嚥することにより生じる．誤嚥内容物のpHが2.5以下，量0.4mL/kg 以上で重篤となる．喘息様症状，呼吸困難，頻呼吸，頻脈などがみられる．
　術前経口摂取制限，胃内容物の吸引除去，制吐剤や H2 受容体拮抗薬の投与により予防に努める．嘔吐を認めたら，顔を横に向けると共に頭低位とし，吐物の除去吸引を行う．誤嚥を疑った場合は肺理学

療法，酸素投与，人工呼吸，気管支拡張薬，抗菌薬，副腎皮質ステロイド薬の投与を行う．胸部エックス線写真で不規則なびまん性陰影を認めることがある．口腔外科領域では，術後一過性に機能的・解剖学的に嚥下障害が生じることがあり，注意が必要である．また，障害者や脳血管障害後でも嚥下機能が障害されている場合があるので留意する．経管栄養施行時にチューブの誤挿入により，本症を引き起こすことがある．

5）肺血栓塞栓症

肺血栓塞栓症は，その多くが深部静脈血栓症に続発するもので，静脈系に形成された血栓が剝離，遊離して，右心を経て肺動脈を閉塞（塞栓）することにより発症する．また骨折後に遊離される脂肪組織や静脈に流入した空気も塞栓子になりうる．肺血栓塞栓症と深部静脈血栓症を合併したものを静脈血栓塞栓症と呼ぶ．

手術後は，術中の不動化および術後安静による血流うっ滞，手術操作による血管壁損傷，侵襲に起因する凝固能亢進が生じるため，肺血栓塞栓症が発症しやすい状況にある．発症の危険因子を表8-10に示す．

表8-10　静脈血栓塞栓症の付加的な危険因子の強度

危険因子の強度	危険因子
弱い	肥満，エストロゲン，下肢静脈瘤
中等度	高齢，長期臥床，うっ血性心不全，呼吸不全，悪性疾患，中心静脈カテーテル留置，癌　化学療法，重症感染症
強い	静脈血栓塞栓症の既往，出血性素因，下肢麻痺，ギプスによる下肢固定

日本血栓止血学会ほか：肺血栓塞栓症および深部静脈血栓症の診断，治療，予防に関するガイドライン（2017年改訂版），P70，2018．をもとに作成

術後の歩行開始などをきっかけに血栓が剝離し，急激な呼吸困難と胸痛を訴えて発症し，咳，頻脈，冷汗，頻呼吸などが生じる．心電図では急性右心負荷所見が見られることがあり，動脈血液ガス分析でPO_2，PCO_2の低下を認める．閉塞が著しい場合はショックや心停止をきたす．

P.69　図3-26にも示すようにリスクに応じた予防法を行う．発症時には，酸素投与などの呼吸管理，右心不全の治療，血栓溶解療法，抗凝固療法を行う．

5　循環器系合併症

1）血圧低下

循環血液量の不足・末梢血管抵抗の低下や，術後の心機能障害により起こることがある．術後の陽圧（人工）呼吸，輸血反応，体位変換などでも生じる．各種モニタリングや尿量のチェックを行う．原因療法が原則であるが，急速な是正はむしろ心機能を低下させることもあるため注意が必要である．

2）血圧上昇

術後疼痛，低酸素血症・高二酸化炭素血症の初期，輸液・輸血の過剰，術中使用薬の影響，膀胱充満，

頭蓋内圧亢進，留置した各種チューブの刺激，降圧薬の中断などが原因となる．原因療法が原則であるが，高齢者や高血圧・高脂血症患者などでは異常な血圧上昇が見られることがあり，緊急に血圧を降下させたい場合は降圧薬を投与する．

3）不整脈

術後の不整脈の発生は，術前合併症や，術中管理，術後疼痛，興奮，出血，呼吸抑制などが誘因となる．不整脈の同定と共に原因検索を行う．原因療法を優先するが，心機能が維持できないなどの場合は必要に応じて抗不整脈薬を投与する．

4）心筋虚血

頻脈や高血圧に加え，ふるえ（シバリング）などにより心筋酸素需給バランスが崩れることで生じる．術後の心筋虚血は無痛性のこともあり冠動脈疾患患者，あるいは高血圧，糖尿病，喫煙，肥満，高齢者などの背景因子を有する患者では注意する．術後心電図モニターを行い，ST-T 変化，低血圧の持続，不整脈の出現などを認めたら，12 誘導心電図検査を行い，酸素や冠拡張薬・鎮痛薬の投与を行い循環動態の補正を考慮する．また心筋梗塞を念頭に循環器科への精査依頼も考慮する．

5）ショック

術後にも種々のショックが発症しうる（P.165「5）ショック」参照）．

6　神経系合併症

1）覚醒遅延

術前・術中使用薬の効果残存により麻酔からの覚醒が遅延することが主な原因である．ただし，意識レベルの回復遅延が麻酔に由来しない誘因（低血糖，糖尿病性昏睡，脳血管障害，換気異常，電解質異常など）に注意する．薬剤が原因の可能性があり，麻薬やベンゾジアゼピン系薬剤など対象薬剤に拮抗薬がある場合は診断目的にナロキソンやフルマゼニルを投与する場合がある．

2）ふるえ　shivering

覚醒時に生じる体幹四肢骨格筋の不随意の筋収縮をいう．ふるえにより酸素消費量は 3 〜 4 倍にまで増加する．その目的は術中の低体温からの復温のための熱産生システムである．末梢血管収縮・血中カテコラミン増加によりチアノーゼ，血圧上昇，頻脈，不整脈，心筋虚血が続発する危険がある．術中は体温保持に注意する．発生時には薬物療法としてペチジン，デクスメドミジンの投与が考慮される．また加温とともに酸素投与を行うほか，十分な術後鎮痛対策も有用である．

3）せん妄　delirium

せん妄とは，軽度から中等度の意識混濁に，幻覚，妄想，不穏，興奮，錯乱などの情動変化を示す病態である．高齢者，中等度以上の手術，精神疾患，認知機能障害，ICU 入室中の患者で発症頻度が高く，術後疼痛と関連があるともいわれている．さまざまな要因が関与し完全な予防は困難である．術前術後

の十分な説明は重要とされる．低酸素，低血糖，アシドーシス，脳症，脳出血など重大な合併症の症状の1つとして二次的に見られることがあり鑑別に注意する．術後せん妄の急性期にはハロペリドールが投与されることがあるが，ベンゾジアゼピン系の薬物ではかえって増悪する場合がある．またデクスメデトミジンはせん妄発症を抑制するともいわれている．

4) けいれん　convulsion

骨格筋の不随意な激しい収縮発作である．てんかん等神経疾患，脳圧亢進，低酸素血症，代謝異常などで発生することがある．また発熱，脱水，局麻中毒，麻酔関連薬（ケタミン，ペンタゾシンなど）により誘発される．気道確保し咬傷など外傷を防止すると共に原因を除去する．必要によりベンゾジアゼピン系薬物などの抗けいれん薬を投与する．

5) 末梢神経障害

術中，術後において長時間の機械的圧迫により上腕神経，顔面神経などに麻痺が起こることがある．

7　その他の合併症

1) 術後の悪心・嘔吐　postoperative nausea and vomiting：PONV

術後比較的高頻度（約20～30%）にみられる合併症で，女性・非喫煙者・術後悪心嘔吐の既往あるいは車酔いの既往・麻薬の使用が大きな因子といわれる．

口腔外科手術後の患者は嚥下障害や気道の変化を合併していることも多く，嘔吐は気道閉塞を招き，ときに致死的となることがある．

亜酸化窒素や揮発性麻酔薬，麻薬はPONVを増加させ，プロポフォールによる麻酔ではその頻度は低いといわれる．予防のためには疼痛などの誘因を除去し，プロポフォール，デキサメタゾン，その他制吐薬などが有効ともいわれている．発症時の対処としてドンペリドン，メトクロプラミド，ドロペリドール，オンダンセトロンなどが投与されることもある．

2) 乏尿，無尿

術後は，一般的にストレス反応として抗利尿ホルモン，コルチゾルの分泌が亢進し，尿量が減少する傾向にある．尿量の0.5mL/kg/h未満の減少を乏尿という．原因は，①腎前性（循環血液量減少，低血圧，腎血管収縮など），②腎性（尿細管壊死，ミオグロビン血症，造影剤，血栓など），③腎後性（導尿カテーテルの屈曲，尿路・尿道の閉塞など）に分けられる．

導尿カテーテルをチェックし，輸液負荷，利尿薬投与により体液補正を行い，尿量を確保する．利尿がなければ急性腎不全を疑い，専門科と連携し治療を開始する．

3) 体温異常

全身麻酔に伴う熱産生低下と末梢血管拡張による熱放出の増大により，麻酔覚醒時・術直後は低体温をきたしやすく，ふるえを誘発する原因になる．一方術後は炎症反応・ストレスやふるえによりある程度の発熱をみることが多い．また脱水や感染によっても生じる．小児においてはうつ熱が認められるこ

とがある．原因除去と共に酸素投与，体表の冷却，輸液，解熱鎮痛薬を投与する．持続する高熱やいったん平熱化してからの発熱は感染を示唆する．

4) 全身性炎症反応症候群　systemic inflammatory response syndrome：SIRS

1991 年にアメリカ胸部医会と集中治療医学会の合同委員会で提唱された概念である（**表 8-12**）．外傷，手術，熱傷，膵炎，細菌転移などにより惹起され，多量の炎症性サイトカインが急激に産生された結果生じた，過剰な全身性の炎症反応をいい，SIRS に感染症を合併したものが敗血症といえる．また SIRS は多臓器不全（multiple organ failure：MOF）の前段階でもあり，この状態での集約的治療が予後向上に重要となる．

表 8-11　SIRS の診断基準

1.	体温	＞ 38°C または＜ 36°C
2.	脈拍数	＞ 90 回 / 分
3.	呼吸数	＞ 20 回 / 分または $PaCO_2$ ＜ 32Torr
4.	白血球数	＞ 12,000/mm^2 または＜ 4,000/mm^2 未熟顆粒球 >10%

Chapter 9 歯科外来の全身麻酔

1 外来全身麻酔の概念

外来全身麻酔は，実際に全身麻酔を行う前にあらかじめ外来で必要な術前検査，診査，説明を行い同意を得たうえで日を改めて全身麻酔下で治療，処置，手術を行い，その日のうちに麻酔から完全に覚醒させ安全を確認した後，帰宅させる方法で**日帰り全身麻酔**（day care anesthesia）ともいう．

入院下での全身麻酔と比較した外来全身麻酔の利点，欠点

（1）利点
①入院にかかる医療費など経済的負担が軽減できる
②拘束時間，家族との隔離時間が短い
③さまざまな院内感染，医療事故のリスクが軽減される
④設備やスタッフが少なくてすむ
⑤環境変化に伴う精神的・身体的負担が軽減できる
など多くの利点が挙げられる．

（2）欠点
①術前，術後の患者評価，管理が困難である
②処置内容や治療時間が制限される
③絶飲・絶食管理を厳密に行えない
などの問題点がある．

2 障害者の麻酔

心身の障害により，一般的な設備の歯科医療機関で通常の歯科治療を受けるのが困難な患者を**歯科的障害者**といい，精神遅滞（知的障害），自閉スペクトラム症，脳性麻痺，てんかん，脳血管障害，認知症，統合失調症などで麻酔管理を必要とする患者が対象となる．心身障害者の歯科治療では外来全身麻酔により集中治療が行われることが多く歯科麻酔担当医は，その心身障害者が安全，快適に歯科治療を受けられるよう手助けをする必要がある．

> **ワンポイント**
>
> 心身障害者・児の多くは，日常の口腔ケアが不十分なためう蝕や歯周病の罹患率が高く，放置期間が長いと治療歯数も増え，外来全身麻酔による集中歯科治療が行われることが多い．

1）障害の特徴

❶ 知的能力障害 （mental retardation）

物事の理解や記憶が不得意であるため，刻々と変化する状況，事変に対応する能力が小さい．そのため情動の変化が直接，極端な体動や大きな生理的変化に結びつきやすい．知能指数は低く，軽度，中等度，重度，最重度の4段階に分類される．軽度および中等度障害では，行動変容法を用い

ることによって，歯科治療が可能となる場合も少なくない．一方，重度，最重度障害では，**行動変容法**のみでは歯科治療を行うことが困難な場合が多く，鎮静法や全身麻酔法など薬剤を用いた**行動調整**が必要となる．精神遅滞患者では，向精神薬や抗てんかん薬を常用している者も多く，薬剤による心血管系障害や肝・腎障害，さらに麻酔薬に対する耐性についても考慮する必要がある．

❷ 自閉スペクトラム症 （autism）

外部からの情報，知覚に対する**認知**能力障害で，言語や身振りなどのコミュニケーション手段を用いるのが不得意である．また，何でもない事象に固執したり無意味で単純な行動を繰り返し，自分の意にそぐわないことや，普段と違う状況に対し**パニック**を起こすことがある．行動変容法を用いて歯科治療に慣れさせるには時間を要し困難なことが多く，歯科治療優先度を考慮し鎮静法や全身麻酔法が用いられることが多い．向精神薬や抗てんかん薬を服用していることがある．

❸ 脳性麻痺 （cerebral palsy）

非進行性病変を原因とする中枢性の運動障害である．中枢神経が未発達な段階から障害が存在するため，運動障害，**不随意運動**のほかに**原始反射**，さらには体幹や四肢の変形がみられる．知的障害を伴うことが多い．筋肉の過緊張のほか運動障害は顎や咽喉頭，さらには胸部に及ぶことも多く，顎骨や歯列の変形，発語障害，呼吸障害，嚥下障害，息ごらえ，流涎などがみられる．歯科治療では不随意運動や呼吸障害により体幹を安定することが困難な場合が多く，**ボバース反射抑制体位**（図9-1）や鎮静法，全身麻酔法が用いられることが多い．

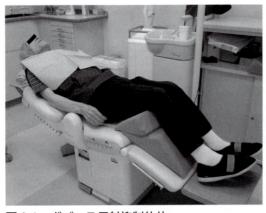

図 9-1　ボバース反射抑制体位
脳性麻痺患者において不随意運動を抑制することが可能である．

> **ワンポイント**
>
> 知的障害を伴う障害者の行動調整は，機械的方法（レストレーナー，マジックベルトなど），行動変容法（系統的脱感作法，TSD法，オペラント条件付け，絵カード法など），心理的方法（TEACCH法，ボイスコントロール法など），薬物的方法（前投薬投与，精神鎮静法，静脈麻酔法，全身麻酔法）に分類される．

❹ てんかん （epilepsy）

脳神経細胞の過剰な興奮によって起こる発作を繰り返す脳疾患である．知的障害や自閉スペクトラム症，脳性麻痺の患者では，てんかんの有病率が高い．てんかん発作は神経細胞にダメージを与えるばかりでなく，強直間代けいれん（大発作）では外傷や呼吸・循環への悪影響をきたすこともあり極力抑制する必要がある．**抗てんかん薬**を常用していることが多く，歯科治療時は発作時期・時間を避け，発作の誘因となる事柄は排除する必要がある．発作時の対応や発作発現時間帯など家族に前もって聞いておくと対処しやすい．鎮静法や全身麻酔法で用いる薬剤の多くはてんかん発作を抑制する薬剤が多いが，日帰り全身麻酔下歯科治療の際は，術当日まで抗てんかん薬を服用させたほうがよい．

第9章 歯科外来の全身麻酔

❺ 脳血管障害 （cerebrovascular disorder）

脳血管自体の閉塞，**心房細動**に伴う心原性の血栓による脳虚血あるいは壊死（脳梗塞）が生じるか，あるいは脳血管の破綻（脳出血）により血腫が形成され周囲の脳組織が圧迫・破壊されることで神経症状を呈する障害．意識障害，高次脳機能障害，神経障害，運動・感覚障害（**片麻痺**）などの症状がみられる．慢性期に入ってからも機能障害を残すことが多い．特に**口腔機能**に障害があると誤飲，誤嚥の原因となる．脳梗塞では**抗血小板療法**や**抗凝固療法**が行われていることが多く出血には注意を要する．

❻ 認知症 （dementia）

脳の後天的な器質障害により発達した脳機能，知能が持続的に低下する状態で生活を行ううえで種々の障害をきたす．認知機能（記憶と判断）の低下を主症状とし，行動心理学的問題を伴う．認知症はアルツハイマー型（60%），脳血管性型（20%），レビー小体型（10%），その他（10%）に分類され，脳血管障害に起因する脳血管性型以外は脳細胞の変性が原因と考えられている．

> **ワンポイント**
>
> 認知症の症状は，中核症状（記憶障害・見当識障害・理解判断力障害・実行機能障害・失語失行）と周辺症状（不安・抑うつ・妄想・徘徊・暴言暴力・睡眠障害など）に分類される．

2）障害者の外来全身麻酔

❶ 適応

不随意運動や意思の疎通が困難な心身障害者の歯科治療では，治療拒否はなくても1回の処置内容が多い場合や大臼歯根管治療など複雑な処置を必要とする場合は，外来全身麻酔が選択される．

> **ワンポイント**
>
> 障害者の日帰り全身麻酔では先天性疾患やまれな症候群を合併していることが多く，かかりつけ医療機関との連携，十分な情報収集が重要である．

❷ 術前管理

患者本人から聴取できない場合が多く，保護者や付添人からの詳細な問診が必要となる．通常の麻酔前問診に加え意志の疎通度，日常生活動作（食事の自立度，排泄の自立度，衣類着脱の自立度など），環境変化への適応度などを聴取し麻酔計画を立てることが重要である．術前の血液検査，心電図，呼吸機能検査，尿検査，胸部エックス線撮影は難しいことが多く，その場合，麻酔導入後に血液検査や血液ガス分析などで確認する．抗てんかん薬や向精神薬を常用していることが多く麻酔薬との相互作用や肝・腎機能障害などを考慮する必要がある．抗てんかん薬は血中濃度低下による発作を避けるため服用中止期間に注意する．

❸ 来院後の管理と前投薬

来院前日に電話で全身状態の確認を行い，日帰り全身麻酔当日来院後，絶飲食指示の再確認を行う．また，感冒症状の有無などを確認する．前投薬の使用は，作用持続時間を考慮すると日帰り全身麻酔では控えたほうがよいが，診療室への入室を強く拒否する場合はミダゾラムなどを投与することもある．

❹ 麻酔導入

心身障害者では常用薬剤などの影響により消化器にガスが溜まっている症例が多い．導入時に不適切なマスク換気により胃に空気が入ると術後嘔吐につながりやすいので注意が必要である．知的障害者では，鼻腔や口腔内に異物が存在していることがあり，**エアウェイ**挿入時や気管挿管前に確

179

認したほうがよい．術前に静脈路の確保ができない場合も多く，抑制下でも体動が激しく確保できない場合は，吸入麻酔薬を用いて入眠させた後，確保するとよい．

❺ 気道確保の種類について

短時間の処置や気管挿管による気道確保を望まない患者ではプロポフォールを用いた静脈麻酔法がしばしば用いられる．しかし，完全に体動を抑制することはできない．さらに，咽頭反射の低下により，注水下歯科治療ではむせを起こすことが多く，しばしば治療が中断されることもある．

さらに出血が少ない手術や気道確保器具が治療の妨げにならない処置では声門上器具（SGA）の1つであるラリンジアルマスクエアウェイ（LMA）の使用が可能であり（図9-2）．歯科治療ではチューブ内に螺旋ワイヤーが入ったフレキシブルタイプが用いられることが多い（図9-3）．マスク部分と喉頭の適合が良好であれば強制換気や液体の気管への流入防止が期待できる．SGAは喉頭や気管への侵襲が少ないため術後の経過観察時間を短縮できるが，歯科治療や術野が口腔内である場合は喉頭部の適合が，不十分になることもあり厳重な気道管理が求められる．気道確保の確実性は気管挿管に劣る．

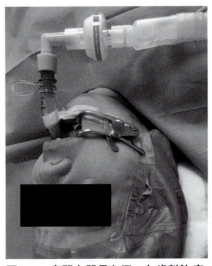

図9-2　声門上器具を用いた歯科治療
正しい位置に留置することが重要である．

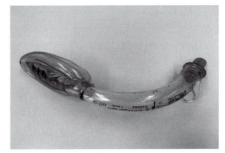

図9-3　air-QSP™
カフ圧管理が必要ない新しい気道確保チューブ

❻ 術中管理

治療時間が長くなると術中輸液量も増え導尿が必要となる．心身障害者では尿路感染が危惧され導尿，尿道カテーテルの長時間留置は避けたほうがよい．また，向精神薬など多剤服用患者では，アドレナリンとの相互作用により血圧低下を招く危険性があり注意が必要である．

❼ 術後管理

心身障害者では，麻酔覚醒後ベッドで安静を保つことが困難な場合が多く，酸素投与，点滴の留置，生体監視モニター装着は難しく厳重な術後監視，早期覚醒・早期離床を考慮した麻酔法を選択することが重要である．ベッド上で上体を起こすことが可能になれば，少量から飲水テストを行い，自力で排尿できれば帰宅許可を考慮する．帰宅後も電話連絡を行い全身状態の再確認を行うようにする．

第9章 歯科外来の全身麻酔

❸ 歯科外来全身麻酔の適応

　外来での歯科治療の範囲内で，通常の患者管理では治療，手術を行うことが困難で全身麻酔管理を必要とする患者が適応となる．

（1）適応患者

　①意思疎通が困難，治療に対し非協力的な患者（心身障害者，乳幼児など若年齢の患者）

　②鎮静法では対応できない極度の恐怖心を有する患者

　③鎮静法では対応できない強度の絞扼反射を有する患者

　④不随意運動が強く体幹の固定が困難な患者

　⑤局所麻酔薬に対しアレルギー反応，特異反応を有する患者

　⑥患者にとって集中治療が有用な症例

　⑦全身麻酔を希望する患者

　以上の患者のうち麻酔中，麻酔後の安全が確保されなければならず，次の要件をすべて満たす必要がある．

（2）患者選択の要件

　① ASA 分類Ⅰ～Ⅱ度の患者

　②比較的短時間で侵襲の少ない歯科処置，手術（十分な術後管理時間を確保するため）

　③特別な術後管理を必要としない患者（術後合併症のリスクが少ない）

　④患者自身，付添人（保護者）の外来全身麻酔に対する理解と協力が得られること

　⑤術前指示や帰宅時および帰宅後に責任をもって介助できる成人の付添人がいること

　⑥帰宅に長時間を要せず，交通手段が煩雑でないこと（おおむね１時間以内が望ましい）

👆ワンポイント

日帰り全身麻酔の普及と安全基準の確立

　日帰り手術は 1970 年代後半に北米で簡単な生検や膿瘍切開術などからはじまり，開始にあたり入院したくない，入院できない，医療費が高くて払えないなど患者のニーズに対応したものであった．医療者側にとっても近年，セボフルラン・デスフルランやプロポフォールなど覚醒の速い麻酔薬や鎮痛薬などの普及により比較的余裕のある処置時間や帰宅所要時間が設定できるようになったが，遅発性全身合併症を考慮した厳重な術後管理が必要である．歯科外来全身麻酔においても多くの利点があるが，安全性をおろそかにすると入院下での予定手術より危険性が高く，緊急事態が発生した場合には思わぬ事態に発展する可能性があり，各施設に応じた安全基準を確立しておく必要がある．

4 歯科外来全身麻酔として選択すべきでない症例

①中等度あるいは重症の全身疾患を有する患者（ASA分類Ⅱ～Ⅲ度以上の患者）

②外傷などの緊急手術症例

③急性上気道炎，咽頭炎など上気道感染症を有する患者

④胃に内容物の残存がある患者

⑤気道確保が困難な症例

⑥骨格筋に異常のある症例

⑦超高齢者や乳幼児など術後管理に問題の多い症例

⑧大量出血，術後浮腫により気道閉塞が予測される通常外来では行わない侵襲が大きい手術

5 歯科外来全身麻酔の流れ

1 術前管理　Preoperative management

1）日時の決定

　患者，術者，麻酔科医と相談の上，日時を決定する．経口摂取制限指示時間，患者・保護者・付添人への負担軽減，術後回復・帰宅許可を出すまでに要する時間を考慮すると午前中の早い時間が望ましい．午後からの外来全身麻酔下歯科治療では，術後入院の可能性もあることを説明しておいたほうがよい．

2）術前の全身状態評価

（1）患者診察および問診

　入院下の予定手術患者の術前管理と同様に行い，全身麻酔の適応か否かを決定する．心身障害者では先天性心疾患を有することが多く，さらに顎骨の形態異常により気道確保が困難な場合があり注意深い診察が求められる．また，常用薬剤の有無，抗てんかん薬や向精神薬の薬剤効果についても確認しておくことが大切である．

（2）術前検査

　外来全身麻酔実施日の数週間前までには血液検査，凝固系検査，尿検査，心電図，呼吸機能検査，胸部エックス線検査，その他（身長・体重・体温・呼吸数・血圧・SpO_2測定など）を実施する．心身障害者では，一度に種々の検査を行うことが困難な場合も多く，検査日を分割して実施する．かかりつけ医療機関での検査データがあればそれを参考にすることもある．

（3）患者および保護者に対する説明と同意

①治療内容と全身麻酔の必要性，利点，欠点など

②全身麻酔により起こりうるリスク説明

③外来全身麻酔実施日と来院時間の確認

④経口摂取制限の必要性と指示厳守の確約，摂取した場合の連絡と対応説明

⑤帰宅時，帰宅後の患者急変時の対応（緊急時受け入れ病院先など）

⑥帰宅後の注意事項

第9章 歯科外来の全身麻酔

⑦実施当日までに患者の体調変化が生じた場合の連絡と対応

（4）経口摂取制限指示

午前中に全身麻酔を実施する場合，成人では固形物摂取は前日の就寝までとする．飲水については，日本麻酔科学会術前絶飲食ガイドラインに基づき，清澄水の摂取は年齢にかかわらず麻酔導入2時間までに中止する．また，母乳については4時間前までに，人工乳・牛乳については6時間前までに中止する．常用薬があれば術当日の2時間前までに少量の水で服用を指示する．麻酔実施前日に再度経口摂取指示を電話連絡し，来院時に経口摂取制限が厳守できたかどうか確認する．

（5）術当日来院後の診察

全身麻酔を行う30分以上前に来院させる．前夜の睡眠時間，常用薬があれば服用状況を確認し，術直前の診察とバイタルサインの測定を行う．感冒・上気道炎・消化器症など体調の異常を確認し，異常があれば延期する．日帰り全身麻酔では，特に注意が必要である．

（6）麻酔前投薬

外来全身麻酔では麻酔覚醒遅延や効果遷延を考慮し極力，麻酔前投薬の使用は控えた方がよい．術当日に診療室への入室に強く抵抗を示す場合や歯科治療の際の気道分泌物の抑制を期待し，前投薬としてベンゾジアゼピン系薬剤，抗コリン薬を用いる場合がある．

2 麻酔管理 Anesthesia management

外来全身麻酔薬は，通常の全身麻酔で使用する薬剤と変わりはないが，日帰り麻酔では作用時間が短く，調節性に富む麻酔薬を選択することが多い．

1）麻酔薬および麻酔補助薬

（1）吸入麻酔薬

ガス麻酔薬として亜酸化窒素，揮発性麻酔薬としてセボフルランが用いられることが多い．血液ガス分配係数の小さい吸入麻酔薬は導入・覚醒がすみやかで調節しやすく多用される．セボフルランは安全性が高く，静脈路確保が困難な心身障害者では緩徐麻酔導入に有用である．近年，日本国内でも血液ガス分配係数が小さいデスフルランが発売されるようになったが気道刺激性が非常に強く，心身障害者の外来全身麻酔での緩徐導入には不向きである．また，デスフルランは蒸気圧が高く，使用に際しては加熱装置を必要とする．

（2）静脈麻酔薬

作用時間が短く蓄積性が少ない薬剤が用いられる．長短時間作用型バルビタール（チアミラル，チオペンタール），プロポフォールが多く用いられる．プロポフォールは調節性に富むため麻酔維持にも使用される．喘息を有する患者などでは，ミダゾラムを用いた麻酔導入を行うこともある．

（3）筋弛緩薬

脱分極性筋弛緩薬であるサクシニルコリンは，作用時間が短く，調節性に富むが術後筋肉痛や高カリウム血症，悪性高熱症の発症誘因薬と考えられ使用する機会は少ない．通常の全身麻酔と同様に外来全身麻酔においても非脱分極性筋弛緩薬であるロクロニウムが多く用いられている．作用時間は比較的短く，代謝産物に活性がなく特異的拮抗薬（スガマデクス）があるため日帰り全身麻酔では有用である．しかし，ベクロニウム，ロクロニウムが原因と考えられるアレルギー反応が出現することも

183

あり注意が必要である.

(4) その他

通常の全身麻酔に用いられる薬剤は使用可能であるが，外来日帰り全身麻酔では術後管理時間を考慮し，作用持続時間の長い薬剤，呼吸循環抑制が強い薬剤，副作用のある薬剤は避けるべきである.

2) 麻酔法

(1) 気管挿管法

通常の全身麻酔と同様に導入後，経口的，経鼻的に気管チューブを用いて挿管する方法である．確実に気道が確保でき人工呼吸が容易に行うことができる．外来全身麻酔における気管挿管に伴う合併症は通常の全身麻酔と変わりはない.

心身障害児や乳幼児の外来全身麻酔では，鼻腔出血，術後出血を懸念し経口挿管を行うこともあるが，多数歯治療や治療部位により経鼻挿管による気道管理を行う機会が多い．術野，治療部位が口腔内である歯科外来全身麻酔では，周術期気道管理の安全性を考慮すると気管挿管法が好ましい.

> **ワンポイント**
>
> 経鼻的気管挿管に伴う鼻出血を予防策として，血管収縮薬（トラマゾリンなど）の使用，気管チューブの軟化などの方法があるが，挿入が困難な場合は無理せずサイズダウンを試みる.

(2) 声門上器具　Subglottic Airway：SGA

麻酔導入後，ラリンジアルマスクなどの SGA を用いて気道確保する．経口的にマスクで喉頭部を覆うよう挿入し，ラリジアルマスクのカフを膨らませ喉頭口を適切にシールすることで換気が可能となる．さらに，食道からの逆流も防止できる．気管にチューブを挿入しないためチューブによる気道損傷や喉頭浮腫など回避できるが，経口的にマスクが挿入されているため咬合状態の確認や歯科治療が困難な場合がある．また，治療中にマスクの位置がずれることで換気困難や誤嚥など気道確保が不確実になる危険性もあり必要である.

(3) 静脈麻酔法

気道確保が容易な短時間の歯科治療で行われる．気管挿管を行わず，プロポフォールの間歇的，持続的投与により体動を抑制する方法である．投与量により意識が消失するため舌根沈下による上気道閉塞や呼吸抑制をきたす危険性があり厳重な気道管理が必要である．チューブによる気管挿管できるのであれば，気管挿管を行うのが安全である.

> **ワンポイント**
>
> ケタミンは呼吸抑制作用が少なく鎮痛作用を有するため口腔外科小手術などで用いられることがあるが，麻薬指定薬剤として取り扱われ現在では外来全身麻酔薬としてあまり用いられない.

(4) 吹送法

鼻腔エアウェイを挿入し，そこから酸素，亜酸化窒素，揮発性麻酔薬を自活呼吸下で吸入させる方法である．口呼吸により麻酔深度が不確実になる恐れがある．開口器を使用し，口腔内異物や液体の流れ込みを防ぐために咽頭パックを挿入するが確実な気道確保は困難であるため，誤嚥を招く危険性が高い.

第9章 歯科外来の全身麻酔

3 術後管理 Postoperative management

1) 回復室における管理

麻酔覚醒後から帰宅条件を満たすまでの間，厳重に監視する．術後合併症，緊急事態に対応できる設備，機材，スタッフを配備する．術後の**バイタルサイン**をチェックするため呼吸，循環監視モニターを設置しておく．酸素吸入装置，**吸引装置**なども必要である．管理体制は，患者が呼びかけに反応できるようになっても麻酔科医，歯科衛生士，看護師が付き添う．覚醒が不十分な場合は側臥位にし血液や分泌物，嘔吐物などによる誤嚥に注意する必要がある．心身障害者・児，乳幼児の外来全身麻酔では，保護者や付添人を回復室に入室させることで安静を保つことができる．

2) 帰宅許可の条件

作用時間が短い麻酔薬が用いられるようになり，麻酔覚醒時間も短縮できるようになったが，少なくとも1時間以上は術後管理を行い，下記の条件をすべて満たすまでは回復室での監視を行う．
①患者の意識が十分回復し，鮮明である（完全覚醒）
②動作，運動機能が十分に回復し，自力歩行ができる
③呼吸循環動態が安定し，体温異常がない
④深呼吸，喀痰排出が可能である
⑤経口摂取が可能で，嘔気，嘔吐がない
⑥排尿がある
⑦術後の疼痛，出血，腫脹がない
担当麻酔医が診察し，責任をもって帰宅条件の評価を行い判断する．

3) 帰宅途中，帰宅後の注意

帰宅時は，保護者あるいは付添人が責任を持って介助するよう指示する．帰宅手段は，患者に負担がかからない交通手段（自動車，タクシー）を選択する．帰宅途中，乗り物酔いなどで嘔吐する場合もあり，顔を横向ける，回復体位をとくなど嘔吐物による誤嚥対処法を説明しておく．帰宅後は，必ず電話連絡をしてもらうよう指示し，帰宅時の様子，帰宅後の状態を報告してもらう．当日は，自宅や入所施設での安静を指示し，異常があればただちに担当医に連絡し，指示を仰ぐよう説明しておくことが大切である．翌日も担当麻酔医は必ず電話連絡を行い，異常がないかを確認する．帰宅時，帰宅後に緊急事態の発生に備え，受け入れ先との連絡方法を確認しておく．

185

Chapter 10 | 小児麻酔

1 小児の解剖・生理学的特徴と麻酔との関係

　小児麻酔を安全に行うためには，小児と成人との解剖学的，生理学的，心理学的な違いを理解する必要がある．小児は，新生児（生後0～28日），乳児（28日～12ヶ月），幼児（1～6年），年長児（6～12年）に区分される．歯科麻酔の臨床では，新生児の麻酔に関与することはまれである．

　小児の身体的特徴と麻酔臨床との関連を**表10-1**に示す．

表10-1　小児の身体的特徴と麻酔との関係

呼吸器系	麻酔管理上の注意点
乳児は鼻呼吸が主体である	麻酔覚醒時の鼻閉は呼吸困難を誘発する
気道の径が元々細い	浮腫などで気道が狭窄した場合，気道抵抗が著しく増加する（気道抵抗は気道の半径の4乗に反比例して増加する）
乳児の胸郭はコンプライアンスが高く，胸腔内の陰圧を維持することが困難である	気道閉塞傾向のある患児では，吸気時に前胸部が陥没する（陥没呼吸）
酸素消費量は成人の2～3倍である	低酸素血症に陥りやすい
乳児の呼吸筋は未成熟で，筋線維が少ない	呼吸仕事量の増加により呼吸筋が疲労しやすく，術後の呼吸不全に陥りやすい
肺胞換気量に対し，機能的残気量が少ない	無呼吸により容易に低酸素血症に陥る 吸入麻酔薬による導入が速い

循環器系	麻酔管理上の注意点
小児の心筋は未成熟である	麻酔薬の過量投与により，心抑制を起こしやすい（特に先天性心疾患のある患児で著しい）
心拍数が速く，心拍出量は心拍数に依存している	徐脈になると拍出量が低下する

代謝系	麻酔管理上の注意点
乳児は体重に比して体表面積が大きい	術中，低体温になりやすいので，手術室を暖め，加温空気マットを使用する
寒冷ストレスに対する能力が低い	寒冷ストレスは酸素消費量を増大させ，代謝性アシドーシスを起こす
生後3ヶ月までは，筋肉量が少ないので，ふるえによる熱産生ができない	低体温に対しては，褐色脂肪の代謝で対応している

肝腎機能	麻酔管理上の注意点
肝・腎機能は未成熟で，2歳頃，成人のレベルに達する	2歳以下では，薬物の代謝・排泄能が未成熟である
全水分量が新生児80%，乳児70%，幼児65%と多く，水分交換率も高い	脱水症になりやすい

第 10 章 小児麻酔

2 小児麻酔の実際

1 術前評価 Preanesthetic Evaluation

　問診，身体所見，検査所見に基づいて術前評価を行う．問診は主に保護者に行う．術前の臨床検査としては，血液一般検査，胸部エックス線検査，心電図検査，尿検査を行う．身体所見では，年齢に応じた発育状態の良否から，出生後の健康状態を把握する．小児特有の麻酔に関連する問診・診査項目を**表 10-2** に示す．また歯科麻酔領域では，口腔顔面領域の形態異常をもつ患児を取り扱うことが多く，気道の評価が重要である．

　小児の場合，特に上気道感染（**かぜ症候群**）に注意する．気道の過敏性は上気道感染後，2 週間程度継続するので，全身麻酔は 3 ～ 4 週間延期したほうがよいが，手術の必要度や社会的条件等を考慮して決定する．**表 10-3** に上気道感染のある患児の予定手術の実施／延期の決定に関与する因子を示す．

表 10-2　小児麻酔における問診・診査項目と麻酔の関連

	問診・診査所見	麻酔との関連
呼吸器系	最近のかぜ症状（発熱，咳，鼻汁，咽頭発赤，喘鳴など）	気道は過敏状態にあり，麻酔中の喉頭けいれん，気管支けいれん，低酸素症の発生率が高くなる．また，術後肺炎になりやすい
	睡眠時の体位，いびきの有無，前胸部の陥凹，顔貌	仰臥位で睡眠できない場合や高度のいびき，前胸部の陥凹は，上気道狭窄を示唆する 顔貌から気道確保・気管挿管の難易度を評価する
循環器系	心雑音，チアノーゼ，運動不耐性，太鼓ばち指，蹲踞姿勢	先天性心疾患の可能性を考慮し，小児循環器に対診する 感染性心内膜炎の予防，厳重な循環・呼吸管理，静脈路からの空気の混入の回避が必要となる
神経系	けいれん（投薬の有無） 嚥下障害 筋緊張低下（フロッピーベビー）	発作のコントロール状況や使用薬剤の選択に注意する 誤嚥性肺炎，胃食道逆流症の有無に注意する 神経筋疾患の有無，筋弛緩薬への反応性，悪性高熱症や術後の呼吸不全に注意する
消化器系	嘔吐・下痢 黄疸	原因を検討し，電解質異常や脱水を補正する 肝機能障害により，薬物代謝に影響する可能性がある
内分泌・代謝系	発育障害 低血糖	下垂体機能，甲状腺機能，副腎皮質機能等の障害が疑われるので，専門医に対診する
アレルギー	食物・薬剤アレルギー	使用する薬剤を考慮し，ラテックスアレルギーにも注意する
歯科	動揺歯	動揺歯の脱落，誤飲・誤嚥に注意する

187

表 10-3 　上気道感染のある患児の予定手術の決定に関与する因子

手術の実施を支持する所見	手術の中止を支持する所見
0.5 ～ 1.0℃の発熱（38.0℃未満）	38.0℃以上の発熱
鼻汁のみで，その他の症状なし	痰を伴った咳，食欲不振，咽頭の発赤・腫脹
	手術の前夜からの症状の出現
元気で機嫌のいい様子	元気がなく，不機嫌な様子
透明な鼻汁	膿性の鼻汁
呼吸音に異常なし	喘鳴，湿性ラ音
年長児	1歳以下
	気道過敏症（喘息，気管支炎，クループ）の既往
	気道が関係する手術（口蓋形成術など）

2 　経口摂取制限 　Preoperative fasting

　小児においても，術前の経口摂取制限は誤嚥の予防のため重要である．小児の周術期において，誤嚥の大部分は麻酔の導入時に発生する．しかし，乳児や幼児は成人と比べて代謝率が高く，体重当たりの表面積が大きいため脱水に陥りやすく，また空腹や低血糖状態を避けるため，必要以上に長い経口摂取制限は好ましくない．一般的な基準を表 10-4 に示す．

表 10-4 　術前の経口摂取制限

飲食物	絶飲絶食時間
清澄水（clear liquid） 水，果肉の入っていないフルーツジュース，炭酸飲料，お茶，ブラックコーヒーなど	2 時間
母乳 母親の食事内容により，その性状が変化するので，麻酔導入の4時間前を最後にする	4 時間
人工乳（Infant formula），牛乳	6 時間
固形物	8 時間

3 　麻酔前投薬 　Premedication

　小児の精神発達に応じた前投薬を考慮する．10 ヶ月未満の乳児では，人見知りしないので鎮静薬の前投与は不要である．10 ヶ月以上 10 歳未満の小児は親との分離や慣れない環境に対して強い不安を感じるので鎮静剤の前投与は有効である．

　ミダゾラムは，小児の前投薬として有用である．表 10-5 にその投与法を示す．ミダゾラムの経口投与の場合，苦みが強いためシロップ等で苦みを和らげる工夫が必要である．

第10章 小児麻酔

表 10-5　ミダゾラムの投与法

投与ルート	投与量	効果発現	最大効果時間
静脈内	0.05 〜 0.15mg/kg	即座	3 〜 5 分
筋肉内	0.1 〜 0.2mg/kg	3 〜 5 分	10 〜 20 分
経口	0.25 〜 0.75mg/kg	5 〜 30 分	10 〜 30 分
経鼻	0.1 〜 0.2mg/kg	3 〜 5 分	10 〜 15 分

4　麻酔の導入　Induction of anesthesia

1）吸入麻酔薬による緩徐導入　slow induction

　静脈確保が困難な小児の場合には，吸入麻酔薬を吸入させ，緩徐導入が行われる．麻酔導入後，すみやかに静脈路を確保する．患児にとって，マスクによる導入中の不快感は強い．緩徐導入に用いる吸入麻酔薬として，セボフルランは気道刺激性が弱く，不快な匂いがないため適している．イソフルランやデスフルランは刺激臭が強く，緩徐導入には適さない．セボフルランは心筋抑制が少ないので，5 〜 8% の濃度で吸入を開始することが可能である．

2）静脈麻酔薬による導入

　静脈麻酔薬による急速導入は最も確実かつ迅速な方法であるが，前もって静脈路の確保が必要である．チオペンタール / チアミラールやプロポフォールが小児では使用される．小児麻酔で使用される静脈麻酔薬を表 10-6 に示す．

表 10-6　小児の麻酔導入で用いられる静脈麻酔薬

静脈麻酔薬	投与量	特徴
チオペンタール /チアミラール	7 〜 8mg/kg（1 歳未満）5 〜 6mg/kg（1 歳以上）	一般に小児患者では成人患者に比して大量のチオペンタールが必要である
プロポフォール	2 〜 3mg/kg（乳児 :3.8mg/kg，10 〜 16 歳 : 2.7mg/kg）	一般に低年齢であるほど就眠に必要な投与量が増加するプロポフォールは投与時に血管痛があるので，前もってフェンタニル等を投与する

5　気管挿管　Tracheal intubation

1）筋弛緩薬

　通常，気管挿管は麻酔導入後，筋弛緩薬を投与して行う．吸入麻酔薬や麻薬を用い，深い麻酔深度を得ることで，筋弛緩薬を使用せずに挿管することも可能である．小児麻酔で使用される筋弛緩薬を表 10-7 に示す．

189

表 10-7　小児麻酔で使用される筋弛緩薬

筋弛緩薬	投与量	特徴
ベクロニウム	0.1mg/kg	約3分で気管挿管可能な筋弛緩を得られ，作用時間は20分である．自律神経系に作用しないので，循環動態に対する影響が少ない
ロクロニウム	0.6mg/kg	1〜1.5分後に気管挿管可能な筋弛緩を得られ，作用時間はベクロニウムよりやや短い．筋肉内投与も可能であり，1.8mg/kgの投与で，効果発現には6〜8分必要である
スキサメトニウム	2〜3mg/kg（1歳未満）1.0〜2.0mg/kg（1歳以上）	約1分で気管挿管可能な筋弛緩を得られ，作用時間は約5分である．副作用として，小児では徐脈や洞停止が起こりやすい．その他，横紋筋融解症，高カリウム血症，筋強直，悪性高熱症などの副作用があり，緊急時に限り使用されるべきである

2）小児の喉頭展開・気管挿管

小児の気道の解剖には，喉頭展開・気管挿管に関連していくつかの特徴がある．

①乳幼児は頭部が大きく，仰臥位では頭部前屈となり咽頭展開をしにくいので，肩枕等により頸部を伸展する

②乳幼児では口腔咽頭の容積に比較して舌が大きく，気道を閉塞しやすく，喉頭鏡による喉頭展開が困難である

③喉頭の位置が頸部の高い位置にある（小児では第3〜第4頸椎，成人では第4〜第5頸椎の高さ）

④喉頭の入り口の角度が強いため，曲型より直型の喉頭鏡のほうが有用である

小児において，粗暴な挿管操作を行うと気道粘膜の浮腫から，容易に気道閉塞につながる．また，太すぎる気管チューブの無理な挿入は気管粘膜を損傷し，抜管後に声門や声門下狭窄を起こすので，適切な太さの気管チューブを選択する必要がある（表10-8）．これまで6歳未満の患児にはカフなしチューブが用いられてきたが，近年，カフ付きのチューブを選択する場合が多い．これは小児の気道の解剖において小児の喉頭は円筒形で再狭窄部が声門部であることが示されたこと，および小児用カフ付きチューブの改良によるところが大きい．小児用カフ付きチューブを使用する場合，その内径はカフなしチューブのサイズより0.5mm細いものを選択する．

気管の長さは1歳で6cm程しかなく，口腔外科手術では開口器の使用や頭位の変換が頻繁に行われるため，気管チューブの移動による片肺（気管支内）挿管や脱管など，チューブトラブルが起こりやすい．適切な深さでの確実な固定が重要である．

以下の症候群は挿管困難と関連する．口唇口蓋裂のための形成術や知的障害のため全身麻酔下歯科治療を要する患児が多い（表10-9）．

表 10-8　気管チューブのサイズと固定位置

年齢	チューブサイズ（ID）		下顎前歯部からの挿入距離（cm）
	カフなし	カフあり	
新生児〜6ヶ月	3.0〜3.5	3.0	10
6〜12ヶ月	3.5〜4.0	3.0〜3.5	11
1〜2歳	4.0〜5.0	3.5〜4.0	12
2歳以上	年齢/4＋4	4.0〜4.5	年齢/2＋12

第10章 小児麻酔

表10-9　挿管困難を呈する症候群

症候群	気道の特徴	口唇口蓋裂	精神遅滞
Apert 症候群	小上顎症	+	
Beckwith-Wiedemann 症候群	巨舌		+
Cornelia de Lange 症候群	小下顎症，巨舌，短頸	+	+
Klippel-Feil 症候群	頸部の可動制限	+	
Pierre Robin 症候群	小下顎症	+	
Rubinstein-Taybi 症候群	小上顎症，不安定な頸椎		+
Trisomy 21（Down 症候群）	小口，小下顎症，舌の突出，不安定な頸椎（C1 ～ C2 で亜脱臼）		+
Treacher Collins 症候群	頬骨・下顎形成不全	+	
Turner（Noonan）症候群	上顎の狭小，小下顎症		+

3）ラリンジアルマスクによる気道管理

　小児は舌が大きく，口腔内のスペースが小さいため，ラリンジアルマスクによる気道確保は確実性が劣る．また気道を完全に分離することは困難なので，歯科麻酔領域での使用は限定的である．

6　麻酔の維持　Maintenance of anesthesia

1）麻酔維持の方法

　小児麻酔では，吸入麻酔薬として，セボフルラン，デスフルラン，亜酸化窒素が麻酔の維持に使用される．一般に，乳児の吸入麻酔薬の**最小肺胞濃度（MAC）**は年長児や成人よりも高い．セボフルランの MAC は，新生児では3.3％，1 ～ 6 ヶ月では3.2％，6 ヶ月以上では2.5％，成人で1.71％である．デスフルランの MAC は，9 ヶ月で10.0％，4 歳で8.6％，25 歳で7.3％，45 歳で6.0％，70 歳で5.2％と年齢を経るにつれて減少する．

　小児麻酔では，成人と異なり，**全静脈麻酔（TIVA）**で麻酔を維持することは少ない．小児は成人と比較して中心分布容量が大きいため，麻酔導入・維持に必要な体重あたりのプロポフォール投与量は成人よりも多くなる．**context-sensitive half time** は成人より長く，投与中止から覚醒までに要する時間は延長する．フェンタニルは，乳児および小児の麻酔で最もよく用いられる麻薬であり，鎮痛を期待し，少量（2 ～ 5μg/kg）のフェンタニルが投与される．レミフェンタニルも小児で使用可能であり，0.1 ～ 0.5μg/kg/min で持続投与する．小児では静脈麻酔薬の効果に個人差があり，術後覚醒遅延や呼吸抑制が起きやすいので注意が必要である．

7　麻酔回路　Anesthetic circuit

　麻酔回路として，小児用の半閉鎖循環式回路（インファントサークル）や成人に使用する半閉鎖循環式回路の蛇管を小児用に替えたものを用いる．新生児や乳児では，T ピース回路の応用である Mapleson F に該当する修正部分再呼吸回路（Jackson Rees 回路）を用いる（**図10-1**）．回路内抵抗が低下するなどの利点がある．

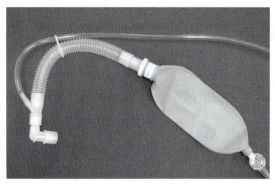

図 10-1　Mapleson F に該当する部分再呼吸回路

8　輸液　Infusion

　小児は体水分の絶対量が少ないので，輸液の不足や過剰を生じやすい．術中輸液＝維持量＋欠乏量（絶飲食による）＋補充量（出血やサードスペースへの移動）となる．1時間の必要水分量は10kgまでの小児では4mL/kg，20kgまでは10kg以上の体重1kgあたり2mL/kgを加え，20kg以上では体重1kgあたり1mL/kgを加える（4－2－1ルール）．たとえば25kgの小児では，(10×4)＋(10×2)＋(5×1)＝65で維持量は，65mL/時となる．欠乏量＝維持量×絶飲食時間であり，麻酔開始1時間でその1/2を補正し，次の1時間でその1/4を，さらに次の1時間で残りの1/4を維持量に加え投与する．

9　術中モニタリング　Monitoring

　術中モニタとしては，胸壁聴診器，血圧計，心電計，体温計，パルスオキシメータ，カプノメータ，麻酔ガス分析装置を用いる．導入時，暴れることの多い小児では，パルスオキシメータは特に有用である．胸壁聴診器も呼吸音と心音の両方をモニタでき，緩徐導入では特に役に立つ．小児は術中に低体温になりやすいので体温のモニタは必須である．低体温は覚醒遅延や術後の呼吸・循環抑制の原因となる．

10　覚醒　Recovery from anesthesia

　通常，麻酔覚醒後に抜管する．場合によっては，深麻酔下で抜管することもあるが，抜管後，気道の開通性が保証されることが必須条件である．術野が気道と重なる小児の口腔外科手術では，深麻酔下抜管は避けるべきである．
　顔をしかめる，開眼する，気管チューブを抜こうとするなどの意図的な動作をもとに意識の回復を確認する．また，呼吸の抑制や筋弛緩効果の残存のないことを確認し抜管する．各種拮抗薬の小児における投与法を表 10-10 に示す．

第10章 小児麻酔

表10-10 拮抗薬の使用法

効果	薬剤
筋弛緩薬の拮抗	・ネオスチグミン（0.02～0.05mg/kg）＋アトロピン（0.02mg/kg） ・スガマデックス（2～4mg/kg）
麻薬の拮抗	・ナロキソン（0.25～0.5mg/kg）
ベンゾジアゼピンの拮抗	・フルマゼニル（10μg/kg）

11 術後管理 Postoperative management

1）疼痛管理

　小児の痛みは不安や不快との区別が難しく，また心理的な因子が大きく影響するので，評価が困難である．鎮痛薬としては，NSAIDやアセトアミノフェンの座薬がよく使用される．

2）術後合併症

（1）気道閉塞 （airway obstruction）

　気道が術野に含まれる口腔外科手術では術後の気道閉塞に注意が必要である．吸気時の喘鳴，吸気時の陥没呼吸や胸壁の奇異性運動を伴った動脈血酸素飽和度の低下は，気道閉塞の徴候である．酸素を与えながら，気道を確保するため，頭部の後屈や下顎挙上を行い，分泌物を吸引する．必要に応じ経鼻エアウェイを挿入する．特に口蓋形成術後に生じることが多い．小児では，乱暴な挿管操作や太すぎる気管チューブの無理な挿管が原因となり声門下浮腫が起こることがある．抜管直後から気道狭窄症状（クループ）が現れるが，抜管後2～4時間後に現れることもある．軽症には加湿と酸素投与で対応するが，進行した場合にはエピネフリンの吸入や，場合によっては再挿管が必要になる．

（2）覚醒時興奮 （emergence agitation：EA）

　小児では麻酔覚醒後に興奮状態となることが多い．特にセボフルランやデスフルラン麻酔で生じやすい．多くの要因がEAの発生に関連するが，最大の要因は痛みである．しかし，小児では痛みの評価が難しい．一方，痛みのない検査のみの全身麻酔でも発生する．EAを疑った場合，低酸素や上気道閉塞の可能性を除外した上で，フェンタニル1～2μg/kg，プロポフォール1mg/kg，ミダゾラム0.1mg/kg等の投与を検討する．投与した場合，経過観察を十分行わなければならない．

（3）術後の悪心・嘔吐 （postoperative nausea vomiting：PONV）

年少児ではPONVを訴えることは少ないが，年齢が増える（3歳以上）に従って増加する．

193

Chapter 11 高齢者の麻酔管理

　総人口に対する 65 歳以上の高齢者が占める割合を高齢化率といい，高齢化率が 21％を超えた場合，「超高齢社会」という．日本は，2007 年に高齢化率が 21.5％となり，世界に類をみない短期間で超高齢社会に移行した．平均寿命も今や 80 歳を優に超え，90 歳を超えた高齢者にも，当たり前のように全身麻酔下での手術が行われる時代となり，日本は高齢者の麻酔管理を行う機会が最も多い国となっている．しかし，健康な高齢者ばかりではなく，高度の医学的管理のもと，生活している患者も少なくない．

　高齢者に普遍的にみられる老化には，加齢変化による生理的老化と種々の疾患や生活環境によるストレスなどにより進行する病的老化がある．高齢者の麻酔管理では，その双方を考慮した管理が必要となる．

1 高齢者の身体の医学的特徴

1) 個人差が大きい

　生理的老化により，ほとんどの臓器機能は進行性に低下していく．ただ，臓器機能の低下が始まる年齢や低下の程度には，大きな個人差がある．加えて病的老化を伴った場合には，さらに複雑で，年齢のみから全身状態を評価することは困難である．

2) 複数の疾患に罹患していることが多い

　高齢者の疾患罹患形態の特徴として，1 人の患者が複数の疾患に罹患していることがあげられる．このような高齢者の麻酔管理では，複数の疾患の相互関係を考慮しなければならない．

3) 多剤を服用していることが多い

　複数の疾患に罹患していることが多いため，複数の薬剤を服用していることがある．このような高齢者では，服用薬剤と麻酔薬との相互作用を十分考慮した麻酔管理が必要となる．

4) 疾患の症状が非典型的となりやすい

　疾患の典型的な症状がみられないことが多い．たとえば，無痛性の急性心筋梗塞や発熱のない感染症などがしばしばみられ，麻酔管理上，診断や対応を難しくする．また，複数の疾患に罹患している場合，疾患同士が互いにその症状を修飾することがある．

5) 認知症や軽度認知機能障害 (mild cognitive impairment：MCI) が多い

　65 歳以上の高齢者の 5 人に 1 人が認知症といわれている．また，認知症予備軍といわれる MCI も加えると，高齢者の 3 人に 1 人が認知症患者とその予備軍となる．認知症患者の周術期管理には困難をきたすことが多く，認知症の病態や症状の特徴を十分理解しておく必要がある．

2 老化による身体的変化

1）心血管系

高齢者の安静時心拍数は中年者とあまり変わらないが、運動負荷時に到達可能な最大心拍数は加齢とともに減少する。左室拡張障害とその代償性の心房収縮の亢進がみられ、心房細動などの不整脈で、心房収縮による代償が失われた場合、1回拍出量が減少する。また僧帽弁や大動脈弁にも硬化性変化が生じる。

動脈硬化による末梢血管抵抗の上昇によって、後負荷が増大し、収縮期血圧が上昇するが、拡張期血圧は低下する傾向にあり、その結果、脈圧は増大する。また、圧受容体感受性の低下により、起立性低血圧を起こしやすくなる。

2）呼吸器系

肺活量、1秒量、1秒率は、加齢とともに減少する。一方、**クロージングボリューム**（CC）や**機能的残気量**（FRC）は増加し、50歳を越えるとCCはFRCを上回るようになる（**図11-1**）。このことは、通常の呼気位でも末梢気道の閉塞が起こっていることを示している。動脈血酸素分圧（PaO_2）の低下、肺胞－動脈血酸素分圧較差（$Aa\text{-}DO_2$）の増加がみられる。これは、肺胞表面積の減少、肺拡散能の低下、生理的シャントの増加による。これらの呼吸機能の低下は、加齢によりほぼ直線的に進行する。さらに、嚥下反射や咳嗽反射が低下し、**不顕性誤嚥**（睡眠時に唾液などが肺へ流入して生じる）による肺炎が起こりやすい。

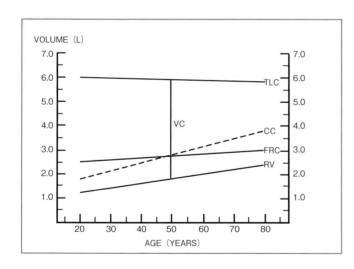

図11-1　高齢者の肺気量分画
TLC：全肺気量
VC：肺活量
CC：クロージングボリューム
FRC：機能的残気量
RV：残気量
Ronald D. Miller：Anesthesia 2151, Churchill Livingstone. New York, 2000. より引用

3）脳神経系

加齢により脳血管の動脈硬化が進み、脳血流は減少する。脳血流の自己調節域は若・中年者よりも高血圧側にシフトしているため、血圧の低下による脳血流の減少が起こりやすい。圧受容体反射機能の低下もあり、**起立性低血圧**に起因する失神も引き起こしやすい。中枢神経系においてドパミン、ノルアドレナリン、セロトニンなどのモノアミンやアセチルコリンなどの神経伝達物質による情報伝達機構にさまざまな変化が生じると、高齢者で多いParkinson病、うつ病、認知症などが発生する。

4） 肝・腎機能

　加齢により肝細胞数は減少し，肝細胞中のチトクローム P450 活性も低下する．肝血流量も低下し，これらの変化から肝での薬物代謝機能が低下する．動脈硬化性腎硬化症や尿細管の萎縮により，糸球体濾過率，腎血流量，腎血漿流量，クレアチニンクリアランスが低下し，尿の濃縮能，希釈能ともに低下する．これらの変化により薬剤の排泄が遅延する．

5） 代謝・内分泌系

　基礎代謝量は加齢とともに低下し，80 歳では若・中年者に比べ 30％程度，低下する．甲状腺ホルモンの T4 から T3 への変換が低下するため，T3 は低値となり，高齢者では甲状腺機能低下症をきたしやすい．耐糖能は加齢とともに低下し，HbA1c が上昇する．

6） 血液・体液

　加齢により赤血球数，ヘモグロビン値，血清アルブミン値が減少する．総体内水分量が減少し，特に細胞内水分量の減少が進む．

3　高齢者の薬物療法

　高齢者では，加齢により薬動動態（pharmacokinetics），および薬力学（pharmacodynamics）に変化が生じ，それらを考慮した薬物療法が必要となる．

1） 薬物動態学的の変化

（1） 薬物吸収　（absorption）

　臨床的には，加齢による内服薬の吸収への影響はあまり大きくなく，若・中年者に比べて大きな差はない．

（2） 薬物分布　（distribution）

　高齢者は血清アルブミンが低下し，血清アルブミン非結合型薬物の血漿濃度が上昇する．薬物の作用はこの非結合型によるものであり，薬物の作用の増強が起こる．高齢者では，筋組織の減少により相対的に体脂肪率が増加し，この傾向は女性に強い．脂溶性の高い薬物は，脂肪組織への蓄積が起こりやすく，作用時間の延長がみられる．一方，水溶性薬物は，総体内水分量の減少により，投与初期の血中濃度上昇による作用増強が生じやすい．

（3） 薬物代謝　（metabolism）

　薬物の肝での代謝は，薬物代謝酵素活性と肝血流量により大きく左右されるため，高齢者では，代謝が遅くなり作用が延長する．

（4） 薬物排泄　（excretion）

　加齢により腎からの薬物排泄が低下する．肝での薬物代謝低下とともに高齢者の薬物動態を変化させる大きな因子となる．

第11章 高齢者の麻酔管理

2）薬力学的変化

　薬物が結合する受容体の感受性は，加齢により影響される．たとえば β 受容体の感受性は低下するため，β 受容体作動薬の効果は減弱する．一方，ベンゾジアゼピン受容体の感受性は亢進するため，ベンゾジアゼピン系薬剤の作用は増強する．また，一般的に加齢により薬の副作用や毒性に対する耐容性は低下する．

④ 高齢者における局所麻酔法

1）表面麻酔法

　高齢者は嚥下反射が低下しているため，咽頭・喉頭部に及ぶ広範囲の表面麻酔は，ムセや誤嚥を引き起こす可能性があるため避ける．

2）浸潤麻酔法

　歯が喪失すると，緻密骨が菲薄化するため局所麻酔薬の骨内への浸透は促進される．高齢者は粘膜上皮が薄く，角化傾向にあるため，麻酔針は容易に骨膜に達する．高齢者では骨膜の剝離が生じやすいとされるので，強圧での麻酔薬の注入は避け，緩徐に行う必要がある．下顎の多数歯欠損では，歯槽骨の吸収により下歯槽神経が歯槽頂の近く，あるいは歯槽粘膜下を走行し，オトガイ孔の位置も歯槽粘膜直下に位置することがある．このような場合，浸潤麻酔により下歯槽神経やオトガイ神経が伝達麻酔されることがある．上顎の多数歯欠損では，歯槽骨縁と上顎洞底が近接するため，臼歯部の浸潤麻酔により上顎洞底部の広範囲が麻酔されることがある．また，歯根膜の変性やセメント質の肥厚により歯根膜腔が狭くなり，歯根膜内麻酔が困難となる．

3）伝達麻酔法

　下顎の多数歯が欠損している高齢者では，顎堤の吸収のため下顎骨体部の高さが減少し，下顎孔の位置は相対的に歯槽頂からみて高い位置に存在する．下顎枝に対する下顎孔の位置そのものは不変であることから，このような高齢者の下顎孔伝達麻酔では，歯の喪失前の咬合平面を推定して刺入する必要がある．パノラマエックス線像は，下顎孔の位置の把握に有用である．同様にオトガイ孔も歯槽頂に近接していることがあるので，注意する．

4）血管収縮薬の影響

　高齢者は，局所麻酔薬に添加されたアドレナリンの作用が問題となる疾患（高血圧症，虚血性心疾患，心不全，脳血管障害など）の罹患率が高い．このような患者には，アドレナリン投与量が 45 μg（1/8 万アドレナリン添加歯科用 2% リドカインカートリッジ製剤で 3.6mL）を超えないようにする．患者の重症度によっては，アドレナリン投与量を 22 μg（同上製剤で 1.8mL）程度にまで減量する．あるいは，フェリプレシン添加 3% プリロカイン，もしくは血管収縮薬の添加されていない 3% 塩酸メピバカイン製剤を用いる．

5 高齢者における精神鎮静法

1) 術前評価と術前管理

全身状態, 基礎疾患, 治療や手術のストレスに対する予備力等について, 十分評価し, 精神鎮静法の適応か否かを判断する. また, 高齢者では, 抗うつ薬, 向精神薬, 睡眠導入薬等の中枢神経系に作用する薬剤の服用者が多く, 鎮静法に用いる薬剤との相互作用を考慮する.

亜酸化窒素吸入鎮静法は, 治療時のストレスを軽減するための方法として, 高齢者において有用である. ただし, 確実な効果を得たい場合や, 治療によるストレスや侵襲度が大きいと予想される場合には, 静脈内鎮静法を選択する (**第6章「精神鎮静法」**を参照).

高齢者における静脈内鎮静法の適応症や禁忌症は, 若・中年者とほぼ同様であるが, 付添者のいない場合や帰宅後に介護者のいない独居高齢者の場合には, 外来での静脈内鎮静法を避け, 入院下に行う.

2) 術中管理

プロポフォールやベンゾジアゼピン系薬剤の効果は, 加齢とともに増強され, より少量で至適鎮静が得られるようになる. 80歳以上では, 健康成人に必要な1/3〜1/2程度の投与量で至適鎮静が得られることが多く, 過量投与とならないよう鎮静度を確認しながら投与する. 高齢者では, 急速投与により意識消失, 舌根沈下, 呼吸抑制をきたしやすいので, 緩徐に投与する. 追加投与する場合にも, 少量を緩徐に投与する. 高齢者ではプロポフォールにより血圧が低下しやすく, 虚血性心疾患や脳血管障害など血圧低下が好ましくない疾患をもつ患者では注意する. デックスメデトミジンは, 高齢者において作用が遷延する可能性があり, 外来での使用には注意が必要である.

高齢者は, 嚥下反射や咳嗽反射が低下していることが多いため, 処置中のムセや誤嚥には十分注意する. 鎮静中の酸素投与やパルスオキシメータによる動脈血酸素飽和度のモニタは必須である.

3) 術後管理

若・中年者よりも回復時間を十分にとる. フルマゼニルでベンゾジアゼピン系薬剤を拮抗する場合, フルマゼニルの半減期はベンゾジアゼピン系薬剤の半減期より短いため, ベンゾジアゼピン系薬剤の作用時間が延長しやすい高齢者では, 再鎮静の出現に十分に注意する. 一方, ベンゾジアゼピン系薬剤を長期にわたり服用している高齢者では, フルマゼニルの投与により, 不穏, 興奮などの離脱症状が現れることがある.

6 高齢者に対する全身麻酔

1) 術前評価と術前管理

全身状態の評価を詳細に行い, 基礎疾患を有する場合には医科に対診し, 重症度・病態を把握する. 心肺予備能力の評価には, 患者の運動耐容能が参考となり, 4METs以上であることが望ましい. 「健康な人と同じ速度で平地を100〜200m歩く」は, 3〜4METsの身体活動に相当し, 「健康な人と同じ速度で2階まで登る」は5〜6METsである. 高齢者では多剤服用していることが少なくないので, そ

第 11 章 高齢者の麻酔管理

れらの服用薬と麻酔関連薬剤の相互作用に注意する。術前の不安・緊張を和らげる意味で，抗不安薬や鎮静薬の前投薬は有効である。ベンゾジアゼピン系薬剤が主に用いられる。ベラドンナ薬のスコポラミンは，高齢者では，術後せん妄の原因となるので，使用しないほうがよい。

2）術中管理

（1）麻酔導入

無歯顎や多数歯欠損の高齢者では，頬が陥凹し，マスクが適合しにくいことがある。麻酔導入前に，高濃度酸素吸入による十分な酸素化を行う。

吸入麻酔薬の最小肺胞濃度（minimum alveolar concentration：MAC）は，加齢により低下し，80歳では 70% 程度まで低下する。麻酔導入時，吸入麻酔薬は低濃度から徐々に吸入濃度を上げ，循環抑制による血圧低下を回避する。

高齢者では，プロポフォールにより血圧低下をきたしやすいので，導入量，維持量ともに減量する。標的濃度調節持続静注（target controlled infusion：TCI）を用いる場合も，予測血中濃度の設定値を若・中年者の 1/2 ～ 2/3 程度に低くする。

バルビツレイトは，血清アルブミンとの結合率が高い。高齢者では血清アルブミン値が低くなっているため，アルブミン非結合型が増加し，作用が増強する。また，バルビツレイトへの感受性も加齢とともに増大するため，投与量を少なくする必要がある。

ケタミンは交感神経刺激作用による血圧上昇，心拍数増加を引き起こすため，高血圧症，虚血性心疾患では用いないほうがよい。また脳血流量，脳代謝率，頭蓋内圧上昇作用もあるので，脳血管障害に罹患している患者では用いない。

（3）麻酔維持

麻酔維持に用いる吸入麻酔薬，静脈麻酔薬，麻薬，筋弛緩薬など，いずれの薬剤も高齢者にとって過量投与にならないよう注意する。高齢者は麻酔維持中に循環動態の変動が起こりやすく，昇圧薬や降圧薬などを投与する頻度が多い。これらの薬物についても過量投与とならないように注意する。

麻薬のレミフェンタニルやフェンタニルによる呼吸抑制が，高齢者では増強される。また心拍数や血圧の低下を考慮し，初期投与量，維持量ともに若・中年者の 1/3 ～ 1/2 程度に減量する。

非脱分極性筋弛緩薬は，肝での代謝もしくは腎からの排泄を受けるので，高齢者では作用の延長がみられる。ロクロニウムはスガマデクスにより筋弛緩作用がすみやかに不活化されるので高齢者に適した筋弛緩薬である。

高齢者は肺胸郭コンプライアンスが低下しており，調節呼吸時の吸気圧が高くなりがちである。過度の陽圧は肺の圧損傷や静脈還流の低下による血圧低下につながる。

（4）覚醒・抜管

十分な意識の回復，呼吸抑制の消失を確認して，抜管する。覚醒・抜管時に血圧上昇や頻脈が起こりやすい。降圧薬や β 受容体遮断薬を投与する場合には過量とならないようにする。

3）高齢者に特有な麻酔管理上の問題

（1）認知症

認知症とは大脳の器質的障害によって，高次脳機能が障害される病気で，記憶障害に加えて，失語，失行，失認，実行機能障害などにより，日常生活上の自立性が維持できなくなった状態とされる。認

199

知症は，Alzheimer 型認知症，レビー小体型認知症，前頭側頭型認知症，血管性認知症に分類される．それぞれに特徴的な症状を呈する．必要に応じて術前から認知機能障害の有無を評価しておく．認知症のスクリーニング検査として，Mini-Mental State Examination（MMSE）や，改訂長谷川式簡易認知機能評価スケール（HDS-R）が，広く用いられている．一方，認知症の重症度の評価には，Clinical Dementia Rating（CDR）や FAST（Functional Assessment Staging）が用いられる．

認知症患者の麻酔管理上の問題として，術前の問診で正確な情報を得ることが困難となり，全身状態評価が不十分となりやすい．また，インフォームドコンセントにおいて本人の意思確認が難しい．さらに，術後せん妄のリスクが高くなる．近年，高齢者では，手術や麻酔侵襲による全身性の炎症が原因となり，可逆性の認知機能低下が生じることが知られ，術後認知機能障害（postoperative cognitive dysfunction：POCD）と呼ばれている．術後認知機能障害は，予後や寿命に影響することが明らかとなっている．

（2）低栄養状態

高齢者の 10 ～ 20％が低栄養状態にあるとされており，低栄養状態は入院期間の延長や術後合併症と関連する．認知症，うつ病，独居，寝たきりなどの高齢者に特有の疾病や状況が低栄養状態を引き起こす因子となる．

（3）廃用症候群

廃用症候群とは，安静・不活動・不動による心身の機能低下をさし，高齢者の寝たきりの主な原因である．廃用症候群による機能の低下は，心肺機能，精神神経系など多岐にわたり周術期管理を困難とする因子である．

（4）うつ病性障害

高齢者の 3 ～ 5％がうつ病性障害を有する．うつ病性障害は術後せん妄の危険因子であり，入院期間の延長，術後の QOL に大きな影響を与える．

（5）術後せん妄

術後せん妄は，意識障害（意識の変容）を伴う急性の精神症状である．手術の後，1 ～ 3 日経ってから，急激に錯乱，幻覚，妄想状態を起こし，1 週間程度続いて次第に落ち着いていくという特異な経過をとる．チューブやカテーテル類の自己抜去など，生命にかかわるような行動や，夜間大声をあげて暴れたり，転倒・転落の危険性など，回復・治癒を妨げるさまざまな事態を引き起こす．

認知症の高齢者に術後せん妄が合併した場合，認知症の BPSD との鑑別が必要となる．せん妄と認知症は，広汎な認知障害を示す点は共通だが，せん妄は急激に発症し，症状に日内変動がみられることなどが認知症と異なっているが，その鑑別は容易ではない．BPSD の術前からの評価が必要である．

術後せん妄の発症の危険因子としては，80 歳以上の高齢，認知症，抑うつ状態，不眠，術後痛，電解質異常，抗コリン薬やベンゾジアゼピン系薬の服用などが報告されている．

術後せん妄の治療は，低酸素血症や術後痛など原因が明らかな場合は，その除去を優先する．説得や制止は無効であり，むしろ症状を悪化させることが多い．感覚の遮断はせん妄を助長するので，眼鏡や補聴器の装着，適度な照明なども有効である．術後せん妄の治療薬としては，ハロペリドールやリスペリドンなどの抗精神病薬が用いられる．ベンゾジアゼピン系薬は，せん妄状態を悪化させることが多い．また，デクスメデトミジンが術後せん妄の発症を軽減するとの報告もある．

Chapter 12 歯科治療時の全身的合併症・偶発症

歯科治療時には，薬物に対するアレルギー反応，局所麻酔薬や血管収縮薬による合併症，精神的ストレスによる血管迷走神経反射や過換気症候群，内科的基礎疾患の急性増悪，異物の誤飲・誤嚥など，さまざまな全身的合併症・偶発症が生じることがある．この章では，これらの全身的合併症・偶発症につき，その原因，症状，処置および予防方法につき解説する．

1 局所麻酔の全身的合併症

歯科治療時の全身的合併症の発生時期は，局所麻酔中またはその直後が約55％と半数以上を占めている．一方，これらの全身的合併症で最も頻度の高いのが血管迷走神経反射で，局所麻酔とは直接関係のないものも少なくない．局所麻酔に直接関連するアレルギー反応，局所麻酔薬中毒，メトヘモグロビン血症およびアドレナリンに対する過敏反応については，**P.104 5章「5 局所麻酔の合併症」**を参照されたい．

2 その他の全身的合併症・偶発症

1）血管迷走神経反射 vasovagal reflex

歯科治療に対する不安・恐怖心・極度の精神的緊張といった精神的ストレス，強い痛み刺激により，迷走神経緊張状態となり発症する．歯科治療中に生じる全身的合併症では最も頻度が高い．

症状は，血圧低下，徐脈，意識障害，顔面蒼白，悪心・嘔吐，冷汗などがみられる．意識障害の程度は，意識レベル低下（無関心状態）から意識消失（失神）までさまざまである．

血圧低下と徐脈を認めた場合には，ショック体位（水平位＋両下肢挙上）を取り，酸素吸入を行う．大部分の症例では，この処置で症状は回復する．症状が持続する場合には，静脈路を確保し，細胞外液補充液の輸液を行うとともにアトロピン硫酸塩水和物0.5mgを静脈内投与する．それでも血圧低下が改善しない場合には，エフェドリン塩酸塩などの昇圧薬投与が必要となることもある．

予防には，誘因となる精神的ストレスを軽減するために，亜酸化窒素吸入鎮静法や静脈内鎮静法を併用することが有効である．また，確実に局所麻酔を奏効させ，無痛的な治療を行う．

2）過換気症候群 hyperventilation syndrome

歯科治療に対する不安・恐怖心・極度の精神的緊張といった精神的ストレスにより過換気が誘発される．比較的若い女性に多くみられる．過換気に伴い血中の二酸化炭素分圧が低下し，呼吸性アルカローシスとなり一連の症状が生じる．これらのさまざまな症状によりさらに不安・恐怖心が高まり，過換気が助長されるという悪循環が生じる（**図12-1**）．

症状は，過換気（過呼吸＋頻呼吸），呼吸困難感，空気飢餓感，意識障害，筋硬直，テタニー様けいれん，助産婦の手，口唇や四肢末端のしびれなどがみられる．精神的ストレスに伴う交感神経緊張により，

血圧は上昇し，頻脈となることが多い．過換気症候群の際の意識障害は，血中二酸化炭素分圧低下に伴って脳血管が収縮し，脳血流量が減少することによる．また，筋症状や知覚異常は，呼吸性アルカローシスに伴う血中イオン化カルシウム減少が原因である．

過換気を生じた場合には，息をこらえたり，ゆっくり呼吸をするように患者に指示する．うまく過換気状態が改善

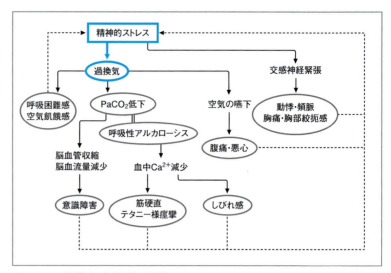

図12-1　過換気症候群の動態

されれば，自然に一連の症状は消失する．しかし多くの患者では，自分で呼吸をコントロールすることができずにパニック状態となるため，ベンゾジアゼピン系薬（ミダゾラムまたはジアゼパム）の静脈内投与を必要とする．以前は，紙袋やビニール袋を用いた呼気再吸入が行われたこともあるが，低酸素血症を誘発し，二酸化炭素が逆に蓄積しすぎて高炭酸ガス血症となる危険性があるため，現在はこの方法は推奨されていない．

予防には，確実な鎮静効果が得られる静脈内鎮静法の併用を行う．

3）術中異常高血圧　pronounced hypertension during operation

高血圧患者では，歯科治療に対する不安・緊張，治療に伴う痛み刺激，局所麻酔薬に添加されたアドレナリンの影響などにより，著しい血圧上昇をきたすことがある．特に，内科的な血圧コントロールが不十分な患者で起こりやすい．

急激な血圧上昇に伴い，頭痛，悪心・嘔吐，めまい，耳鳴り，意識障害，けいれんなどがみられる．

著しい血圧上昇を確認した場合には，ただちに歯科治療を中止して半坐位とし，安静にして経過を観察する．血圧上昇が持続する場合には，ニカルジピン塩酸塩やジルチアゼム塩酸塩などの降圧薬を静脈内投与する．

日常の血圧コントロールが不良の高血圧患者では，内科的治療を優先する．歯科治療に対する不安や緊張を軽減するために精神鎮静法を併用する．痛みを伴う治療の場合には，確実に局所麻酔を奏効させ，無痛的な治療を行う．また，局所麻酔薬に添加されたアドレナリンは血圧上昇の原因となるため，アドレナリン無添加のものを使用するか，その使用量を最小限とする．

4）心筋虚血　myocardial ischemia

心筋虚血は，冠動脈の狭窄や閉塞により，心筋が収縮するための十分な酸素が供給されなくなり，心筋の一部が酸素不足となることで生じる．狭心症の症状が数ヶ月以上安定しており，心筋梗塞への移行の可能性が少ない**安定狭心症**における狭心症発作と，心筋虚血により数日〜数週間で重篤となり，心臓突然死をきたす可能性がある**急性冠症候群**に分けられる．

第12章　歯科治療時の全身的合併症・偶発症

（1）安定狭心症における狭心症発作

労作性狭心症患者では，歯科治療時の血圧上昇や心拍数増加に伴い心筋酸素消費量（酸素需要）が増大した際に，冠動脈の動脈硬化で生じたアテロームによる狭窄のために冠血流量を増やすことができず，心筋虚血が誘発される可能性がある．一方，安静狭心症患者では，労作とは全く無関係に冠動脈が攣縮して心筋虚血が生じる．

症状として，胸痛，胸部の圧迫感・絞扼感，心電図のST変化（労作性狭心症ではST低下，安静狭心症ではST低下または上昇）がみられ，頸部・左肩・左腕などへの放散痛を訴えることもある．

狭心症発作に対しては，ニトログリセリン錠の舌下投与またはニトログリセリンスプレーの口腔内噴霧を行い，酸素を吸入させる．労作性狭心症では，精神的ストレスや痛み刺激に伴う血圧上昇と心拍数増加を防止することで，狭心症発作を予防することが可能である．心筋の酸素消費量の指標となるrate pressure product：RPP（RPP＝収縮期血圧×心拍数）が12,000未満となるように管理する．

（2）急性冠症候群

急性冠症候群と呼ばれるものには，不安定狭心症と急性心筋梗塞がある．冠動脈の動脈硬化で生じたアテロームに亀裂が生じると，そこに血栓が形成されて冠動脈の血流が悪くなり心筋虚血を生じる．血栓で冠動脈が閉塞しかかった状態が不安定狭心症で，血栓形成と再開通に伴い，胸痛発作の出現と緩解を繰り返す．血栓により冠動脈が完全に閉塞された状態になると急性心筋梗塞となり，心筋は壊死し，急性心不全や致死的な不整脈をきたし，心臓突然死に至る場合がある．

急性心筋梗塞の場合には，胸痛が20分以上持続し，心電図でST上昇を認める．急性冠症候群が疑われた場合には，酸素吸入，アスピリンなどの抗血小板薬の投与，ニトログリセリン錠の舌下投与またはニトログリセリンスプレーの口腔内噴霧を行う．ニトログリセリンが無効の場合には，モルヒネ塩酸塩水和物を静脈内投与する．ただちに救急車を手配して循環器専門病院へ搬送する．

5）不整脈　arrhythmia

精神的ストレスや痛み刺激により不整脈が生じたり，悪化することがある．緊急処置を要する不整脈と主な治療薬・処置について表12-1に示す．

表12-1　緊急処置を要する不整脈とその治療薬・処置

不整脈	治療薬・処置
危険な心室性期外収縮 （多発性，多源性，ショートラン，R on T）	リドカイン塩酸塩，メキシレチン塩酸塩 プロプラノロール塩酸塩
心室頻拍	リドカイン塩酸塩，メキシレチン塩酸塩
心室細動	電気的除細動
頻拍を伴う心房細動	デスラノシド，ベラパミル塩酸塩 エスモロール塩酸塩，ランジオロール塩酸塩
発作性上室性頻拍	ベラパミル塩酸塩（WPW症候群を除く）， プロカインアミド塩酸塩，ジソピラミド
極度の徐脈	アトロピン硫酸塩水和物， イソプレナリン塩酸塩

203

6）急性心不全　acute heart failure

　急性心不全は，心臓弁膜症，高血圧性心疾患，虚血性心疾患など，あらゆる心疾患の末期症状で，心臓のポンプ機能が低下することにより末梢循環不全が生じる．歯科治療に伴う精神的ストレス，痛み刺激，局所麻酔薬に添加されたアドレナリンなどの影響で心臓に負荷がかかると，心機能の予備力が低下した患者では急性心不全をきたす可能性がある．

　右心不全では，全身浮腫，肝腫大，脾腫大，腹水，尿量減少などがみられ，左心不全では，肺水腫，呼吸困難，起坐呼吸，心臓喘息，チアノーゼなどの症状がみられる．

　心不全症状を認めた場合には，座位または半坐位とし，酸素吸入を行う．ジギタリスなどの強心薬と利尿薬を静脈内投与し，速やかに循環器専門病院へ救急搬送する．

　歯科治療時の急性心不全発症を防止するためには，術前に心予備力を適切に評価することが重要である．心疾患の重症度や心予備力の評価には，NYHA 分類や AHA 分類を用いる．心疾患の重症度が高い患者ほど，より厳密な全身管理が必要である．血圧，脈拍数，心電図などの循環動態をモニターし，精神的ストレスの軽減や無痛的治療を行うなど，歯科治療による心機能への影響を少なくする必要がある．

7）脳卒中　stroke

　脳卒中とは，脳血管の異常により脳組織に何らかの異常をきたすもので，出血性病変（脳内出血，クモ膜下出血）と梗塞性病変（脳梗塞，一過性脳虚血発作）がある．歯科治療時の著しい血圧上昇は出血性病変の原因となる．また，血管迷走神経反射などによる血圧低下や体位変換は，梗塞性病変の誘因となりうる．

　脳内出血では，急激な頭痛，悪心・嘔吐といった初発症状がみられた後に，意識障害や片麻痺が生じる．くも膜下出血では，突発性の激しい頭痛，悪心・嘔吐を伴うが，意識障害は軽度で一過性のことが多く，頸部硬直，Kernig 徴候などの髄膜刺激症状がみられる．脳梗塞には脳動脈に血栓が形成される脳血栓と，心房内血栓などが脳動脈を閉塞する脳塞栓がある．脳血栓は，睡眠中や起床時に発症することが多く，数時間〜数日にかけて意識障害や片麻痺といった症状が徐々に進行する．脳塞栓は，安静状態から移動に移る際に発症することが多く，数分以内に意識障害や片麻痺が生じる．脳梗塞と同様の症状を呈するが，24 時間以内に自然に回復するものを一過性脳虚血性発作という．これは脳梗塞の前駆症状であることが多い．いずれの場合も，出血部位や梗塞部位により症状は異なり，一様ではない．

　脳卒中の発症が疑われた場合には，救急車を手配して速やかに脳神経外科病院へ搬送する．

　脳卒中の既往を有する患者では，歯科治療時に血圧と脈拍をモニターし，循環動態の変動をできるだけ少なくする．また，脳卒中の後遺症として嚥下障害を有することもあるので，注意が必要である．

8）気管支喘息　bronchial asthma

　気管支喘息患者では，気管・気管支に対する種々の刺激により気管支平滑筋が収縮し，喘息発作が生じる．アレルギーが関与するもの（アトピー型）と，アレルギーとは無関係のもの（非アトピー型）がある．非アトピー型のうちの1つにアスピリン喘息がある．

　喘息発作時には，呼吸困難，咳，喘鳴，呼気延長，乾性ラ音（wheezing），起坐呼吸，チアノーゼなどがみられる．

　軽症の場合には，β刺激薬（サルブタモール塩酸塩，プロカテロール塩酸塩水和物など）の吸入を行

第12章　歯科治療時の全身的合併症・偶発症

う．中等度〜高度の発作には，β刺激薬，アミノフィリン，副腎皮質ホルモン薬の点滴静注を行う．

　喘息発作を予防するには，発作の起こりやすい時期を避け，できるだけ状態の良い時に歯科治療を行う．アスピリン喘息の場合には，酸性非ステロイド性抗炎症薬以外にも，コハク酸エステル型ステロイド薬，防腐剤のメチルパラベンでも喘息が誘発されることがあるので注意が必要である．鎮痛薬には，アセトアミノフェンまたは塩基性非ステロイド性抗炎症薬を用いる．

9) 糖尿病性昏睡　diabetic coma

　糖尿病のコントロールが不良で，血糖値が著しく上昇（400mg/dL以上）した場合には，ケトアシドーシスとなり意識障害が生じる．その他の症状として，口渇，全身倦怠感，悪心・嘔吐，アセトン臭，クスマウル大呼吸などがみられる．血糖値を測定し，高血糖が確認された場合には即効性インスリンを皮下注射する．さまざまなストレス，感染，局所麻酔薬に添加されたアドレナリンは血糖値上昇の原因となるので注意が必要である．

10) 低血糖性昏睡　hypoglycemic coma

　経口糖尿病薬の服用やインスリン注射後に十分な食事を摂取できない場合，血糖値が低下（50mg/dL以下）して意識障害を生じる．その他の症状として，著しい空腹感，脱力感，動悸，冷汗，振戦などがみられる．血糖値の測定をし，低血糖が確認された場合には角砂糖やジュースなどの糖分を経口摂取させる．意識障害で経口摂取ができない場合には，50％ブドウ糖液を静脈内投与する．糖尿病患者では，治療当日の経口糖尿病薬やインスリンの使用状況と食事摂取を確認し，空腹時の歯科治療は避ける．

11) 仰臥位低血圧症候群　supine hypotensive syndrome

　妊娠末期患者（妊娠8ヶ月以降）では，患者を仰臥位にすると子宮により下大静脈が圧迫され，下半身から心臓への静脈還流量が減少して心拍出量が減少し，血圧低下，頻脈，悪心・嘔吐，顔面蒼白などの症状が生じる．処置としては左側臥位に体位変換を行う．これを予防するためには，妊娠末期患者の歯科治療は，坐位または左側臥位で行う．

12) 異物の誤飲・誤嚥　accidental ingestion or aspiration of foreign bodies

　歯科治療に用いる器具，歯冠修復物，補綴物などを口腔内に落下させると，誤飲・誤嚥が生じることがある．異物を口腔内に落下させた場合には，ただちに顔を横に向け，異物が咽頭部からさらに奥へと移動しないようにする．患者自身に異物を吐き出させるか，見える場所にある場合には，確実に保持できる器具や強力な吸引を用いて除去する．異物が見当たらなくなった場合には，頸部，胸部および腹部のエックス線撮影を行い，異物の場所を同定する．食道から胃内にある場合（誤飲）には，自然に便中へと排泄されることが多いため，後日に再度エックス線撮影を行い，排泄されたことを確認する．針やリーマーなど，自然に排泄される可能性が低い異物の場合には，内視鏡を用いて摘出する．異物が気管や気管支内にある場合（誤嚥）には，気管支鏡を用いて摘出する必要がある．

　異物の誤飲・誤嚥を防止するには，ラバーダムの装着，器具や補綴物へデンタルフロスを付ける，口腔内にガーゼを敷くなどが効果的である．

Chapter 13 救命救急処置

1 救急蘇生法

救急蘇生法とは，反応障害，呼吸停止，心停止あるいはそれに近い状態に陥った瀕死の人に，人為的な呼吸や循環の補助または薬物投与などを行って救命する一連の処置をいう．加えて救急蘇生法は，単に心肺機能の回復のみならず高次脳機能の保護と維持にも深くかかわる．

突然の心停止に対し，特殊な器具や医薬品を用いることなく，気道確保，人工呼吸，胸骨圧迫および自動体外式除細動器（automated external defibrillator：AED）を用いた除細動などの救急蘇生法を行うことを**一次救命処置**（basic life support：**BLS**）という．これに対し，BLSを含め，医療者が器具や医薬品などを用いて行う高度な救急蘇生法を**二次救命処置**（advanced life support：**ALS**）という．

2 救命の連鎖

成人の心肺停止傷病者の救命のためには，**救命の連鎖**（the chain of survival）と呼ばれる4つの輪がうまく組み合わさり機能することが重要である（図13-1）．

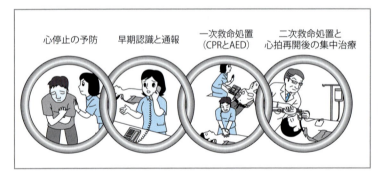

図13-1 救命の連鎖
救命の連鎖は，「心停止の予防」「早期認識と通報」「一次救命処置（CPRとAED）」「二次救命処置と心拍再開後の集中治療」からなる．

1）心停止の予防

心停止や呼吸停止となる可能性のある傷病を未然に防ぐことである．小児では交通事故，窒息や溺水などによる不慮の事故の予防が重要である．成人では急性冠症候群や脳卒中発症時の初期症状の気づきが重要であり，心停止前に医療機関で治療を開始することが可能になる．

2）心停止の早期認識と通報

突然倒れた人や反応のない人を見たら，ただちに心停止を疑う．反応がなければ大声で叫んで応援を呼び，救急通報（119番通報）およびAEDを依頼する．

3）一次救命処置（心肺蘇生とAED）

一次救命処置（BLS）は，呼吸と循環をサポートする一連の処置である．BLSには，胸骨圧迫と人工

呼吸による**心肺蘇生**（cardiopulmonary resuscitation：**CPR**）および**自動体外式除細動器**（**AED**）の使用が含まれ，心停止傷病者の社会復帰においてはきわめて大きな役割をはたす．

4）二次救命処置と集中治療

BLSのみでは心拍が再開しない傷病者に対し，薬剤や医療機器を用いて行う蘇生処置である．心拍再開後は，必要に応じて専門の医療機関で集中治療を行うことで，社会復帰の可能性を高めることができる．

心室細動（VF）を起こした傷病者が除細動に成功し，救命（社会復帰）できる確率は，心室細動発症から最初の電気的除細動を受けるまでの時間と反比例している．心室細動からの救命率は，除細動が1分遅れるごとに7～10%ずつ低下する．また，除細動までの間に十分な胸骨圧迫と人工呼吸が行われていれば，**救命率**の低下は1/2～1/3程度に抑制できるとされる．

3 一次救命処置（BLS）

図13-2に成人におけるBLSの流れを示す．

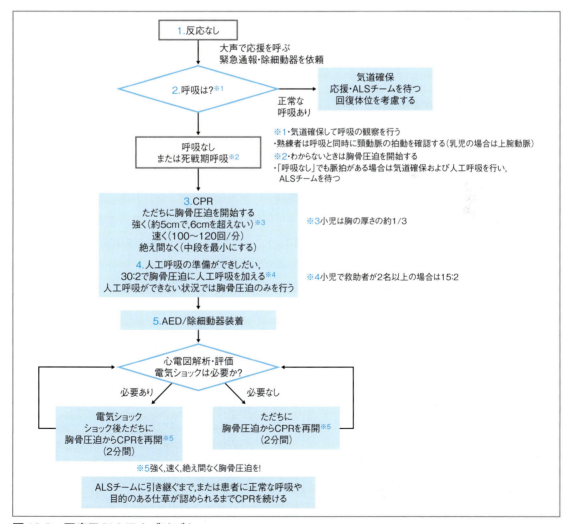

図13-2　医療用BLSアルゴリズム
日本蘇生協議会：JRC蘇生ガイドライン2015, P49, 医学書院，東京，2015. より転載

1）安全の確認　safety

急変した傷病者を見つけたら，心肺蘇生を始める前にまず，周囲の安全確認と手袋やマスクなどの感染防御を行う．

2）反応の確認　responsiveness

傷病者の肩を軽くたたきながら大声で呼びかける．何らかの応答がなければ「反応なし」とみなす．

3）救急通報　emergency call

院内発生であれば救急コールをし，救急セット，酸素，除細動器などの蘇生器材と人を集める．院外発生であれば近くの人に119番救急通報を依頼し，人を集め，可能であればAEDを持ってきてもらう．

> **ワンポイント**
>
> **体位変換**
> 　反応のない傷病者が腹臥位で倒れている場合，救助者は項部を片手で支え，もう一方の手を腋の下に入れ，頭部，頸，肩，胴体をねじることのないように一塊として同時に回転させて仰臥位にした後，救急蘇生法を開始する（図13-2）．

4）呼吸の確認と心停止の判断　respiration and diagnosis for cardiac arrest

傷病者の反応がなければ，仰向けに寝かせ，呼吸の確認を行う．反応がない場合，筋肉の緊張が低下し，舌根部が気道を，喉頭蓋が喉頭を塞ぐことが多い．このうち舌根部は沈下による気道閉塞の最大要因である（図13-3）．このため，医療従事者は気道確保（頭部後屈あご先挙上法）を行い，10秒以内に正常な呼吸の有無を評価する（図13-4）．CPRに熟練した医療従事者は，最初の呼吸の確認と同時に頸動脈で脈拍を確認する．頸動脈触知の方法は，人差し指で輪状軟骨を触知し，そのまま自分のほうにずらすと，胸鎖乳突筋の前縁に頸動脈が触れる（図13-5）．脈拍の有無を10秒以内に評価する．市民救助者では頸動脈触知はせず，呼吸停止をもって心停止と判断する．

奇異呼吸や上部気道閉塞による努力性呼吸を呈する場合は，気道確保のみにより有効な自発呼吸が再開することがある．

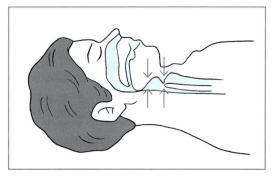

図13-3　舌根沈下，喉頭蓋麻痺による気道閉塞

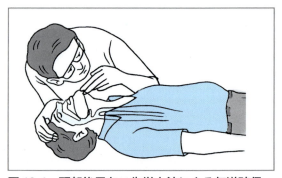

図13-4　頭部後屈あご先挙上法による気道確保

第13章 救命救急処置

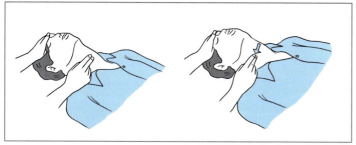

図13-5 頸動脈拍動の触知
指先（通常は示指と中指）で甲状軟骨を探り，指先を側方に滑らせて，その側方の胸鎖乳突筋と甲状軟骨の間の頸動脈を触知する．

> **ワンポイント**
> 死戦期呼吸（agonal breathing/gasping）とは，心停止直後に時折認められる，効果のない反射的なしゃくりあげるような不規則な呼吸様運動をいう．死戦期呼吸は心停止で生じるので，CPRを開始する．

5）胸骨圧迫　chest compression

（1）胸骨圧迫の有効性　(efficacy of chest compression)
胸骨を適切に圧迫することで心拍出量が得られ，脳と心臓（冠動脈）に十分な血液が送られる．

（2）胸骨圧迫の実際　(chest compression)
圧迫部位は，胸骨の下1/2（胸の真ん中）である（図13-6）．肘をまっすぐにしながら，手掌で胸骨が**少なくとも5cm**（6cmは超えない）沈む程度に圧迫する（図13-7）．胸骨圧迫は1分間に**100～120回**の速度でしっかりと圧迫を行う．また，毎回の圧迫ごとに完全に圧迫を解除し，胸が元の高さに戻るようにすることも重要である．

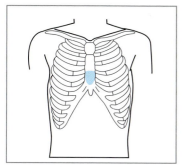

図13-6 胸骨圧迫部位
胸骨の下半分（胸の真ん中）を圧迫する．

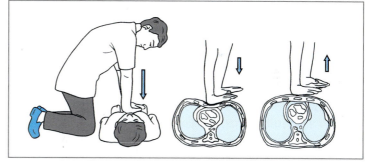

図13-7 胸骨圧迫の方法
1分間に少なくとも100～120回の速度で，胸骨が少なくとも5cm沈む(6cmは超えない)強さで行う．毎回の圧迫ごとに完全に圧迫を解除する．

6）胸骨圧迫と人工呼吸　chest compression and breathing

（1）気道確保　(airway)

❶ **頭部後屈あご先挙上法**　(head tilt–chin lift maneuver)
片手を前額部にあて，頭を後方にそらす．一方の手でオトガイ部を持ち上げる（図13-4）．

❷ **下顎挙上法**　(jaw thrust maneuver)
傷病者の頭側に位置し，下顎角を両手で引き上げ反対咬合にする．後屈させる必要がないため，頸椎の保護になる（図13-8）．頭部や頸椎損傷の疑いのある傷病者には推奨されるが，本法にて換気が困難であれば頭部後屈あご先挙上法を行う．

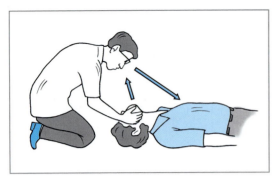

図 13-8　下顎挙上法を用いた気道確保

(2) 人工呼吸　(breathing)

❶ 口対口人工呼吸法　(mouth to mouth breathing)

　まず傷病者の顔の横に位置し，片手の手掌を額にのせて気道確保をしつつ，拇指と人差し指で傷病者の鼻をつまんで傷病者の鼻から空気が抜けるのを防ぐ．次に大きく息を吸い込み，空気が漏れないように自分の口で傷病者の口を大きく覆い，1秒かけて息を吹き込む．呼気を吹き込むたびに傷病者の胸部が上がることを目で確認する．これを2回行う．

　心臓は動いていて呼吸のみがない場合は，人工呼吸のみを1分間に10～12回（5～6秒に1回）行う．1～2回人工呼吸をしてもうまくいかない場合は気道確保が適切でないことが多く，再度頭の位置を変えて気道確保を行い，人工呼吸を試みる．これでも換気できない場合は，胸骨圧迫へ進む．

❷ 口対鼻人工呼吸法　(mouth to nose breathing)

　開口障害や口の外傷等のために口を介した人工呼吸ができない場合に行う．

(3) 感染防御器具

❶ フェイスシールド　(face shield)

　フェイスシールドは口対口人工呼吸を行うときに直接口と口が接触するのを避けるために，救助者と傷病者を分離する透明なプラスチックまたはシリコンシートである．傷病者の口にフェイスシールドの中央開口部をかぶせる．鼻をつまみ，フェイスシールドの中央開口部を口でふさぎ，中央の一方向弁かフィルターを通して，1秒かけて呼気を吹き込む．

❷ フェイスマスク　(face mask)

　フェイスシールドよりも感染防御に優れた器材である．救助者は，側方から両手でマスクを傷病者の顔面に密着させ（鼻根部とオトガイ部を押さえる），頭部後屈あご先挙上法にて気道確保し，胸部挙上の程度を確認しながら1秒で呼気吹き込みを行う（**図 13-9**）．

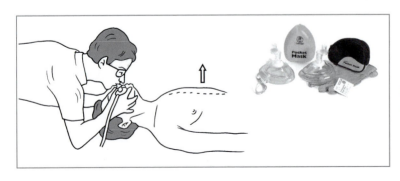

図 13-9　フェイスマスクとその使い方

下顎挙上による気道確保の後，両手の拇指と示指でフェイスマスクを顔に密着させる．胸壁の動きを見ながら呼息を吹き込む．

❸ **バッグバルブマスク**　(bag valve mask)

　バッグバルブマスクは，自己膨張式バッグ，マスクと非再呼吸弁からなる（**図13-10**）．頭側から片手でマスクを傷病者の顔面に密着させ，頭部後屈あご先挙上法にて気道確保し，もう片方の手で，胸部が持ち上がる程度に1秒かけてバッグを押す（**図13-10**）．

　バッグバルブマスクは酸素10～15L/分投与下でリザーバーバックを用いると，100％近い高濃度酸素の投与が可能になる．バッグを押す量は軽く胸が挙上する程度で十分である．バッグを強く押しすぎたり，早く押したりすると胃へ空気が入り嘔吐の原因となる．

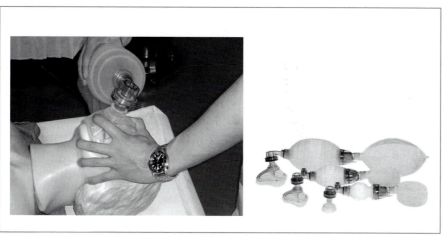

図13-10　バッグバルブマスクの把持法

(4) 胸骨圧迫と人工呼吸の比率

胸骨圧迫と人工呼吸を30：2で続ける．また，人工呼吸による胸骨圧迫の中断は10秒以内にする．

(5) 圧迫の交代

疲労すると胸骨圧迫が不十分となりやすい．そこで，交代者がいれば，胸骨圧迫は約2分（5サイクル）ごとに交代して，適切に続けるようにする．交代はすばやく行う．

(6) 自己心拍が再開した場合の対応　(management after return of spontaneous circulation：ROSC)

　傷病者に目的ある動きが出たら（**自己心拍再開**〈return of spontaneous circulation：**ROSC**〉したら），次に呼吸の評価を行う．呼吸がないかまたは弱い場合は，5～6秒に1回程度（10～12回/分）人工呼吸を続ける．呼吸も十分に回復していれば，反応の確認を行う．反応がなければ回復体位をとり，常に呼吸の状態を観察する．

7) 電気的除細動　defibrillation

目撃された心停止のほとんどは，**心室細動**（VF）または**無脈性心室頻拍**（pulseless VT）であり，最も有効な治療法は「早期除細動」であり，AEDを用いた早期除細動が推奨されている．

(1) AEDの使用法　(management of AED)

①電源を入れる．以後AEDの音声指示に従う（**図13-11**）．
②胸骨圧迫を続けながら，電極パッドを胸（右側鎖骨下/左側腋窩）に貼付する（**図13-12**）．
③心電図解析を行う．この間，胸骨圧迫は中断する（近年では，解析中に胸骨圧迫が可能な機種も

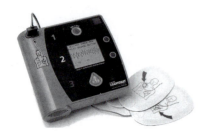

図 13-11　自動体外式除細動器（AED）

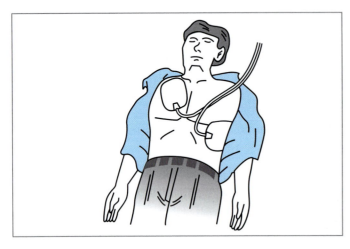

図 13-12　電極パッドを貼る位置

AED の電源を入れ，音声指示に従いパッドを貼ると，AED が解析を行う．AED は，必要があれば充電するので，救助者が周囲の安全確認をしたうえで除細動を行う．除細動後は AED の指示に従い，ただちに胸骨圧迫を開始する．
NPO 法人高槻ライフサポート協会：応急手当講習テキスト，改訂 3 版，東京法令出版，東京．P12，2008．より引用改変

ある）．自動的に解析を行う機種と，解析ボタンを押す必要のある機種がある．

④通電ボタンを押して，ショックを与える．ショックが必要な場合 AED は自動的に充電する．蘇生中の人や周囲の全ての人が傷病者から離れていること，バッグバルブマスクからの酸素が傷病者の胸の付近に流れていないことを確認して，ショックボタンを押す．

⑤1 回のショック後，ただちに胸骨圧迫から心肺蘇生を開始する．

⑥AED は，2 分毎に自動的にリズムを解析する．

⑦胸骨圧迫と人工呼吸を 30：2 で行い，2 分ごとに AED の解析と除細動を繰り返す．これは，傷病者が「嫌がる」，「起き上がろうとする」などの目的ある仕草をしだすか，ALS が開始されるまで続ける．

4　成人における窒息の解除

1）反応のある成人における窒息の解除　relief of choking for responsive victims

重篤または完全な気道閉塞は，すぐに治療しなければ数分以内に死亡にいたる緊急事態である．意識のない傷病者の上気道閉塞の最も多い原因は，舌と喉頭蓋による閉塞である．

反応のある傷病者における重篤あるいは完全な気道閉塞の徴候は，「世界共通の**窒息サイン**」（自分自身の首を親指と 4 本の指で鷲づかみする），話すことができない，弱く効果のない咳，吸気時の甲高い音または音が出ない，進行する呼吸困難，チアノーゼである．

ハイムリック法は，成人や小児における**異物気道閉塞**の解除に勧められる．本法は横隔膜を押し上げることによって，肺からの呼気を強める．これが人工的な咳を生じさせて，異物を気道から排出させる．し

かし，本法は腹部，胸部臓器の破裂や裂傷，内臓損傷などの合併症を引き起こす可能性があるため，解除後に医師による診察を受けるようにすすめる．妊娠している傷病者や肥満の傷病者では，胸部圧迫法を行う．

ハイムリック法は，傷病者の後ろに立って，腰上部のあたりに両手を回して組む．片手でこぶし（拇指を外に出して）を作り，親指を傷病者の腹部に向けて，その握りこぶしをへそよりやや上，剣状突起下端から離れた腹部正中線上に置く．他方の手で握りこぶしをつかみ，すばやく上方に突き上げながら，腹部を圧迫する．気道から異物が排出されるか，傷病者の反応がなくなるまで繰り返し突き上げる（図13-13）．

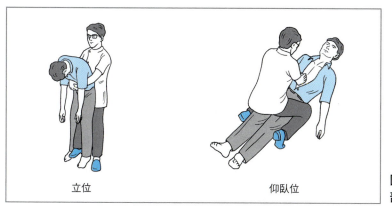

図 13-13　窒息患者に対する腹部突き上げ法

2）反応のない傷病者に対する窒息の解除　relief of choking for unresponsive victims

傷病者が反応のない状態で発見された場合，または反応のあった窒息の傷病者の反応がなくなった場合，以下の手順をとる．

① 119番救急通報する．AEDを持ってきてもらう．

② 通常の心肺蘇生（胸骨圧迫と人工呼吸）を開始する．呼気吹込みを行うときに口の中を観察し，異物が確認できれば除去する．盲目的に除去してはいけない．

③ 異物が除去されて気道が開通したら，呼吸を確認する．呼吸がなければ呼気吹き込みを2回行い，続いて胸骨圧迫を行う．

5　二次救命処置（ALS）

1）気道確保　airway

（1）口咽頭エアウェイ（oropharyngeal airway），鼻咽頭エアウェイ（nasopharyngeal airway）

気道確保のための気道補助具のひとつ．口咽頭エアウェイは反応のある傷病者に用いると，挿入時の嘔吐反射による嘔吐や喉頭けいれんを起こすので，反応のある傷病者には用いない．鼻咽頭エアウェイは，頭蓋底骨折が疑われる場合には用いない（図13-14）．

（2）高度な気道確保（気管挿管など）（advanced airway management〈tracheal intubation etc〉）

気管挿管は，確実に気道を確保し誤嚥を防止できる．また，気道分泌物の吸引が行える．

気管挿管後は過換気を避け，胸が少し挙上する程度の換気量で，換気回数は1分間に約10回（約6秒に1回）で，胸骨圧迫とは非同期（それぞれ独立して，胸骨圧迫100〜120回/分，換気10回/分）で行う．これはすべての年齢の傷病者（成人，小児，乳児）に対して同じである．

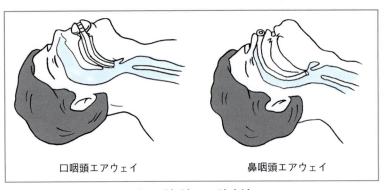

図 13-14　エアウェイによる舌根沈下の防止法

> **ワンポイント**
> **その他の高度な気道確保法**
> 気管挿管以外に，ラリンジアルマスクや食道・気管コンビチューブなどの声門上気道デバイスは，喉頭鏡を使わなくても挿入できる方法として推奨されている．適切な換気が可能であれば，胸骨圧迫と非同期で換気を行ってもよい．

（3）カプノグラフィ（capnography）

波形表示によるカプノグラフィを用いた呼気終末二酸化炭素分圧の測定は，心停止傷病者に対する気管挿管時の先端位置確認とその後の持続的なモニタリングの手段として推奨される．

血液は必ず肺を循環し，排出された二酸化炭素が測定されるため，カプノグラフィーは胸骨圧迫の効果を示す生理学的モニターとしても機能し，自己心拍再開（ROSC）の検出にも役立つ．傷病者の病態や効果のない胸骨圧迫では，呼気終末二酸化炭素分圧（$P_{ET}CO_2$）が低値を示す．$P_{ET}CO_2$ が 10mmHg 未満の場合の自己心拍再開（ROSC）例はないため，胸骨圧迫の向上を試みる．自己心拍再開（ROSC）後は，$P_{ET}CO_2$ の急峻および持続的な増大を示す（通常は 40mmHg 以上）．

2）循環の管理　circulation

高度な循環の管理のためには，静脈路の確保が必要である．静脈路は，末梢静脈（前腕または下肢の静脈）から，なるべく太い留置針を用いて確保する．輸液は生理食塩水か乳酸リンゲル液を用いる．末梢静脈から薬剤を投与するときは，輸液 20mL で後押しし，さらに薬剤の投与された四肢を 10～20 秒間挙上する．全身循環に到達するまで 1～2 分を要する．静脈路が確保できない場合は骨髄路を用いる．

3）鑑別診断

可逆的な治療可能な心停止の原因を検索して治療する．

> **ワンポイント**
> **原因検索のポイント**
> （4Hs＋4Ts）は，4Hs として hypoxia：低酸素血症，hypovolemia：循環血液量減少，hypo/hyperkalemia/metabolic：低／高カリウム血症／代謝障害，hypothermia：低体温，4Ts として：tension pneumothorax：緊張性気胸，tamponade-cardiac：心タンポナーデ，toxins：急性中毒，thrombosis-coronary（ACS）/ pulmonary（embolism）：急性冠症候群／肺塞栓である．

4）鑑別すべき4つのリズム　cardiac arrest rhythm

　ALSでは，モニター付き除細動器を用いる．心肺蘇生時の心電図所見で行うべき処置が決定される．心停止のリズムには以下の4種類がある．リズムを確認する場合は，明らかに心停止と判断されるリズムは心電図モニターのみで確認するが，無脈性電気活動（PEA）では頸動脈にて脈拍の確認も行う（**図13-15, 16**）．

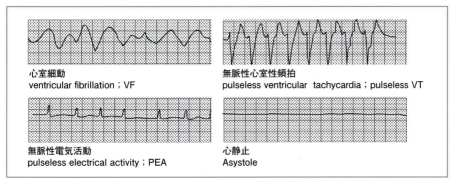

図13-15　4つの心停止の心電図リズム
沼田克雄編，青木重憲著：ACLSマニュアル，第1版，医学書院，東京，2000．より改変引用

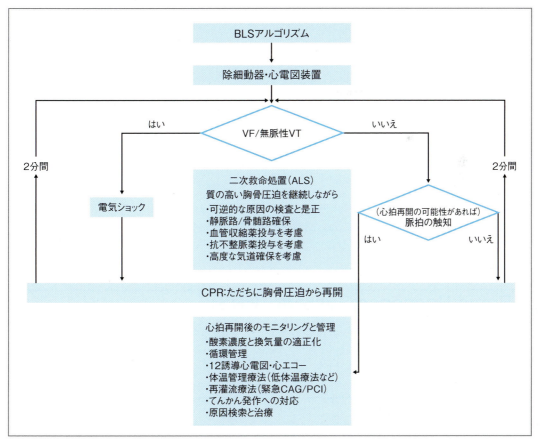

図13-16　心停止アルゴリズム
心室細動および無脈性心室頻拍では，除細動を含む治療を，無脈性電気活動および心静止では，除細動は行わず，気道管理，薬剤および輸液などの治療を行う．いずれのリズムにおいても，原因検索とそれに対する治療が大切である．
日本蘇生協議会：JRC蘇生ガイドライン2015, P48, 医学書院，東京，2015．より転載

（1）**心室細動** （ventricular fibrillation：VF）

　心筋が無秩序に興奮している状態．QRS を同定できない．最も助かる可能性のある心停止．早期除細動が鍵である．

（2）**無脈性心室頻拍** （pulseless ventricular tachycardia：pulseless VT）

　幅広 QRS 波頻拍を示し，脈が触れない．VF とともに最も助かる可能性のある心停止．早期除細動が鍵である．

　心室細動，無脈性心室頻拍ともに，電気的除細動および2分ごとにアドレナリン1mg の投与を行う．

（3）**無脈性電気活動** （pulseless electrical activity：PEA）

　心筋の電気活動は認めるが，脈が触れない状態．心電図は，VF，無脈性 VT，心静止以外のあらゆる波形を含む．除細動は適応ではなく，ALS（静脈路確保，薬剤投与，高度な気道確保，原因検索など）を行う．

（4）**心静止** （asystole）

　いわゆる flat line の波形，すなわち心電図上目に見える電気的活動がない心停止で，死亡確認の心電図波形である．可逆性の原因をみつけて治療しても，蘇生の可能性はきわめて低い．除細動は適応ではない．flat line の波形がみられれば，電気的な問題点がないか（電源，電極やリードの接続，感度や誘導が適切か）確認し，本当に心静止かを確認する．必要であれば ALS を行う．

5）自己心拍再開後の集中治療　intensive care after return of spontaneous circulation（ROSC）

　心拍再開（return of spontaneous circulation：ROSC）後において，以下に示す包括的かつ組織的な治療が推奨されている．

（1）**12誘導心電図，心エコー** （electrocardiogram and echo cardiogram）

（2）**呼吸管理** （breathing）

（3）**循環管理** （circulation）

（4）**体温管理療法** （targeted temperature management：TTM）

（5）**再灌流療法** （reperfusion therapies）

（6）**てんかん発作への対応** （management for epilepsy）

（7）**原因の検索と治療** （detection of cause and treatment for cardiac arrest）

（8）**血糖コントロール** （blood glucose control）

6 Rapid Response System（RRS）

　心停止を起こす前にバイタルサインの異常をみつけ，治療を行う Rapid Response System（RRS）も広まっている．

7 小児の救急蘇生法

1）年齢区分　classification of age

　BLS および ALS では，生後1ヶ月未満を新生児，1歳未満を乳児，1歳から思春期前を小児，おお

むね思春期以降（腋窩や陰部の発毛，髭〈男性〉，乳房の発達〈女性〉が目安）の傷病者を成人とする．

2）気道確保と酸素化の重要性　airway and oxygenation for infants and children

　小児では成人と異なり，気道閉塞や呼吸不全からの呼吸停止に続発して心停止に陥る場合が多い．酸素化を念頭におき，適切な気道確保と換気を可及的速やかに行えば，救命率の向上が見込まれる．したがって，反応のない小児傷病者を見つけ大声で助けを呼んでも救助者が自分1人しかいない場合には成人の場合と異なり，先に2分間（5サイクル）心肺蘇生をした後に，119番救急通報を行う．

3）心肺蘇生の手順（成人との相違点）　CPR for infants and children

（1）反応の確認　（responsiveness）
　乳児では，足底または背中を刺激して反応を見る．小児では成人と同様である．

（2）循環の管理　（circulation）
　脈拍の触知は，乳児では<u>上腕動脈</u>で，小児では頸動脈で触知する（図13-17）．乳児・小児では，胸骨圧迫の開始基準は，明らかに脈がない場合や，十分な酸素化にもかかわらず心拍数が60/分未満でチアノーゼなど循環不良の所見がある場合で，ただちにCPRを開始する．

　胸骨圧迫は，乳児では2本の指を乳頭線の直下の胸骨上（胸骨の下半分）に置き，剣状突起付近ではないことを確認する．胸郭の厚さの少なくとも1/3（約4cm）沈む程度で，1分間に100～120回の速度で胸骨圧迫を行う（図13-18）．救助者が2人のときは，1人は両手の拇指で圧迫を行う（<u>胸郭包み込み両拇指圧迫法</u>）（図13-19）．小児では，胸骨の下半分を，片手または両手で胸郭の少なくとも1/3（約5cm）の深さまで沈む程度で，1分間に100～120回の速度で胸骨圧迫を行う．

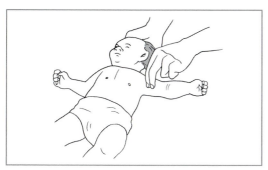

図13-17　上腕動脈の触知法

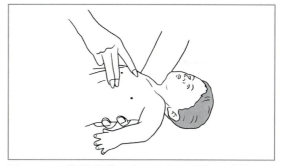

図13-18　救助者が1人で行う2本指圧迫法による胸骨圧迫
胸骨の下半分（胸の真ん中）を，2本の指で，約1/3沈む程度に圧迫する．胸骨圧迫：人工呼吸＝30：2とする．

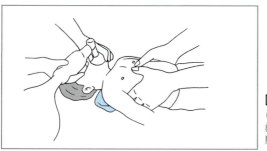

図13-19　胸郭包み込み両拇指圧迫法による胸骨圧迫
（医療従事者が2名以上の場合に適用）
救助者が2人いる場合は，1人が両手の拇指で圧迫を行う．この場合は，胸骨圧迫：人工呼吸＝15：2とする．

救助者が1人では，胸骨圧迫：人工呼吸＝30：2とする．循環はあるが，自発呼吸がない場合は，1分間に12〜20回（3〜5秒ごとに1回，1秒ずつ）の呼気吹き込みを行う．救助者が2人の場合は，胸骨圧迫：人工呼吸＝15：2とする．胸骨圧迫と人工呼吸は，傷病者が目的のある仕草を示すか，ALSが開始されるまで続ける．

(3) 呼吸の管理

呼吸の確認法は成人と同様である．乳児では，口対口鼻人工呼吸法を行う．吹き込みは1回につき1秒で行う．吹き込んでも胸が上がらない場合は，数回頭位をとり直し，2回胸が上がるように吹き込む．

(4) 電気的除細動 （defibrillation）

乳児，小児に対してもAEDを使用できる．できれば小児用パッドを使用するのが望ましいが，なければ成人用パッドを用いる．乳児や小児では，パッドどうしが接触しないように貼付する．
＜注意＞逆に，成人に小児用パッドを用いることは厳禁である．8歳以上には成人用パッドを用いる．

4）小児における窒息の解除　relief of choking for infants and children

小児に対しては，成人と同じである．ハイムリック法を行うときは，背後にひざまづいて行う場合もある．

乳児に対しては，背部叩打法および胸部突き上げ法を行う．背部叩打法は，救助者の前腕に乳児をうつぶせにし，体幹より頭が低い状態でまたがるように支える．手の平の手首に近い部分で乳児の肩甲骨の間の背部中央で，5回まで背部叩打を行い，続いて5回まで胸部突き上げ法を行う．胸部突き上げ法は，救助者の前腕に乳児を仰向けにし，体幹より頭が低い状態で支え，胸骨の下半分を圧迫する．これを異物が排出されるか傷病者の反応がなくなるまで繰り返す．1秒間に1回の割合で行う（図13-20）．

反応がなくなれば，119番救急通報を行い，AEDも依頼する．通常の人工呼吸と胸骨圧迫を開始する．人工呼吸を行うときに口の中を覗き，異物が見えれば除去する．盲目的に除去してはいけない．

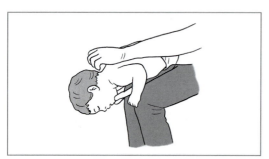

図13-20　反応のある乳児の窒息の解除に行う背部叩打法
反応のある乳児の窒息に対しては，背部叩打法5回と胸部突き上げ法5回を繰り返す．

> 👆 **ワンポイント**
>
> **まとめ**
>
> 1．最も重要な点は，目撃された心停止のほとんどは心室細動（VF）であり，「迅速な除細動」が重要である．
> 2．心停止傷病者に対しては，一次救命処置（BLS）すなわち人工呼吸と胸骨圧迫そして自動体外式除細動器（AED）を用いた迅速な除細動を行うことが重要である．
> 3．成人の一次救命処置の手順は，①反応の確認，②呼吸の確認，同時に循環の確認（頸動脈にて脈拍の触知），③胸骨圧迫（100〜120回/分），④2回の人工呼吸，⑤胸骨圧迫：人工呼吸＝30：2である．中断は原則10秒以内とする．
> 4．乳児・小児では，救助者が1人の場合は胸骨圧迫：人工呼吸＝30：2，救助者が2人の場合は胸骨圧迫：人工呼吸＝15:2である．

第13章 救命救急処置

8 脳死 (Brain death)

1 死の定義の分類 Definition of death (Safer P：1968)

1) 臨床的死

呼吸と循環は停止しているが，大脳皮質の働きはそれほど不可逆的な変化を受けておらず，回復の見込みのあるもの．

2) 生物学的死（脳死）

呼吸と循環は自発的あるいは人工的に保たれているが，大脳皮質の働きが不可逆的に消失し回復の見込みがないもの．

3) 社会的死

呼吸と循環は自発的あるいは人工的に保たれていて皮質の働きもあるが，脳波上で異常な変化が見られ，患者は昏睡状態にあり精神活動を有さない状態．

2 脳死 Brain death

脳死は一般に「脳幹を含む全脳の不可逆的機能停止」と定義されている．わが国では，厚生省の脳死に関する研究班（竹内一夫班長：1985年）の見解で，「脳死とは回復不可能な脳機能の喪失であり，この脳機能とは大脳半球のみではなく，脳幹も含む」と定義し，全脳死を脳死とした．また，2009年には，「臓器移植法改正（案)」が国会にて可決され，脳死は人の死と定義されている．

3 脳死判定基準 Judgement of brain death

［厚生省厚生科学研究費特別研究事業「脳死に関する研究班」(1985年）および厚生省厚生科学研究費特別研究事業「脳死判定手順に関する研究班」(1999年)］

脳死の判定に際し重要なことは，脳の統合的機能が本当に残っていないかということと，その機能の停止が本当に不可逆的なものなのかを医学的に知ることである．

1) 前提条件

①器質的脳障害により深昏睡および無呼吸をきたしている症例
②原疾患が確実に診断されている症例
③現在行いうるすべての適切な治療をもってしても，回復の可能性が全くないと判断される症例

2) 除外例

深昏睡，無呼吸であっても脳死判定の対象から除外する症例を挙げる．
[1] 脳死と類似した状態になりうる症例

①**急性薬物中毒**：アルコール，神経筋遮断薬，麻酔薬などの中枢神経抑制薬，抗けいれん薬，抗うつ薬などの薬剤によって引き起こされた昏睡の場合には，患者が無反応状態であっても完全に回復可能な場合がある．

②**低体温**：直腸温，食道温等の深部温が32℃以下

③**代謝・内分泌障害**：肝性昏睡，高浸透圧性脳症，尿毒症では深昏睡を起こすことがある．

[2] 知的障害者等，本人の意思表示が有効でないと思われる症例

3）生命兆候の確認

①**体温**：直腸温，食道温等の深部温が32℃以下でないこと

②**血圧**：収縮期血圧が90mmHg以上あること

③**心拍，心電図等の確認**：重篤な不整脈がないこと

4）脳死と判定するための必須項目

臨床的に脳死と判断する場合には①～④，法的脳死判定には①～⑤を確認する．

①**深昏睡**：呼吸反応や顔面に加える刺激による疼痛刺激による．

②**両側瞳孔散大**：瞳孔は固定し瞳孔径は左右とも4mm以上を示す．

③**脳幹反射の消失**：下記のすべての反射がないこと（**表13-1**）

④**平坦脳波**：脳波が平坦化を示していれば，大脳皮質は活動していない状態である．このとき脳幹反射も消失していれば脳幹を含む全脳機能が停止した状態にある．

⑤**自発呼吸の消失**：自発呼吸の消失と脳幹反射の消失の確認により脳幹機能の不可逆的喪失を判定する．無呼吸テスト

＊判定には，2名以上の専門医があたる．第1回目の脳死判定が終了した時点から6時間以上を経過した時点で，第2回脳死判定を開始する．第2回目の脳死判定終了時刻をもって，脳死と判定する．

表13-1　脳死判定にかかわる脳幹反射一覧

反射	試験	脳死での結果
対光反射	明るい光を当てる	瞳孔収縮（－）
角膜反射	綿小片で角膜を刺激する	瞬目（－）
毛様脊髄反射	頸部に疼痛刺激を加える	瞳孔散大（－）
眼球頭反射	頭を急速に左（右）に回転させる	眼球運動（－）
前庭反射	外耳道に氷水を注入する	眼振（－）
咽頭反射	咽頭の後壁を刺激する	咽頭筋収縮（－）
咳反射	気管を刺激する	咳嗽（－）

稲田豊，藤田昌雄，山本亨編：最新麻酔科学，改訂版，克誠堂，東京，1995．より改変引用

4　小児に対する脳死判定

「改訂　臓器移植法」（2009年改訂）では，臓器提供可能な年齢に制限がなくなったことから，厚生労働省は，小児を含めた脳死判定基準を策定した．

Chapter 14 ペインクリニック

1 痛みの定義　Definition of pain

痛みは，外部からの侵害性刺激や生体内の病的状態に対する生体防御のための警告系として機能すると同時に，不快な症状として日常生活に支障をきたし，生活の質を低下させる要因にもなる．そこで，国際疼痛学会（IASP）は，「痛みは，実質的または潜在的な組織損傷に結びつく，あるいはそのような損傷を表わす言葉を使って述べられる不快な感覚・情動体験である」と定義している．

2 痛みの神経学的基礎　Neurologic basis of pain

1 痛みの伝達　Transmission of pain

皮膚や粘膜，その他の組織にある痛み刺激の受容器（**侵害受容器**）は，すべて自由神経終末である．痛みは，さまざまな種類の刺激によって侵害受容器が興奮することにより生じる．それらは，機械刺激，熱刺激，化学刺激に分類される．一般に，速い痛みは機械刺激と45℃以上の熱刺激によって生じ**一次痛**と呼ばれ，遅い痛みは3種のどの刺激によっても引き起こされ**二次痛**と呼ばれている．

一次求心性ニューロンは，太くて有髄のAαおよびAβ線維，やや細くて薄い髄鞘をもつAδ線維，細くて無髄のC線維からなり，神経線維が太くなるほど

> **ワンポイント**
>
> **発痛物質**
>
> 　侵害受容器を化学的に刺激して痛みを引き起こす物質を発痛物質と呼び，ブラジキニン，セロトニン，ヒスタミン，カリウムイオン（K^+），酸（H^+），アセチルコリン，タンパク分解酵素などがある．これらの発痛物質は，組織の損傷，虚血，炎症などの際に作られる．プロスタグランジンは侵害受容器を直接刺激することはないが，その感受性を増強する．アスピリンなど非ステロイド性抗炎症薬（NSAIDs）は，このプロスタグランジンの合成を抑制することで鎮痛作用を生じる．

伝達速度が大きくなる．痛みを伝達する感覚神経線維はこのうちAδ線維とC線維で，前者が鋭い刺すような局所の明瞭な痛みとして表現される**一次痛**を，後者が鈍い疼くような局在のはっきりしない痛みの**二次痛**を伝達すると考えられている．これらの求心性ニューロンは脊髄に投射し，神経線維をかえて対側の脊髄を上行して大脳へ至る．受容野が同じであればAδ線維とC線維から信号を受け取る脊髄後角の二次求心性ニューロンは同一である．

一次求心性ニューロンの神経細胞体は後根神経節にあり，その線維は後根を通って脊髄後角に入る．伝導速度の大きいAδ線維は，主に脊髄後角の第I層に達し，新脊髄視床路の二次求心性ニューロンを興奮させる．このニューロンの長い軸索は，すぐに白前交連を経て脊髄の対側に移り，前外側を走る前側索を一直線に上行して視床の後外側腹側核に達する．この線維は中継されて大脳皮質の体性感覚野に送られる．一方，伝導速度の小さいC線維は，主に脊髄後角の第II層と第III層（膠様質）でほとんどすべて終わる．その後，その信号のほとんどは，1つか2つの介在ニューロンを経て，同じく後角にある第V層に送られる．そこで信号を中継される，旧脊髄視床路を通る大部分の二次求心性ニューロンは，

新脊髄視床路より内側を上行し，直接あるいは脳幹網様体を経由して視床髄板内核に達する．ここでシナプスを換えて大脳辺縁系を含めた大脳の広範な部位に信号が送られ，痛みだけでなく痛みに伴う不安や苦しみなどの情動を惹起する．図14-1に痛みの上行性伝達経路を示す．

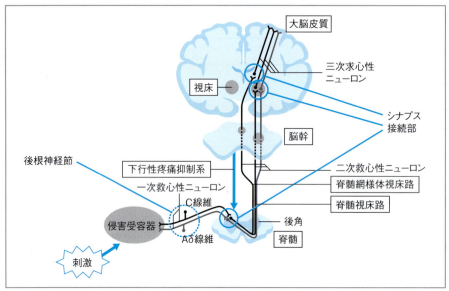

図14-1　痛みの上行性伝達経路と下行性疼痛抑制系

2　痛みの分類　Classification of pain

痛みは大きく，①**侵害受容性疼痛**，②**神経障害性疼痛**，③**心因性疼痛**の3つに分けられる．

1) 侵害受容性疼痛

侵害受容性疼痛は，組織の損傷など侵害性刺激によって生じる痛みのことで，表在痛と深部痛に分けられる．

a. 表在痛

表在痛は，皮膚や粘膜など体表の組織から生じる痛みのことであり，口内炎や咬傷などがある．

b. 深部痛

深部痛は，靱帯，筋肉，関節や内臓器官から起こる痛みのことである．筋筋膜痛や顎関節痛などの筋骨格性疼痛と神経血管性頭痛などの内臓痛に分けられる．広汎性で持続的な痛みを生じ，痛みの原因部位と痛みを感じる部位が異なる異所性疼痛を訴えることがある．異なった神経支配領域に痛みが生じる異所性疼痛のことを関連痛と呼ぶ．深部痛は，慢性疼痛の原因となることもある．

> **ワンポイント**
>
> **急性疼痛と慢性疼痛**
>
> **急性疼痛**は，組織の損傷など原因が明確な痛みであり，通常の経過あるいは創傷の治癒によって発症してから遅くとも3ヶ月以内には消失する．**慢性疼痛**は，急性疾患が通常治癒するのに必要な時間経過の後も引き続き持続する痛みのことで，相当する期間としては3ヶ月もしくは6ヶ月とされている．痛みの認識には身体的要因，精神的要因および時間的要因の3つの要因が複雑に絡み合っており，痛みの性質を変化させているといわれている．急性疼痛では身体的要因が大きいのに比較して，慢性疼痛では時間的要因が大きく関与するため，精神的要因も大きくなる傾向がある．

第14章 ペインクリニック

2）神経障害性疼痛

神経障害性疼痛は，体性感覚神経の切断や圧迫などの病変や疾患によって引き起こされる痛みのことで，歯科口腔外科領域では，三叉神経痛や帯状疱疹後神経痛，外傷後の神経障害に起因する神経痛（ニューロパチー）などがある．神経線維は傷害を受けると変性を起こし，変性，再生の過程で神経障害性疼痛が発症すると考えられている．これが慢性疼痛の原因となることがあり，急性疼痛に対する一般的な治療薬であるNSAIDsやモルヒネなどの麻薬性鎮痛薬はほとんどの場合無効である．

> 👆 **ワンポイント**
>
> **Allodynia（アロディニア）**
>
> 通常では痛みを起こさない，触るなど非常に弱い刺激に対し異常な強い痛みを認識してしまう感覚異常のこと．神経障害性疼痛の一つで，中枢性の感作が原因と考えられており，異痛症とも呼ばれる．

3）心因性疼痛

心因性疼痛は，心理社会的要因が慢性疼痛の発症，重症度，悪化または持続に重大な影響を及ぼしていると判断される疾患をいう．

3 痛みの制御と下行性疼痛抑制系 Control of pain and pain suppression system

ごく初期の電気生理学的研究で，痛覚との関連が明らかでなかったさまざまな脳の領域を電気刺激すると強力な鎮痛作用が得られることが分かり，これを下行性疼痛抑制系と呼んだ．この痛覚抑制系は，大きく3つの連結した経路からなる．①中脳水道周囲灰白質領域のニューロンは，信号を神経伝達物質である内因性オピオイドのエンケファリンを介し，②縫線核および傍巨大細胞網様核へと伝える．これらの核から二次信号が，③脊髄後角へと送られ，セロトニンを遊離させる．セロトニンは，脊髄の介在ニューロンからエンケファリンを遊離させる．エンケファリン神経は，脊髄後角でシナプスを形成し痛みの伝導路である一次求心性ニューロンのAδ線維とC線維からの入力をシナプス前およびシナプス後抑制すると考えられている．また，橋にある青斑核のノルアドレナリン作動性神経は，脊髄前側索を下行し，Aδ線維やC線維の神経終末部に発現するa_2受容体を介して脊髄後角の一次求心性ニューロンを抑制する（図14-1）．このように，生理的痛覚抑制系は脊髄への最初の入力点で侵害刺激により引き起こされる痛み信号を阻止することが可能である．麻薬性鎮痛薬は，この系でエンケファリンが作用する部位に働き，痛みを抑制していると考えられている．

③ 痛みの評価 Evalution of pain

1 一元的評価 Monophyletic evaluation

一元的な痛みの評価は，主観である．一本線のうち左が痛みなし，右が想像できる最大の痛みとした場合に，どこに位置するかを100mm単位の視覚的尺度で評価するvisual analog scale：VASや，0～10の11段階の数値的尺度で評価するnumerical rating scale：NRS，笑顔から泣き顔までの種々のイラストの中から一致する表情を選択するフェイススケールなどが一般的に用いられる．

223

2 多元的評価　Polyphyletic evaluation

痛みはその定義からも，患者の性格，情緒，社会的背景などさまざまな因子が関与する情動的体験であることから，多元的に評価する必要がある．**簡易型マギル疼痛質問票**（**Short-Form McGill pain questionnaire：SF-MPQ**）は感覚と感情の両方が評価できる質問紙で，15項目4件法と比較的簡便に使用できるため，臨床上多く用いられている．ほかにも，**破局的思考**や不安，怒り，回避行動などは，慢性疼痛に影響しやすい認知行動的要因であり，それぞれの因子を質問紙で評価することは臨床上有用である．破局的思考とは，自分は痛みに対して無力であるととらえ，自分ばかりがつらい思いをしていると拡大視し，それらを反芻して考えることにより痛みを悪循環させる思考である．

3 QOL 評価法　Method of QOL measurement

痛みは生活に大きく影響するため **QOL** を評価することも非常に重要である．**SF-36®**（**MOS 36-item Short-Form Health Survey**）は国際的に広く使用されている健康関連 QOL 尺度の一つであり，身体的健康度と精神的健康度の両方を評価できる．質問数 36 項目と比較的簡便に使用でき，国民標準値が公表されているため，患者の結果を同性，同年代の日本人一般成人と比較可能である．

4 定量的感覚検査　Quantitive sensation testing：QST

神経障害性疼痛においては，感覚鈍麻などを伴うため，定量的感覚検査（QST）を行うことで，ある程度の客観的評価を行うことができる．**QST** とは，ヒトの末梢感覚のうち，表在感覚として触圧覚・痛覚・温冷覚，深部感覚として振動覚，複合感覚として2点識別感覚などを測定し，感覚機能を定量的に評価する方法である．測定する項目を以下に示す．

①**Brush stroke 方向感覚**：刷毛を当ててその動きが認識できる強さや部位を検査することで，マイスナー小体を介した速順応性機械受容器を評価できる．

②**2点識別閾値**：皮膚に接触させた二つの刺激を2点と識別できる最小の距離を検査することで，受容器の分布密度と触覚の一次体性感覚野における空間的分解能を評価できる．

③**機械的触覚閾値**：Semmes-Weinstein monofilament を当てて，それが認識できる最小の力を検査することで，一次求心性ニューロンのAβ線維による伝導と神経終末の空間的分布を評価することができる．

④**機械的痛覚閾値**：刺激子で押して痛みが自覚できる最小の値を検査することで，一次求心性ニューロンのAδ線維による伝導と神経終末の空間的分布を評価することができる．

⑤**温度閾値（冷覚，温覚）**：コンピュータ制御の温度刺激装置で皮膚に接触させた装置の温度を徐々に下降，上昇させ，冷たい・熱いと認識できる温度を検査することで，Aδ線維（冷覚）とC線維（温覚）による伝導と神経終末の空間的分布を評価することができる．

⑥**温熱痛閾値**：上記の方法で痛みを感じさせることのできる温度を検査することで，一次求心性ニューロンのAδ・C線維による伝導と神経終末の空間的分布を評価することができる．

⑦**振動覚**：深い部分へ圧迫させた音叉による振動の認識を検査することで，パチニ小体を介した深部感覚を評価することができる．

また，神経障害性疼痛は異常感覚の特異性によっても評価することができる．異常感覚の種類としては hypoesthesia（感覚鈍麻）や dysesthesia（感覚異常：ジンジンするなどの不快な感覚），allodynia（異痛症），hyperalgesia（痛覚過敏）などがある．

5 その他　Other methods

慢性痛を臨床診断していくうえでは，系統的に問診を進め，目に見えない痛みを構造的にとらえて評価していく必要がある．疼痛構造化問診は　①部位，②発現状況，発症の契機，③経過，④性状，⑤強さ，⑥頻度，⑦持続時間，⑧痛みの変化の時間的特徴，⑨増悪因子，⑩緩解因子，⑪随伴症状，⑫疼痛時行動へと問診を進めていき，慢性疼痛疾患の臨床診断上きわめて有用である．さらに　心理社会的背景や性格的要因などを多軸的にとらえ，臨床診断推論していく必要がある．

また，痛みの客観的評価法としては，機能的磁気共鳴画像（f-MRI）や脳磁図（MEG）などの脳機能検査が注目されており，多くの痛みの臨床研究に用いられている．一次体性感覚野・二次体性感覚野（SⅠ・SⅡ），前帯状回（ACC），島（IC），前頭前野（PFC），視床（Th）の領域は痛み刺激により活性化することが分かっており，痛みの脳関連領域やペインマトリックスと呼ばれている．

4 口腔顔面の痛み　Orofacial pain

1 歯原性歯痛　Odontogenic toothache

【概要】歯原性歯痛は，歯に痛みの原因があり，象牙質知覚過敏症，可逆性・不可逆性歯髄炎および根尖性歯周炎による歯痛に大別される．

まれに歯髄炎などで患歯の同定が難しい場合があり，患者は患歯の痛みを隣在歯や対顎歯の痛みとして訴えることがある（歯痛錯誤，関連痛）．これは隣在歯や対顎など他の領域と患歯のそれぞれに分布する一次救心性ニューロンが二次ニューロンとシナプスを形成している脊髄で収束（異なる組織からの一次ニューロンの信号入力がシナプスで統合されて二次ニューロンへ伝達されること．図 14-2）し，患歯以外の歯もしくは歯周組織の痛みとして感じることによると考えられている．

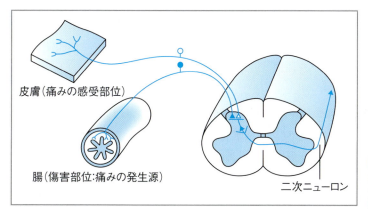

図 14-2　Ruch の収束 - 投射説
日本口腔顔面痛学会編，松香芳三，口腔顔面痛の診断と治療　ガイドブック，第 2 版，p158，医歯薬出版，東京，2016．をもとに作成

2　非歯原性歯痛　Nonodontogenic toothache

【概要】非歯原性歯痛は，歯痛を発現しても歯や歯周組織に原因を認められない病態であり，画像診断などの診査によって診断しうる歯原性歯痛とは違って，診査で異常を認めない場合が多い．歯痛様疼痛の88％は歯原性であるが，残る3％が非歯原性で，9％が歯原性と非歯原性が混合するといわれており，非歯原性歯痛を惹起する原疾患を特定する必要がある（**表14-1**）．

　非歯原性歯痛の原疾患による臨床症状は，歯髄炎や歯周炎などの歯原性歯痛と類似することがあり，誤診から不可逆的処置を行ってしまう場合がある．したがって，各種原疾患に起因する臨床症状を理解することが肝要である．

表14-1　非歯原性歯痛の原疾患と鑑別診断に有用な症状

原疾患に基づく分類	鑑別の主なKey症状
1. 筋・筋膜性歯痛	咬筋，側頭筋の圧痛と関連痛誘発
2. 神経障害性歯痛（持続性）	疼痛部位周囲歯肉，粘膜の異常感覚
3. 神経障害性歯痛（発作性）	トリガーゾーン刺激による発作痛の誘発
4. 神経血管性歯痛（片頭痛，群発頭痛）	頭痛（片頭痛，群発頭痛）発作との一致
5. 上顎洞性歯痛	鼻症状，上顎歯の打診痛，頭頸部前屈による増悪
6. 心臓性歯痛（狭心症，動脈解離など）	運動，労作性歯痛，胸部痛，胸部不快感
7. 精神疾患または心理社会的要因による歯痛（身体症状症，統合失調症，大うつ病性障害）	身体症状症の診断
8. 特発性歯痛（非定型歯痛を含む）	明らかな原因はない
9. その他さまざまな疾患により起こる歯痛（巨細胞動脈炎，側頭筋健炎，悪性リンパ腫など）	

非歯原性歯痛診療ガイドライン：日本口腔顔面痛学会雑誌，4（2），6-7，2011．および
日本口腔顔面痛学会編：口腔顔面痛の診断と治療　ガイドブック第2版，p159，医歯薬出版，東京，2016．
をもとに作成

【発症機序・病態生理】非歯原性歯痛の原疾患の発症機序は1）**関連痛**（痛みの原因部位から離れた場所に感じる痛み．たとえば，歯髄炎では，耳，頬，こめかみなどの痛みを訴える患者がいる），2）神経障害に起因する歯痛，3）中枢における神経伝達物質などの変化や情報処理過程の変調による歯痛，の3種類に分類される．

　1）関連痛に起因する非歯原性歯痛には，(1)筋・筋膜性歯痛，(2)神経血管性歯痛，(3)上顎洞性歯痛，(4)心臓性歯痛がある．その発症機序は完全には解明されていないが，収束（**図14-2**），投射，末梢神経の分岐，**軸索反射**（傷害などで活性化した一次ニューロンの近隣組織の一次ニューロンから逆行性に神経ペプチドが放出され，傷害近隣組織が過敏化すること，**図14-3**）などが考えられている．一般的に，象牙質の削合などの侵害刺激によって一次ニューロンが興奮し，三叉神経脊髄路核尾側亜核（Vc）に伝えられる．そこで二次ニューロンとシナプスを形成し，興奮は上向して視床に伝わり，さらにシナプス形成している三次ニューロンを経て大脳皮質の一次体性感覚野や帯状回に伝達されて痛みとして認知される．しかし，二次ニューロンは複数の領域から一次ニューロンの入力を受けており（収束，**図14-2**），象牙質への侵害刺激に対して，上位中枢が別の部位からの痛み刺激と誤って認知してしまうという考え方により関連痛は説明されている．

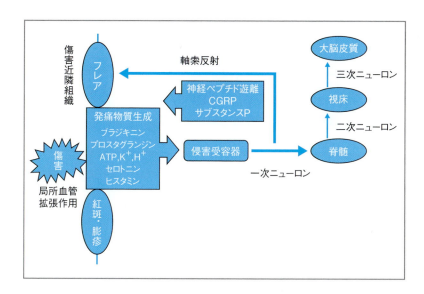

図 14-3　軸索反射

　2）神経障害に起因する歯痛は　神経障害性歯痛という．その発症機序は末梢性感作と中枢性感作に大別される．<u>末梢性感作</u>は末梢組織の障害や損傷により放出された多種多様な炎症性物質が軸索終末に作用し，ニューロンの興奮特性が変化して過敏になることにより起こる．たとえば　損傷部位を刺激すると普段よりも激しく痛む痛覚過敏，アロディニアや<u>神経腫</u>（神経損傷後の過剰な神経再生が断端神経腫を形成する），<u>エファプス</u>（神経損傷後の治癒再生過程で生じる異所性接続）および交感神経系の関与などの末梢性機序がある．また，<u>中枢性感作</u>（脊髄や延髄レベルで生じる過敏化）は，神経線維の発芽（sprouting）や <u>wind up 現象</u>（C線維などの一次ニューロンに連続的な刺激を与え続けると二次ニューロンの興奮性が徐々に増加する現象），<u>長期増強</u>（<u>Long term potentiation</u>：一次ニューロンからの刺激に応答する二次ニューロンの過剰興奮状態が長期にわたって持続すること）などにより起こる．さらに　<u>下行性疼痛抑制系</u>の失調など　複数の中枢性機序がある．

　3）中枢における神経伝達物質などの変化や情報処理過程の変調による歯痛には，精神疾患や心理社会的要因，特発性歯痛のように原因が特定できないものが含まれ，何らかの中枢性の要因が関与していると考えられている．

【診察・診査と症状・診断】非歯原性歯痛は，痛みが存在する場所に器質的異常が認められないか，たとえ病変が存在していても，訴える痛みに相当していない場合が多い．したがって，原疾患を診断するためには，問診による臨床症状の把握が重要である．問診では，疼痛を構造化するため，多元的に評価する．診査としては，視診，触診，画像撮影（エックス線，CT，MRI），診断のための局所麻酔薬投与，定量的感覚検査，心電図，脳神経診査，血液検査などを実施し，問診所見と照合して確定診断を得る．原疾患に基づいて，非歯原性歯痛を鑑別診断するための主な症状を表14-1に示した　以下に主な原疾患について詳述する．

1）筋・筋膜性歯痛　Myofascial toothache

【概要】頭頸部筋・筋膜痛など頭頸部領域の筋肉疲労によって形成されたトリガーポイント（筋の過緊張によって索状硬結［taut band，こり］が生じ，その部位に認められる圧痛点のこと，**図14-4**）からの関連痛に起因する．

【診断】自発痛や，持続性鈍痛があり，咬筋，側頭筋，あるいは胸鎖乳突筋などの原因筋を5秒間圧迫

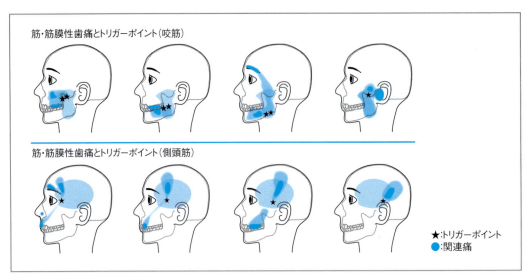

図 14-4　咀嚼筋痛の関連痛
岡田智雄：非歯原性歯痛（テーマパーク 8020）
URL：https://www.jda.or.jp/park/trouble/toothache-fromother.html
をもとに作成

した場合の歯痛の再現，または，原因筋への局所麻酔薬注射による症状の軽減・消失を観察することによる．関連痛が過敏な状態では，歯の打診痛を伴うことがあり，歯原性歯痛との鑑別に注意を要する．
【治療】筋痛の緩和を目標とし，病態説明や不良習癖除去などの患者教育を前提とし，理学療法（低周波電気治療，赤外線照射，マッサージ），薬物療法（NSAIDs，アミトリプチリン，アセトアミノフェン，リン酸コデイン）およびトリガーポイント注射（局所麻酔薬，ステロイド）などを実施する．

2）神経障害性歯痛　neuropathic toothache

【概要】末梢神経系や中枢神経系の傷害に起因して歯痛が生じることがある．歯科では智歯抜去やインプラント埋入，歯内療法，局所麻酔注射などによる下歯槽神経や舌神経の損傷によって起こる**外傷性神経障害性疼痛**（医原性疾患）に加え，**三叉神経痛**や**帯状疱疹後神経痛**などが原疾患として挙げられる．ただし，三叉神経痛は歯痛よりも口腔顔面痛の原疾患として扱うことが適切であるため，P.231「3 その他の痛み」の項で詳述する．

（1）外傷性神経障害性疼痛　(traumatic neuropathic toothache)

末梢神経と感覚伝導路の障害のため，歯肉，粘膜，皮膚への外来刺激を正常に伝達できなくなることにより起こる．
【症状】しびれや自発痛などの有無や，三叉神経3枝各領域間の差，左右差，近位部と遠位部との差から**感覚異常**（刺激がなくても痛みやしびれを感じる状態）の部位（範囲）を同定し，自・他覚的所見を検討する．特徴的な痛みの性質として，灼熱痛，むず痒さ，電撃痛，ヒリヒリ，ジンジン，ビリビリといった表現型が挙げられる．
【検査】定量的感覚検査を行う．
【診断】神経障害性疼痛の診断のための単一の客観的指標がないため，検査所見と患者が訴える臨床所見から総合的に診断する．国際疼痛学会（IASP）は，神経障害性疼痛の診断アルゴリズム（**図14-5**）を提唱している．

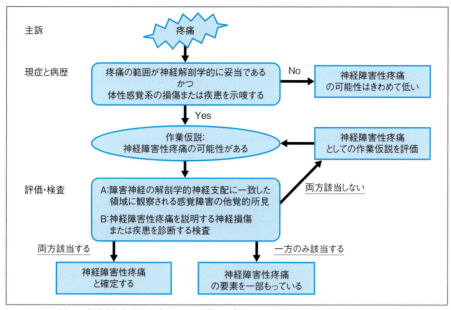

図14-5 神経障害性疼痛の診断アルゴリズム
Treed, R.D. et al: Neurolory 70 (18): 1630, 2008 [L230081114016] より引用改変

【治療】明らかな完全切断などの重度の損傷が疑われる場合を除き，早期には神経縫合術などの外科処置を行わない．また，一度損傷した神経が完全に正常な機能に回復することは困難な場合が多く，患者に過度の期待を抱かせてはならない．ただ，治療のモチベーションを保つための患者教育を薬物療法や理学療法などと併用し，生活の質（ADL）を保つための取り組みが必要である．急性期の薬物療法では，副腎皮質ホルモン剤（ステロイド）やビタミンB12製剤の投与が推奨される．前者は神経浮腫に伴う神経内圧の軽減による血流改善を目的とし，後者は神経損傷後の回復補助剤である．慢性期では，神経障害性疼痛特有の痛みや不快症状を評価し，西洋医学的アプローチ（薬物療法，神経ブロックなど）や東洋医学的アプローチ（鍼灸，漢方など）を駆使する．薬物療法について，IASPなどからガイドラインが示されている（表14-2）．薬物療法を行う場合，副作用に留意し，定期的に血液検査を行う必要がある．

表14-2 神経障害性疼痛薬物療法アルゴリズム

第一選択薬（複数の病態に対して有効性が確認されている薬物） Ca^{2+}チャネル$\alpha_2\delta$リガンド（プレガバリン，ガバペンチン） セロトニン・ノルアドレナリン再取り込み阻害薬（デュロキセチン） 三環系抗うつ薬（アミトリプチリン，ノルトリプチリン，イミプラミン）
第二選択薬（1つの病態に対して有効性が確認されている薬物） ワクシニアウイルス接種家兎炎症皮膚抽出液，トラマドール
第三選択薬 オピオイド鎮痛薬：フェンタニル，モルヒネ，オキシコドン，ブプレノルフィンなど

日本ペインクリニック学会　神経障害性疼痛薬物療法ガイドライン改訂版作成ワーキンググループ：神経障害性疼痛薬物療法ガイドライン　改訂第2版．P49，真興交易，東京，2016．より引用改変

（2）帯状疱疹後神経痛 （postherpetic neuralgia：PHN）

帯状疱疹（herpes zoster：HZ）の治癒後に生じる難治性の痛みである．帯状疱疹は，水痘帯状疱疹ウイルス（varicella-zoster virus：VZV）に初感染後，脊髄後根神経節，三叉神経節などに長期間潜伏し，宿主のVZVに対する免疫能が低下した時に発症する．特に，高齢者や，抗がん剤の服用，白血病や移植などの各種免疫不全状態や，糖尿病などの有病者で発症リスクが高い．皮膚症状は数週間〜数ヶ月で治癒するが，3〜6ヶ月経過してもヒリヒリした痛みが遷延することがあり，これを帯状疱疹後神経痛（PHN）という．

【症状】帯状疱疹のような持続性の灼熱痛や発作痛が混在することに加えて，接触痛が著明になる．通常の触刺激で痛みが生じ，痛み刺激に対する反応も亢進する．肌着の接触，温熱痛や冷水痛，ブラッシングなどで痛みを訴えたり，痒みがあるにもかかわらず痛くて掻けない状態や虫が這うような蟻走感を呈することもある．

【診断】臨床症状や罹患した神経の走行に一致した紅斑と水疱形成の確認と定量的感覚検査，血中抗体検査（ペア血清法）などから診断は比較的容易である．

【治療】急性期（発症1ヶ月未満）では神経炎の疼痛緩和，そしてPHNへの移行の阻止を図る．薬物療法として抗ウイルス薬，三環系抗うつ薬，抗けいれん薬（プレガバリン，ガバペンチン），漢方，リドカイン軟膏，消炎鎮痛薬，ノイロトロピンなど，交感神経ブロック療法（星状神経節ブロック），光線療法，鍼灸などが用いられる．亜急性期〜慢性期では薬物療法が中心となり，抗けいれん薬，三環系抗うつ薬，麻薬性鎮痛薬，ノイロトロピンなどのほか，光線療法，鍼灸，漢方，そして認知行動療法が適用される．慢性期では神経ブロックは奏功しないことが多い．

3）神経血管性歯痛

【概要】この歯痛は神経血管性頭痛が関連痛として歯に感じられるもので，原疾患として片頭痛，群発頭痛などがある．原因が頭痛であることから，治療には頭痛専門医への紹介が必要となるが，歯痛を主訴に歯科受診する可能性があり，頭痛は歯科医師が知識としてもっていなければならない疾患である．片頭痛は，脳硬膜の血管に一時的な神経原性の炎症が起こるために生じ，嘔気，嘔吐や光・音過敏を伴う重度の拍動性頭痛である．女性に多く，数時間から3日間程持続し，歩行などの日常動作で増悪する．通常は，三叉神経第1枝領域の痛みだが，収束−投影が起こると上顎臼歯部や顎関節の痛みとして自覚することがある．群発頭痛は，内頸動脈に一時的な神経原性の炎症が起こるために生じ，結膜の充血や流涙などの自律神経徴候を伴う重度の頭痛である．男性に多く，15分から3時間持続する激痛発作が1日に数回起こる．眼窩を中心に上顎臼歯部，頬骨部位に痛みを自覚するため歯原性と誤解されることが多く，上顎臼歯部の歯科治療の既往がしばしば認められる．

4）特発性歯痛（非定型歯痛を含む）idiopathic toothache（including atypical toothache）

【概要】歯や歯肉に外傷などの既往がなく発症するため，神経障害性疼痛とはいえず，中枢における疼痛処理過程で痛みの修飾や増幅が生じることに起因すると考えられている．特発性（idiopathic）は原因不明を意味する医学用語であり，原因不明の歯痛に対する分類名である．従来，歯髄炎や歯周炎のような定型的歯痛には該当しない原因不明の歯痛を非定型歯痛と呼んだが，現在は特発性歯痛という呼び方が主流である．

【治療】三環系抗うつ薬が奏功することからも中枢性であると考えられ，認知行動療法との併用が有用とされている．

第14章 ペインクリニック

5) 精神疾患または心理社会的要因による歯痛　psychiatric disorder or psychosocial factor-derived toothache

【概要・症状】歯痛を訴える患者のなかには，適切な検索を行っても原因疾患を見出せない場合があり，これを**身体化症状**という．歯痛以外にも食欲不振，胃部不快感，全身の痛みや痺れなどがあり，その背景に何らかの心理的因子がある場合とない場合がある．このような身体化症状を認める精神疾患には，うつ病，**身体症状症**，その他の精神疾患が挙げられるが，特に身体化を主症状とするものを身体症状症（以前の身体表現性障害）という（図14-6）．

【診断】適切な検索（各種検査など）によって，器質的疾患，意図的な身体症状（虚偽性障害や詐病），身体化症状を呈しうるその他の精神疾患（うつ病，双極性障害，不安障害，統合失調症など）の除外診断を行った後，身体症状症と診断する．

【治療】抗うつ薬による薬物療法と**認知行動療法**を組み合わせることが原則であるが，心療内科や精神科との医科歯科連携が肝要である．

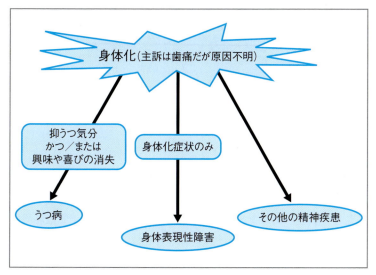

図14-6　身体化症状を認める精神疾患
日本口腔顔面痛学会編，山田和男著：口腔顔面痛の診断と治療ガイドブック，第2版，p219，医歯薬出版，東京，2016．より引用

> **ワンポイント**
> **認知行動療法**
> 　認知（ものの受け取り方や考え方）に働きかけて気持ちを楽にする精神療法（心理療法）の一種で，ストレス下で陥りがちな悲観的な考え方のバランスを取っていき，問題解決を助けていく方法のこと．

3　その他の痛み　Other pains

　ここでは，非歯原性歯痛の発作性神経障害性歯痛に含まれるが口腔顔面痛の原因疾患として扱うほうがよい**三叉神経痛**ならびに歯原性歯痛や非歯原性歯痛以外で比較的頻度の高い**口腔内灼熱症候群**（**舌痛症**）について記す．

1) 三叉神経痛　trigeminal neuralgia

【概要・症状】**反復性発作性**の神経障害性疼痛に分類され，瞬間的で激烈な**電撃様疼痛**が特徴的所見である．口腔内で冷水痛を認める場合には，歯髄炎との鑑別を要する．通常50歳以上で，三叉神経支配領域の第2，3枝に好発し，正中は越えない．**トリガーゾーン**という軽度の触刺激（洗顔，化粧，髭剃り，歯磨き）で発作が誘発される部位が存在する（表14-3）．第2枝の眼窩下神経領域では上口唇や鼻翼，第3枝の下顎神経領域では下口唇，オトガイなどに多い．三叉神経節の発症初期は，触刺激による誘発痛を認めない場合（前三叉神経痛）や，しばらく発作が消失する寛解期を認める場合があるが，病態の

表 14-3　三叉神経痛の臨床的特徴

1. 電撃痛（1秒から2分）
2. 触刺激による誘発（洗顔，歯磨き，食事，会話，化粧）
3. 触刺激で誘発されるトリガーポイントやトリガーポイントゾーンがある
4. 痛みは片側性で三叉神経末梢支配領域に従う
5. 発作がないときは無症状
6. カルバマゼピンが奏功することが多い
7. 50歳以上に好発
8. 性差はない
9. 発症部位は三叉神経第2枝，第3枝，第1枝の順に多い

金子　譲監修，福島和昭編，今村佳樹著：歯科麻酔学，第7版，p503，医歯薬出版，東京，2011．より引用改変

進行とともに典型的な臨床像を示すようになる．三叉神経痛の90％は典型的な臨床的特徴（**表 14-3**）を示し，それは加齢に伴う動脈硬化により蛇行した脳の血管が三叉神経の神経根を圧迫することが原因である．残りの10％は脳腫瘍や多発性硬化症（中枢神経系の髄鞘の障害による脱髄疾患の一つ）などに起因する可能性があるため，まずは脳外科的精査を行うことが肝要である．現在では，血管圧迫による三叉神経痛を典型的三叉神経痛（以前は，特発性三叉神経痛，真性三叉神経痛，疼痛性チェックなどと呼ばれていた），また，脳腫瘍などから症候性に起こる三叉神経痛を有痛性三叉神経ニューロパチー（以前の症候性三叉神経痛，仮性三叉神経痛）と呼んでいる．

【**診断**】問診で症状を確認することが大切である（**表 14-3**）．特にトリガーゾーンで有痛性発作の再現性を認め，カルバマゼピン（抗てんかん薬）が奏功すれば診断できる．有痛性三叉神経ニューロパチーを除外するための画像検査（エックス線，MRIなど）は必須である．

【**治療**】薬物療法と外科・放射線療法に分かれる．薬物療法ではカルバマゼピンが第一選択薬であり，診断薬としての位置づけでもある．通常，就寝前に100〜200mg/日の低用量から開始し，有効性と有害事象を観察しながら800mg/日まで増量する．典型的三叉神経痛では，服用後2〜3日で奏功する場合が多い．めまい，眠気，ふらつき，悪心・嘔吐，薬疹などの有害事象に注意し，長期連用では肝機能障害および薬物血中濃度に配慮して定期的な血液検査を行う．効果を示さない場合や薬疹で服用できない場合は，他の抗てんかん薬（ラモトリギン）や抗痙縮剤（バクロフェン）などを用いる．

　外科・放射線療法は薬物療法の継続が困難な場合に選択することが多い．神経ブロック療法，ガンマナイフや神経血管減圧術がある．神経ブロック療法は三叉神経末梢枝や三叉神経節を局所麻酔薬でブロックし除痛する．ブロックする部位によって眼窩上神経ブロック，眼窩下神経ブロック，大口蓋神経ブロック，オトガイ神経ブロック，上顎神経ブロック，下顎神経ブロック，三叉神経節ブロックがある．永久神経ブロックとしてアルコールや高周波熱凝固を用いる場合もあるが，不可逆的な変化に伴う不快な異常感覚や知覚低下が遷延するため，最適というわけではないが局所麻酔薬による可逆的な神経ブロックを反復し，痛みの持続的な緩和効果に期待する．ガンマナイフは，放射線を三叉神経根に照射する低侵襲性の治療法である．神経血管減圧術では，耳介後方の後頭部を開頭し，三叉神経根を圧迫している責任血管（上小脳動脈など）を分離させる．圧迫の原因が明瞭で適切な処置が可能ならば，ほとんど後遺症なく完治し，再発の可能性も低い．合併症は三叉神経領域の感覚あるいは運動障害，顔面神経麻痺，聴覚障害，脳梗塞などのほか，まれではあるが半身麻痺や死亡例もある．

2）口腔内灼熱症候群（舌痛症）burning mouth syndrome：BMS

【**概要・症状**】国際頭痛学会による口腔内灼熱症候群（BMS）では，「3ヶ月を超え，かつ1日2時間を

超えて連日再発を繰り返す口腔内の灼熱感あるいは異常感覚で，臨床的には明確な原因病変を認めないもの」とある（表14-4）．有病率は0.7～15％と報告によって異なるが，閉経期や閉経後の女性に多い．発現部位は舌前方2/3が多く，口唇，口蓋粘膜や口腔全体に認める場合もあり，症状としては，ひりひり，ぴりぴりとした痛みの他，味覚障害や口腔乾燥感を伴うこともある．

【発症機序・病態生理】本症候群を惹起する要因は多岐にわたり，図14-7に示すように，局所的要因，全身的要因，心理的要因に分類されている．さらに，要因を認めない場合もあるため，要因がなければ**一次性BMS**，要因があれば**二次性BMS**と区別しており，要因には中枢性の神経障害性疼痛の可能性や，不安やうつなど心理社会的要因および免疫内分泌系などの関与が示唆されている．

【診察・検査と診断】詳細な医療面接と口腔内の診察を行い，二次性BMSの原因検索を十分行う（表14-5）．

【治療】明確な治療法はなく，クロナゼパム（ベンゾジアゼピン系薬），αリポ酸．抗うつ薬，抗てんかん薬，漢方などによる薬物療法や口腔悪習癖の抑制，低出力レーザー，鍼灸，心理療法などの集学的管理となる．個々の患者に応じた治療法を確立する必要があり，患者への動機づけと治療法の評価が重要である．

表14-4 国際頭痛分類第3版beta版における口腔内灼熱症候群（BMS）の診断基準

13.10 口腔内灼熱症候群（BMS）
解説
"3ヶ月を超えて，かつ1日2時間を超えて連日再発を繰り返す．口腔内の灼熱感あるいは異常感覚で，臨床的に明らかな原因病変を認めないもの"

診断基準
A. BおよびCを満たす口腔痛がある
B. 3ヶ月を超えて，1日2時間を超える連日繰り返す症状
C. 痛みは以下の特徴の両方を有する
　1. 灼熱感　2. 口腔粘膜の表層に感じる
D. 口腔粘膜は外見上正常であり，感覚検査を含めた臨床的診察では正常である
E. 他に最適なICHD-3 βの診断がない

Headache Classification Committee of IHS, 2013
Headache Classification Committee of the International Headache Society (IHS): The international classification of headache disorders, 3rd edition (beta version). Cephalalgia 33:629-808, 2013. より引用

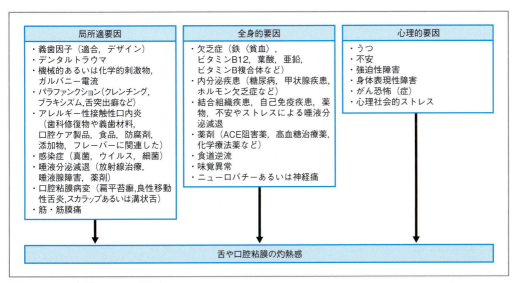

図14-7 二次性BMSの原因
Klasser GD, et al.: Diagnostic dilemma: the enigma of an oral burning sensation. J Mich Dent Assoc. 94 (6): 38-42, 2012. より引用

表 14-5　BMS の診断手順

二次性 BMS の原因となる局所的，全身的，心理的要因を除外する

1. 詳細な医療面接：全身疾患，薬剤の影響，パラファンクションの有無など
2. 身体診察（口腔内）：口腔粘膜の肉眼的異常や口腔乾燥，味覚異常の有無など
3. 擦過診あるいはバイオプシー：口腔カンジダ症，炎症性細胞あるいは異型細胞の有無など
4. 血液検査：血液疾患，ビタミン，鉄欠乏症，糖尿病，性ホルモンなど
5. 心理的評価：不安，うつ，性格特性など（精神科医への紹介）

すべてが除外されたとき一次性 BMS と診断し，集学的管理を開始する

大久保昌和, 日本口腔顔面痛学会雑誌, 3（1）33-42, 2010. より引用改変

5　がん性疼痛　Cancer pain

【概要】がん性疼痛はがん患者の 50％以上に認められ，<u>身体的苦痛</u>としてがん浸潤による疼痛症候群（骨転移痛，内臓痛，神経浸潤の各症候群）やがん治療に伴う痛み（術後痛，化学療法による末梢神経障害性疼痛，放射線照射後疼痛の各症候群）などがある．侵害受容性疼痛かつ／または神経障害性疼痛が生じ，治療は WHO 方式がん疼痛治療法を中心に展開される（**表 14-6, 図 14-8**）．がん性疼痛以外の身体的苦痛としては，倦怠感，食欲不振<u>悪液質症候群</u>（病状の進行に伴い，体重減少，低栄養，消耗状態が徐々に進行していく症候），悪心・嘔吐，呼吸困難，咳嗽，胸水，気道分泌過多などが含まれ，病態に応じて対応する．

表 14-6　鎮痛薬使用の 5 原則

1. 経口投与を基本とする（by the mouth）
2. 時刻を決めて規則正しく投与する（by the clock）
3. 除痛ラダーに沿って鎮痛薬を選ぶ（by the ladder）
4. 患者ごとに個別的な適量を決める（for the individual）
5. さらに細かい配慮を行う（with attention to detail）

日本緩和医療学会：専門家をめざす人のための緩和医学，南江堂，2014. より引用改変

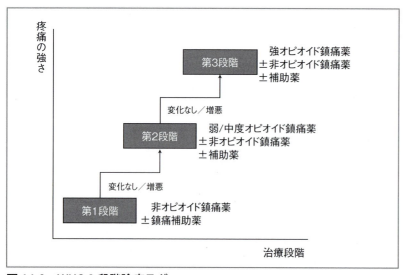

図 14-8　WHO 3 段階除痛ラダー

6 麻痺性疾患　Paralytic disorder

1 顔面神経麻痺　Facial nerve palsy（paralysis）

【概要】顔面神経に何らかの障害が生じ，顔面表情筋の運動が失調する病態である．顔貌が異様になるため患者のQOLは低下する．障害される部位によって中枢性（核上性；顔面神経核より上位）と末梢性に分類されるが，多くは末梢性である．その鑑別は，患側前額部のしわ寄せの可否を観察し，しわ寄せできないのが**末梢性顔面神経麻痺**である（図14-9，【症状】参照）．

中枢性顔面神経麻痺は脳血管障害，脳腫瘍，多発性硬化症，脳炎などの感染症，中毒（アルコールや鉛）などに起因し，**核上性障害**によって生じる．

一方，末梢性顔面神経麻痺は**水痘帯状疱疹ウイルス**（VZV）や**単純疱疹ウイルス**（herpes simplex virus：HSV）による特発性顔面神経麻痺が病因の多くを占め，次にVZVの再帰感染による外耳道・耳介周辺の水疱形成や耳鳴り，めまいなどの内耳神経症状を伴う**Ramsay-Hunt症候群**が多い．いずれも顔面神経管の中で生じた神経浮腫による圧迫が原因と考えられている．他には中耳炎，耳下腺炎，外傷や手術による神経損傷，腫瘍などの原因が挙げられる．

【症状】末梢性顔面神経麻痺の症状は，障害部位によって異なる（図14-10）．麻痺の程度や予後の評価には，顔面症状の点数評価表を用いる（表14-7）．

一方，中枢性顔面神経麻痺の症状は，末梢性顔面神経麻痺で認められる症状はすべて出現するが，前額部（顔面上半部）への中枢経路は両側の大脳皮質からの入力を受けるため，片側に障害が生じてもしわ寄せは両側とも可能である．ちなみに　口輪筋（顔面下半部）などへの中枢経路は反対側大脳皮質からのみである（図14-9）．

【治療】脳腫瘍や中耳炎などではその原因に対する根本治療を行う．VZVやHSVにはアシクロビルやバラシクロビル（抗ウイルス薬）などを投与する．これらはウイルスのDNA阻害薬であり，その増殖を阻害する．ただし，ウイルスそのものは破壊しないため，発症後72時間以後の効果は期待できない．対症薬物療法として，神経浮腫を軽減して顔面神経管内圧を下げる目的で，副腎皮質ホルモン薬を投与する．加えて，神経再生を促すビタミンB12，血管拡張作用による局所血流増加を期待してアデノシン三リン酸（ATP）などを投与する．循環改善を期待して，神経ブロック療法（星状神経節ブロック，stellate ganglion block：SGB），理学療法（低周波電気治療，赤外線照射，マッサージ）や東洋医学療法（**鍼灸，漢方**，第15章参照）なども用いられる．

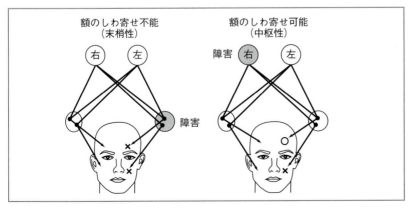

図14-9　末梢性顔面神経麻痺と中枢性顔面神経麻痺

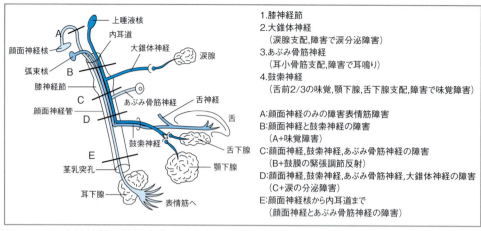

図 14-10　末梢性顔面神経麻痺の障害部位と症状
側頭骨内の顔面神経管では，運動神経線維，副交感神経線維，味覚線維が並走する．上唾液核から発した副交感神経線維は顎下腺と舌下腺，また涙腺を支配する．味覚線維は舌の前方2/3に分布する受容器から弧束核に連絡される．
金子　譲監修，福島和昭編，福田謙一：歯科麻酔学，第7版，p520，医歯薬出版，東京，2011．より引用改変

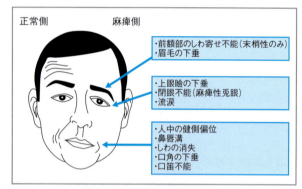

図 14-11　顔面神経麻痺の顔面症状

表 14-7　顔面神経麻痺の評価（May's score）

①	安静時の顔面緊張
②	前額部しわ寄せ
③	軽く閉眼
④	強く閉眼
⑤	瞬目
⑥	鼻根部のしわ寄せ
⑦	頰を膨らませる
⑧	口笛運動
⑨	口をへの字
⑩	口をイの字

各項目について三段階評価する（4・2・0）
発症当時，20/40 点≦　⇒　予後良好，
　　　　　　≦10/40 点　⇒　完全麻痺で予後不良

丹羽　均ら編著，城　茂治：臨床歯科麻酔学，第4版，p375，永末書店，京都，2011．より引用改変

2　三叉神経麻痺　Trigeminal nerve palsy

【概要】三叉神経運動線維の何らかの障害による咀嚼筋運動機能障害を主症状とする．三叉神経は大部分が知覚神経で一部運動線維を含むため，歯科疾患や治療に起因する知覚神経麻痺（感覚障害）に比べて，三叉神経麻痺（運動障害）の発症頻度はきわめて低い．中枢性三叉神経麻痺は脳血管障害，脳腫瘍，多発性硬化症，頭蓋骨骨折などが原因で生じ，三叉神経運動核より上位中枢が障害される　末梢性三叉神経麻痺は外傷や手術による神経損傷に起因し，顔面神経と同じく中枢経路は両側支配であるため，片側に麻痺が出現すれば末梢性三叉神経麻痺と診断できる．末梢性の症状としては，開口時に下顎が患側に偏位するが，中枢性では下顎偏位はなく，筋力の低下を認める．知覚枝と運動枝が並走しているためオトガイ神経知覚異常などの感覚障害を併発することもあり，時にアロディニア（異痛症）や知覚過敏など神経障害性疼痛にまで増悪することがある．
【治療】腫瘍など原因がわかればそれに対処し，その他は末梢性顔面神経麻痺の治療に準じる．

Chapter 15 東洋医学療法 特に口腔顔面痛に対して

1 総論

　東洋医学は病気の発生機序がよくわかっていない時代に構築され，それは心と体の調和の乱れによって起こると考えられていた．よって，当時は病名ではなく患者の心と体の状態（「証」）を把握して，治療方針を決定していた．このように心と体が不可分なものとする考え方を「心身一如」といい，精神と肉体を二元的に理解しようとする西洋医学との大きな違いである．

　一方，現在の世界の医学および医療の主流は西洋医学にあるが，それのみで種々の疾患を解明し，患者が満足できる医療を提供できるものではなく，慢性疾患などではむしろ治療に難渋する場合が少なくない．そのような状況で，近年，欧米諸国では代替・相補医療が注目されている．

　東洋医学は3,000年以上の実践に基づく伝統医学であり，西洋医学の不足を補いうる学問および治療体系を有している．東洋医学の基本的な考え方や，漢方・鍼灸を中心とした一連の治療法を学ぶことは，歯科患者の複雑な愁訴に対して診療の幅を広げることにつながる．

1 東洋医学療法の実際　Therapy practice of oriental medicine

　東洋医学的療法の有効性が期待される場合として，たとえば①原因が不明である，②原因は明らかでも治療法が確立されていない，③西洋医学的療法では著明な副作用を伴う，④心と体の異常が複雑に絡み合っている，⑤病巣が全身に及んでいる，⑥不定愁訴が強い，⑦西洋医学的には異常を認めない，などが挙げられる．

1）基本的な病態の考え方

　①東洋医学の基本的な病態の考え方は「気の思想」と「陰陽論」に基づく．

　②「気」とは地球環境に普遍的に存在するエネルギーで，生命活動を営むすべての生物は，「気」が閉鎖空間を形成したものと考えている．体調の変化を「気」の量の変化やその流通障害の有無としてとらえる．

　③「陰陽論」は自然界に生じるさまざまな事象（森羅万象）を陰と陽の二面性があり，相互関係が存在するという考え方である．たとえば，侵襲に対する炎症反応のような活動的で熱性のものを「陽の病態」，大病直後などで総じて非活動的で寒性のものを「陰の病態」という．

　④八綱（表15-1）：陰陽二元論から「虚実」，「寒熱」，「表裏」などの二元的病態把握法が発達した．陰陽に加え，虚実・寒熱・表裏という考え方も合わせて「八綱」といい，疾病に対する生体反応の性質や反応の場所を認識し，総合的に病態を把握する．これらは「気血水」，「五臓」，「六病位」と合わせて，東洋医学的療法を進めるための基本概念となる．

表 15-1　生体における陰と陽（八綱※）

	陽	陰
虚実	速く強い脈	遅く弱い脈
	強い痛みを伴う発赤腫脹	痛みや発赤に乏しい腫脹
	顔面紅潮・舌色が紅い	顔面蒼白・舌色が蒼い（または紫）
	筋の過緊張	筋緊張の低下
	強い体臭・便臭	弱い体臭・便臭
寒熱	暑がり，熱っぽい，汗かき	寒がり，寒気，冷感
	（薄着，冷水を好む，など）	（厚着，カイロを好む，クーラーを好まない，など）
	高体温傾向	低体温傾向
表裏	体表	内臓
	管状臓器（胆，小腸，胃，大腸，膀胱）	実質臓器（肝，心，脾，肺，腎）
	上半身	下半身
	背側	腹側
気血水	気（高い運動性）	血・水（低い運動性）

※八綱；陰，陽，虚，実，寒，熱，表，裏を指し，診断（証）を決める根拠となる

　⑤**気血水**（**表 15-2**）：バランスを重んじる東洋医学では，人間の体が「気」，「血」，「水（津液）」の三大要素で成り立っていると考えている．この３つはお互いに影響を及ぼし合って体の健康を保ち，これらのバランスが崩れると病気になる．体を温めて冷えを取り，代謝を高めることによって，「気」「血」「水」が滞りなく作用するようになる．

表 15-2　気・血・水

気	体内を流れる目にみえない生命エネルギー（「元気」，「やる気」など）である 滞ったり（気滞），不足する（気虚）と病気になりやすい
血	西洋医学の血液とほぼ同じ概念である 滞ったり（瘀血），不足する（血虚）と病気になりやすい 気の流れの異常とも密接にかかわる
水	体を構成している水分である 滞ったり（水滞，水毒），不足する（陰虚）と病気になりやすい

　⑥以上の考え方を通じて生体の**ホメオスターシス**（**恒常性**）の乱れを見定める．
　治療原則は「**補瀉**」を基本とし，バランスのとれた状態「**中庸**」を目標として治療を進める．すなわち，外的あるいは内的要因によって生じた体のひずみ（アンバランス）が痛みや凝り，むくみ，冷え，痺れ，やつれなどの症状となって表出しており，これらを是正することが主な目的となる．あり余るエネルギーは取り去り（瀉し），不足しているときはこれを補うことによって是正する．

2）東洋医学的療法の進め方

　①要点は，**四診**によって「**証**」を決定することに集約され，それに基づいて治療する（**弁証論治**）．
　②証とは東洋医学における診断であり，四診は証を決定するための診察法である．四診は望診，聞診，問診，切診の４種からなり，漢方や鍼灸などの治療法を決める具体的な手続きとなる（**表 15-3**，

図 15-1, 2, 3).

③東洋医学では全身的な「気・血・水」のバランスを是正する治療（本治・基礎治療）から個別の症状を改善する局所的な治療（標治・症候治療）へと進める.

表 15-3 四診

望診（ぼうしん）	視覚による情報収集．患者の動作，体格，皮膚の色や艶，顔色，舌の状態（舌診），精神状態を観察する
聞診（ぶんしん）	聴覚と臭覚による情報収集．患者の声色，呼吸音，喘鳴，腸音，体臭，口臭，排泄物の臭いより診断する
問診（もんしん）	患者の主訴，自覚症状，一般的な病歴を丹念に聞く．診断上，きわめて重要である．特徴的な問診項目として，汗の出方，口渇の有無，寒気，めまい，大便（便秘，下痢の有無）や小便の出具合などがある
切診（せっしん）	触診による情報収集．脈診，腹診が代表的である

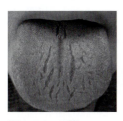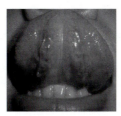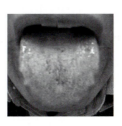

図 15-1　舌診
舌診では，舌の厚薄，舌痕（舌の辺縁に生じる歯の圧痕），舌苔，色調，湿潤・乾燥状態を調べる．
左側：裂紋（舌のひび割れ）→気，血の不足（気虚，血虚）
中央：舌下静脈怒張→血流の循環不全→瘀血
右側：歯痕（舌辺縁の歯型）→舌の浮腫→水毒，気の不足（気虚）

> **ワンポイント**
>
> **証**
>
> 　四診によって決定された「証」には，患者の基礎体力，体質，心身状態，病気を起こしている要素，気・血・水のバランスなどのさまざまな情報が含まれている．ちなみに基礎体力が弱く，体質的にも弱い人は「虚症」，その逆は「実証」と呼ぶ．

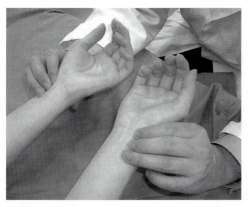

図 15-2　脈診
脈診では，橈骨動脈に3本の指を当てて，脈の速さ，大きさ，緊張度，触れる深さなどを観察する．脈診により虚実，表裏，臓腑の異常を判断する．

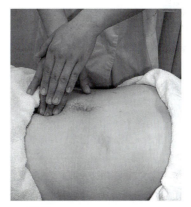

図 15-3　腹診
腹診では，仰臥位での患者の腹部を触診する．圧痛点や腹壁の緊張度，大動脈の拍動，胃部打診音などを調べる．また，腹壁の色調の乾燥状態をみる．

3) 漢方療法　traditional chinese medicine therapy

①漢方療法は「証」に従って行われる．特に，慢性疾患の治療では「証」を十分把握し，まず「気・血・水」のバランスの回復に努める（本治・基礎治療）．それでも症状が残っている場合はその症状を対象にした処方を選ぶ（標治・症候治療）．

②投与後1〜2週間程度で効果を認めない場合は他の方剤（漢方薬）を考慮する．服用後に違和感を認める場合などは方剤の選択を再検討する．

4) 鍼灸療法（しんきゅう）　acupuncture and moxibustion therapy

①過度なストレスから生じた体のひずみ（アンバランス）を是正し，生体が本来もっている恒常性を保ち，自然治癒力を発揮できる状態を引き出すことを目標として鍼灸療法が行われる．

②中医学では，体調の変化に対する体表の反応を綿密に観察し，経絡（けいらく）や経穴（けいけつ）を発見したとされる．

③経絡：生命活動のエネルギーである「気・血」の流路で，体表の反応を五臓六腑の働きと関連づけて線状に結んでいる．臓腑に関連した12の経脈に任脈，督脈（にんみゃく　とくみゃく）を加えた14経が基本である．臓腑に変調があると経絡における気血の流れが障害され（気うつ，気逆（きぎゃく），瘀血（おけつ）など），それが体表に現れ，舌診や脈診，腹診などで察知できる（図15-1, 2, 3）．

④経穴：経絡上の反応点で，正穴（せいけつ）とも呼ばれる．WHOでは361穴と定めており，多くは筋肉の間，関節や骨の陥凹部，動脈の拍動部・分岐部，神経線維や血管が密集しているところに存在する．四診で求めた証（診断）に基づいて該当する経穴を刺激すると，経絡の流れが改善され臓腑の機能が高まる．経穴部の電気抵抗は低く良導点と呼ばれ，抵抗測定器で経穴の探索が可能である．

⑤鍼治療：経穴を通じて，大きな痛みを与えずにさまざまな組織に刺激を与えることができる点が長所であり，心地よい「ひびき」を生じさせながら治癒機転が得られる．痛みや凝り，痺れを取る効果が期待でき，神経系や内分泌系を刺激して，体の疾病に対する抵抗力を増強させると考えられている．刺激法を表15-4に示す．

表15-4　鍼の刺激法

置鍼法	刺入鍼を10分程度留置してから抜鍼する方法．効果の持続時間が比較的長い．筋弛緩や自律神経系の安定が得られる
単刺法	1本の鍼で経穴を順に刺鍼してはすぐに抜鍼していく方法．加えて，刺入鍼を細かく上下に動かす雀啄法や鍼を回転させながら目的の深さまで刺入する捻鍼法などがある
低周波置鍼療法	刺入した鍼を電極として通電する方法．1〜2Hzの二相性の棘波のパルス波により，低周波鍼通電を行う．通電時間は20〜30分程度である
Silver Spike Point（SSP）療法	経穴に円錐状の銀メッキ製の電極を用い，先端部に電流を集中させて治療点の高密度な通電治療を行う．鍼の刺入への恐怖心を認める場合に有効である

第15章　東洋医学療法　特に口腔顔面痛に対して

② 各論

1　口腔顔面痛に対する東洋医学の応用　Oriental medicine for the application of orofacial pain

　口腔顔面領域に外邪である六淫（風邪・寒邪・暑邪・湿邪・燥邪・火邪）の侵入，過激な七情（怒，喜，思，憂，悲，恐，驚），感冒やインフルエンザなどの感染症，外傷，毒物，過労，運動不足，飲食の不摂生などが存在すると，口腔顔面領域の気血の運行が障害され瘀血や水毒を生じて多様な痛みが出現し，慢性化しやすい．瘀血や水毒に起因する痛みは，血液循環障害が深く関与していると考えられる．

　・痛みの性質には「寒」，「熱」，「虚」，「実」の違いがある．漢方はその性質に応じて治療法を考えるが，臨床ではこれらの証候が重なることが多く，痛みの部位，性質，特徴などを詳細に観察して弁証論治を行う．また，急性痛では「表」証，慢性痛では「裏」証として方剤を検討する場合が多い（表15-5,6）．

　・鍼治療は，口腔顔面領域を走行する大腸経や胃経を中心に施術する．

表15-5　寒・熱・虚・実による痛みの性質の違い（表15-7参照）

寒性の痛み	寒邪※は気血の運行を障害し，痛みを引き起こす．痛みの特徴は，冷痛，刺痛，撃痛が多い．冷やすと悪化し，温めると軽減する．寒冷刺激で腹痛，関節痛が増悪する．温熱性の漢方を選択する
熱性の痛み	熱邪※は発熱や炎症を起こし，気血の運行を障害して痛みを引き起こす．痛みの特徴は，炎症性の灼熱痛で，冷やすと軽減する．清熱作用を有する漢方を選択する
虚性の痛み	気血の不足などによって痛みが生じる．痛みの程度は軽いが，疲れると悪化し，休むと軽減する．気血を補う漢方が第一選択となる
実性の痛み	外因や内因※によって気血の運行が障害され，痛みが生じる．腫張感，絞扼感を伴う激しい痛みである．原因に応じて，温めたり，消化を助けたり，気・血・水の運行を改善する漢方を選択する

※邪：発病する原因．外因と内因がある．体の抵抗力正気との相対的強弱で発病の有無が決まる
※外因：自然要因〔天候，気候，季節的なものなどとして風邪，寒邪，暑邪，湿邪，燥邪，火邪（熱邪）；六淫〕，生物的要因（感冒やインフルエンザなどの感染症），物理的要因（外傷，毒），社会的要因（ストレス）など
※内因：生活要因（拒食，過食，偏食，過労，運動不足），人間関係などに伴う過剰な感情（七情；怒，喜，思，憂，悲，恐，驚）など

表15-6　口腔顔面痛に対する漢方処方

寒性の痛み

葛根湯	表寒実	歯痛や三叉神経痛などの初期で，頸項（首）部の痛みを伴う患者に用いる 自然発汗のない場合に用いる

熱性の痛み

五苓散	裏熱虚	湿証で水毒に対する代表的方剤 口渇，のぼせなどを目標として，三叉神経痛や帯状疱疹に用いる

虚性の痛み

補中益気湯	裏寒虚	慢性化した顔面痛では，疲労によって気血の運行がさらに障害され痛みが増悪する 顔色不良，疲労倦怠感，食欲不振などで用いる
半夏瀉心湯	裏熱虚	みぞおちがつかえ，悪心・嘔吐や食欲不振を伴う難治性口内炎に用いる
黄連湯	裏熱虚	慢性痛で消化機能が低下する場合があり，難治性口内炎を発症した場合に用いる

241

表 15-6　口腔顔面痛に対する漢方処方　つづき

実性の痛み

茵蔯蒿湯（いんちんこうとう）	裏熱実	慢性痛によって神経が衰弱している口腔心身症，口内炎などで用いる
白虎加人参湯（びゃっこかにんじんとう）	裏熱実	口腔粘膜の炎症や熱感が強く，口渇やほてりを認める場合に用いる

口腔顔面痛全般（証に関係なく投与可能）

立効散（りっこうさん）	表寒虚・実	歯や歯肉に異常はないが，歯痛がある場合に証に関係なく用いる
芍薬甘草湯（しゃくやくかんぞうとう）	裏熱・寒虚	急激に起こる筋肉のけいれんを伴う疼痛に対して証に関係なく用いる

表 15-7　口腔顔面痛で用いる主な経穴

疾患	遠位穴	局所穴
三叉神経痛	合谷（ごうこく），曲池（きょくち），手三里（てさんり），後谿（ごうけい），内庭（ないてい），足三里（あしさんり）	第Ⅰ枝：陽白（ようはく），攢竹（さんちく） 第Ⅱ枝：四白（しはく），迎香（げいこう），觀髎（かんりょう），巨髎（こりょう） 第Ⅲ枝：頬車（きょうしゃ），下関（げかん），承漿（しょうしょう）
非定型顔面痛 顔面神経麻痺	合谷，曲池，手三里，足三里，内庭，翳風（えいふう），風池（ふうち）	攢竹，陽白，四白，迎香，觀髎，下関，地倉（ちそう），頬車，大迎（だいげい），承漿
舌痛症	合谷，曲池，手三里，足三里，内庭，山陰交（さんいんこう），復溜（ふくりゅう）	（—）
顎関節症	合谷，曲池，手三里，足三里，内庭，翳風，天柱，風池，完骨（かんこつ）	下関，頬車，聴会（ちょうえ），客主人（きゃくしゅじん）
三叉神経麻痺	合谷，曲池，手三里，足三里，内庭	下関，頬車，四白，大迎，地倉，承漿，迎香

👆ワンポイント

六淫（ろくいん）

　自然には六気（ろっき）（風・寒・暑・湿・燥・火（熱）（ねつ））がある．これが人体の気（正気）（せいき）より異常に強くなると病因になりうる．これを東洋医学では風邪（ふうじゃ）・寒邪（かんじゃ）・暑邪（しょじゃ）…といい，六気は六淫（外邪）となる．「風邪（かぜ）」はその名残りである．

👆ワンポイント

七情（しちじょう）

　怒（ど）・喜（き）・思（し）・憂（ゆう）・悲（ひ）・恐（きょう）・驚（きょう）の七つの感情は，一時的に強くなったり，慢性的に持続すると病因となる．

Chapter 16 救急薬剤のまとめ

1 循環器系に作用する薬剤

1 昇圧薬 Pressor

一般名（商品名）	容量	分類	作用	適応症	投与量
エフェドリン塩酸塩（塩酸エフェドリン）	40mg/A	交感神経刺激薬	血圧上昇，心拍数増加	急性低血圧，ショック	4～8mg 静注
エチレフリン塩酸塩（エホチール）	10mg/A	昇圧薬	血圧上昇	急性低血圧，ショック	1～2mg 静注
フェニレフリン塩酸塩（ネオシネジン）	1mg/A	昇圧薬	血圧上昇	急性低血圧	0.1～0.2mg 静注
アドレナリン（ボスミン）	1mg/A	昇圧薬	血圧上昇，心拍数増加	アナフィラキシーショック，心停止，気管支喘息発作	0.2～0.5mgを皮下注，筋注あるいは0.1～0.5mg 静注
ドパミン塩酸塩（ドパミン）	100mg/A	昇圧薬	血圧上昇	急性循環不全	1～5μg/kg/ 分 で 点滴静注
ドブタミン（ドブトレックス）	100mg/A	昇圧薬	血圧上昇	急性循環不全	1～5μg/kg/ 分 で 点滴静注

2 降圧薬 Antihypertensive drug

一般名（商品名）	容量	分類	作用	適応症	投与量
ニカルジピン（ペルジピン）	2mg，10mg/A	Ca 拮抗薬	血圧降下	急性高血圧，高血圧緊急症	10～30μ/kgを静注
ジルチアゼム（ヘルベッサー）	10mg/A	Ca 拮抗薬	血圧降下	急性高血圧，高血圧緊急症，頻脈性不整脈	10mgを1分間で緩徐に静注
ニフェジピン（アダラート）	5mg，10mg/cap	Ca 拮抗薬	血圧降下	急性高血圧，高血圧緊急症	5～10mgを経口投与
ニトログリセリン（ミリスロール）	5mg/A	狭心症治療薬	血圧降下，冠動脈血管拡張，前負荷軽減	手術時の異常高血圧・低血圧維持，不安定狭心症	0.5～5μg/kg/ 分で点滴静注
ニトロプルシッドナトリウム（ニトプロ）	6mg/A	降圧薬	血圧降下，前・後負荷軽減	手術時の異常高血圧・低血圧維持	0.2～2μg/kg/ 分で点滴静注

243

3　冠血管拡張薬　Coronary vasodilator

一般名（商品名）	容量	分類	作用	適応症	投与量
ニトログリセリン（ニトロペン舌下錠）（ミオコールスプレー）	0.3mg/Tab 0.3mg/1 噴霧	狭心症治療薬	冠動脈拡張，前負荷軽減	狭心症	0.3mg（1Tab または1 噴霧）舌下投与
硝酸イソソルビド（ニトロール）	5mg/Tab	狭心症治療薬	同上	狭心症	5 〜 10mg を舌下投与

4　抗不整脈薬　Anti-arrythmia drug

一般名（商品名）	容量	分類	作用	適応症	投与量
アトロピン塩酸塩水和物（アトロピン硫酸塩）	0.5mg/A	副交感神経遮断薬	心拍数増加	徐脈，血管迷走神経反射	0.5mg 静注
イソプレナリン塩酸塩（プロタノール）	0.2mg/A	β受容体刺激薬	β受容体刺激作用	アダムス・ストークス症候群，急性心不全	0.01 〜 0.5μg/kg/ 分で点滴静注
リドカイン塩酸塩（キシロカイン）	100mg/A	Na チャネル遮断薬（クラス I b 群）	Na チャネル遮断作用	心室性期外収縮，心室頻拍	1 〜 2mg/kg を緩徐に静注
プロカインアミド塩酸塩（アミサリン）	100mg/A	Na チャネル遮断薬（クラス I a 群）	Na チャネル遮断作用	心房性・心室性期外収縮，発作性上室性頻拍	200 〜 1,000mg を 50 〜 100mg/ 分で緩徐に静注
プロプラノロール塩酸塩（インデラル）	2mg/A	β受容体遮断薬（クラス II 群）	β受容体遮断作用	発作性頻拍，頻拍性心房細動，洞性頻拍	1 〜 5mg を緩徐に静注
エスモロール塩酸塩（ブレビブロック）	100mg/V	β受容体遮断薬（クラス II 群）	β受容体遮断作用	手術時の上室性頻脈性不整脈に対する緊急処置	1mg/kg を 30 秒かけて静注
ランジオロール塩酸塩（オノアクト）	100mg/A	β受容体遮断薬（クラス II 群）	β受容体遮断作用	心房粗・細動，洞性頻脈性不整脈に対する緊急処置	0.125mg/kg/ 分で 1 分間持続静注後 0.04mg/kg/ 分で持続静注
ベラパミル塩酸塩（ワソラン）	5mg/A	Ca 拮抗薬（クラス IV 群）	Ca 拮抗作用	発作性上室性頻拍（WPW 症候群以外），発作性心房粗・細動	5mg を緩徐に静注
ジルチアゼム（ヘルベッサー）	10mg/1A	Ca 拮抗薬（クラス IV 群）	Ca 拮抗作用	頻脈性不整脈（上室性）	10mg を 1 分間で緩徐に静注

5　心不全治療薬　Drugs for heart failure

一般名（商品名）	容量	分類	作用	適応症	投与量
ジゴキシン（ジゴシン）	0.25mg/A	強心薬	心筋収縮力増強	同上	急速飽和法：1 回 0.25 〜 0.5mg を 2 〜 4 時間ごとに静注

第16章 救急薬剤のまとめ

6 利尿薬 Diuretic

一般名（商品名）	容量	分類	作用	適応症	投与量
フロセミド（ラシックス）	20mg/A	ループ利尿薬	利尿作用	うっ血性心不全，急性・慢性腎不全の乏尿	10〜20mgを静注

7 気管支拡張薬 Bronchodilator

一般名（商品名）	容量	分類	作用	適応症	投与量
アミノフィリン水和物（ネオフィリン）	250mg/A	テオフィリン薬	気管支拡張	気管支喘息，うっ血性心不全	250mgを5〜10分で緩徐に静注
プロカテロール塩酸塩（メプチン）	10.5μg/1噴霧	β_2受容体刺激薬	気管支拡張	気管支喘息，慢性気管支炎	成人1回20μg，小児1回10μgを噴霧

2 その他の薬剤

1 抗けいれん薬 Anticonvulsant

一般名（商品名）	容量	分類	作用	適応症	投与量
ジアゼパム（セルシン，ホリゾン）	10mg/A	ベンゾジアゼピン系抗不安薬	鎮静・筋弛緩・抗けいれん作用	てんかん，局所麻酔薬によるけいれん	5〜10mgを静注，10mgを筋注
フェノバルビタール（フェノバール）	100mg/A	バルビツール酸系薬	抗けいれん作用	てんかんのけいれん発作	50〜200mgを皮下注・筋注
フェニトイン（アレビアチン）	250mg/A	ヒダントイン系薬	抗けいれん作用	てんかんのけいれん発作	125〜250mg/kgを静注

2 アレルギー薬 Antiallergic drug

一般名（商品名）	容量	分類	作用	適応症	投与量
d-クロルフェニラミンマレイン酸塩（ポララミン）	5mg/A	H1受容体拮抗薬	抗ヒスタミン作用	蕁麻疹，皮膚疾患による掻痒感	5mgを皮下注・筋注・静注
ヒドロコルチゾンコハク酸エステルナトリウム（ソル・コーテフ）	200mg/V	副腎皮質ステロイド	循環改善・抗炎症作用	急性循環不全（出血性・外傷性ショック）	250〜1,000mgを緩徐に静注・点滴静注
フェニトイン（アレビアチン）	500mg/V	ヒダントイン系薬	循環改善・抗炎症作用	急性循環不全（出血性・外傷性ショック）	125〜1,000mgを緩徐に静注・点滴静注

3 鎮痛薬 Bronchodilator

1）麻薬性鎮痛薬 Narcotic analgesic

一般名（商品名）	容量	分類	作用	適応症	投与量
フェンタニルクエン酸（フェンタニル）	100mg/A 250mg/A	フェニルピペリジン系オピオイド	強力な鎮痛作用（μ受容体作動薬）	全身麻酔における鎮痛，術後疼痛・癌性疼痛	25〜50mgを静注，0.5〜5mg/kg/hで点滴静注

2）麻薬拮抗性鎮痛薬 Narcotic antagonist analgesic

一般名（商品名）	容量	分類	作用	適応症	投与量
ペンタゾシン（ソセゴン）	15mg/A	ベンゾモルファン系オピオイド	鎮痛作用（K受容体作動薬）	術後・各種癌性疼痛，心筋梗塞後の鎮痛	15〜30mgを筋注・静注
ブプレノルフィン塩酸塩（レペタン）	0.2mg/A	モルフィン系オピオイド	鎮痛作用（μ受容体作動薬）	術後・各種癌性疼痛，心筋梗塞後の鎮痛	0.2〜0.3mgを筋注，心筋梗塞時0.2mgを静注

4 その他の救急薬剤 Other emergency drug

一般名（商品名）	容量	分類	作用	適応症	投与量
メトクロプラミド（プリンペラン）	10mg/A	ドパミン受容体拮抗薬	制吐作用	消化器機能異常，薬剤投与時，気管挿管時	10mgを筋注，静注
ダントレンナトリウム水和物（ダントリウム）	20mg/V	末梢性筋弛緩薬	筋小胞体からのCa遊離の抑制	麻酔における悪性高熱症，悪性症候群	蒸留水60mLに溶解し，1mg/kgを静注
モルヒネ塩酸塩水和物（塩酸モルヒネ）	10mg/1A	モルフィナン系オピオイド	強力な鎮痛作用（μ受容体作動薬）	全身麻酔における鎮痛，術後疼痛・癌性疼痛	5〜10mgを筋注・静注

索引

記号

%肺活量 44
β_2刺激薬 49
μ受容体 143
Ⅰ音 8
Ⅱ音 8

数字

1回換気量 14
1回拍出量 8
1型糖尿病 59
1秒率 15, 51
1秒量 15
2,3‐ジホスホグリセリン酸 21
2型糖尿病 59
2相性遮断 147
6つの肢誘導 6
12誘導心電図検査 174
100〜120回 209

A

ABO型血液型の検査 161
ABO血液型 160
AED 207
AEP 128
allodynia 225
ALS 206
Artusioの分類 111
asystole 216
auditory evoked potential 128

B

BIS 128, 145
Bispectral index 128, 145
BLS 206
BMI 37
BPSD 200
Brinkmann index 52

C

C反応性タンパク 42

CDR 200
Child-Pugh分類 47
chloride shift 22
Clinical Dementia Rating 200
closing capacity 15
closing volume 15
CM_5 6
CO 51
CO_2ナルコーシス 24
Context-sensitive half time 142, 191
COPD 35, 50
CPR 207
Cr 62
CS_5 6
CYP 141

D

D-ダイマー 45
D（Rho）型 160
day care anesthesia 177
deep sedation 3
DPG 21
Duchenne型 64
DVT 170
dysesthesia 225

E

Eisenmenger化 56

F

FAST 200
FEV_1% 15
$FEV_{1.0}$% 51
forced expiratory volume$_{1.0}$% 51
FRC 168
FRS 171
Functional Assessment Staging 200
FVC 15

G

$GABA_A$-Cl －チャネル複合体 140
$GABA_A$受容体 123
GFR 62
Gow-Gates法 102
GVHD 162

H

Hb結合酸素 20
Henderson-Hasselbalchの式 26
Hugh-Jones分類 51
hyperalgesia 225

L

lead pipe phenomenon 144
LMA 180
Long term potentiation 227

M

MAC 126, 191
Mackenzieの評価法 169
Meyer-Overtonの法則 122
Mini-Mental State Examination 200
minimum alveolar concentration 126
MOS 36-item Short-Form Health Survey 224
Mモード法 43

N

NMDA受容体 123
NRS 171, 223
NSAIDs 50, 171
numerical rating scale 223

O

OAA/S Scale 169

索引

P

PEA 216
PEEP 172
PONV 144
PT-GVHD 160
PT-INR 45
PTCカウント 149
P波 6

Q

QOL 224
QRS波 6
QST 224
QT延長 164
QT間隔 164

R

Ramsay-Hunt症候群 235
Ramsay Sedation Scale 169
Rapid Response System 216
RASS 169
REV₁ 15
Rh因子の検査 161
Richmond Agitation Sedation
 Scale 169
ROSC 211, 216
RRS 216

S

SF-36® 224
SF-MPQ 224
SGA 184
Shockの評価方法 165
Short-Form McGill pain
 questionnaire 224
squatting 56
ST-T変化 174

T

TIVA 145, 191
TOF ratio 148

tracheal tug 172
T波 6

U

U波 6, 164

V

VAS 171, 223
VC 15, 51
visual analog scale 223
vital capacity 51
VT 216

W

wheezing 49, 204
Windkessel作用 9
wind up現象 227

あ

悪液質症候群 234
悪性高熱症 130, 147, 166, 183
亜酸化窒素 109, 128
亜酸化窒素カットオフ安全機構 132
亜酸化窒素ボンベ 131
アシドーシス 25
アスピリン喘息 204
アセチルコリン 29
アセチルコリン（ACh）含有小胞体 146
アセトアミノフェン 50, 171
圧受容体反射 142
アドレナリン 10, 93, 94, 180
アドレナリン反転 95
アナフィラキシー 104
アナフィラキシーショック 104
アミド型 86
アルカローシス 25
アロディニア 236
安静狭心症 203
安定狭心症 202

い

意識障害 41
イソフルラン 128
痛みの脳関連領域やペインマトリックス 225
痛みの評価法 171
一次救命処置 206
一次性BMS 233
一次痛 221
異痛症 236
一回換気量 74
一過性脳虚血発作 35, 204
一酸化炭素 51
異物気道閉塞 212

陰陽二元論 237
陰陽論 237

う

右脚 5
右心室 5
右心不全 204
右心房 5
運動耐用能 53

え

エアウェイ 179
エステル型 86
エファプス 227
鉛管現象 144
塩基（非イオン）型 86
延髄網様体 23

お

横隔膜 12
瘀血 240
オトガイ孔 83
オトガイ孔注射法 103
オトガイ神経 83, 103
オトガイ神経知覚異常 236
オピオイド受容体 143
温罨法 79

か

外傷性神経障害性疼痛 228
改訂長谷川式簡易認知機能評価スケール 200
解剖学的死腔 18
外来全身麻酔 177
解離性麻酔薬 141
外肋間筋 12
活動電位 88, 146
下顎挙上法 136
下顎孔 83
下顎神経 82
過換気 201

過換気症候群 116
拡散性低酸素血症 115
核上性障害 235
覚醒時興奮 193
覚醒遅延 174
拡張型心筋症 56
拡張期血圧 9
下行性疼痛抑制系 223, 227
下歯槽神経 83, 102
ガス麻酔薬 128
かぜ症候群 187
片肺挿管 138
片麻痺 179
過鎮静 112
活性化部分トロンボプラスチン時間 45
カニスタ 133
過敏喘息 50
カプノグラフィ 119
カプノグラム 49, 168
カプノメータ 153
カラードップラー法 43
カルバマゼピン 232
カルバミノCO_2 22
カルバミノ化合物 22
簡易型マギル疼痛質問票 224
眼窩下孔 82
眼窩下孔注射法 100
眼窩下神経 82, 100
感覚異常 228
換気血流比 18
換気血流比不均衡 154, 168
観血的動脈圧測定 155
間質性肺炎 51
患者管理鎮痛法 171
緩徐導入 189
緩徐導入法 136
眼神経 82
乾性ラ音 204
感染性心内膜炎（IE）予防 55
冠動脈疾患 33

249

索引

冠動脈バイパス術 54
寒熱 237
漢方・鍼灸 237
漢方療法 240
陥没呼吸 193
ガンマナイフ 232
顔面肩甲上腕型 64
関連痛 225，226

き

気 240
奇異呼吸 172
気うつ 240
気化器 132
気管支けいれん 140，150，163
気管支喘息 35
気管挿管 136，155，180，213
気管タグ 172
気管チューブ 135
気逆 240
気血水 238
偽コリンエステラーゼ 91，147
起坐呼吸 204
希釈式自己血 160
基準値 158
喫煙指数 52
拮抗 149
拮抗薬 29
気道確保 136，208
気道過敏性 49
気道抵抗 14
気道の加湿 154
気道閉塞 150，163，193
気道モデリング 49
機能的残気量 14，125，168，195
気の思想 237
揮発性麻酔薬 128，183
吸引装置 185

救急通報 208
急性冠症候群 52，202
急性出血 158
急性疼痛 222
急性副腎機能不全 61
急速導入法 136
吸入酸素濃度 154
吸入鎮静法 109
吸入麻酔薬 128
救命の連鎖 206
救命率 207
胸郭包み込み両拇指圧迫法 217
競合 146
競合阻害 149
頬神経 83，103
胸部突き上げ法 218
胸部誘導 6
胸壁 12
虚血性変化 164
虚実 237
虚症 239
起立性低血圧 195
緊急時対応 3
緊急時の適合血輸血 162
筋線維束収縮 146

く

空気塞栓 164
駆血帯 77
駆出期 8
口すぼめ呼吸 50
クモ膜下出血 35，204
グルクロン酸抱合 142
グルタミン作動性NMDA受容体 141
クロージングボリューム 195

け

経穴 240
経口エアウェイ 134

経口摂取制限 155，182，188
頸動脈小体 23
頸動脈触知 208
軽度認知機能障害 194
経鼻エアウェイ 134
経鼻挿管 170
経皮的冠動脈形成術 54
経皮的動脈血酸素飽和度 168
経絡 240
けいれん 175
血 240
血圧 9
血圧測定 154
血圧低下 164
血液ガス分析 153，156，168
血液/ガス分配係数 126
血液製剤 158
血液分布異常性ショック 165
血管収縮薬 93
血管迷走神経反射 108
血小板数 42，45
血小板濃厚液 161
血清カリウム 42
血清クレアチニン 62
血中溶解酸素 20
原始反射 178
健忘効果 108

こ

誤飲・誤嚥 205
口咽頭エアウェイ 213
高カリウム血症 160，164
交感神経 29
交感神経刺激 10
抗凝固療法 179
口腔機能 179
口腔内灼熱症候群 231
高血圧症 33
高血圧性脳症 52
抗血小板療法 179
高血糖 166

抗コリンエステラーゼ薬 147
抗コリン薬 183
交差適合試験 160
後上歯槽枝 82，101
恒常性 238
拘束性換気障害 15，44
好中球減少症 68
抗てんかん薬 178
喉頭けいれん 140，146，150，
　163
行動調整 3，178
喉頭展開 155
行動変容法 178
高二酸化炭素血症 163
興奮期 136
誤嚥性肺炎 164
呼気終末二酸化炭素分圧 153，
　214
呼気炭酸ガスモニター 154
呼吸回路 132
呼吸困難感 201
呼吸性アシドーシス 27
呼吸性アルカローシス 27，
　201
呼吸の抑制・停止 163
呼吸リハビリテーション 51
鼓索神経 83
五臓六腑 240
骨小孔 84，85
骨内注射法 99
コハク酸エステル化合物 50
コリンエステラーゼ 146
コルトコフ（Korotkoff）音 71
混合性換気障害 44
コンプライアンス 13

さ

細小血管症 59
最小肺胞濃度 126，191，199
最大吸気量 14
最大手術血液準備量 161

最大上刺激 148
細胞外液補充液 155
左脚 5
左心室 5
左心不全 204
左心房 5
作動薬 29
左→右短絡 56
酸塩基平衡 25
残気量 14
三叉神経 82
三叉神経痛 228，231
三尖弁 5
酸素含有量較差 12
酸素ボンベ 131
三方活栓 120

し

歯科治療恐怖症 109
歯科的障害者 177
糸球体濾過量 62
軸索反射 226
シクロオキシゲナーゼ 50
刺激伝導系 5
自己血輸血 160
自己心拍再開 211
自己調節機能 12
自己調節鎮痛 171
自己免疫性甲状腺炎 60
歯根膜内麻酔 96
四診 238
肢帯型 64
失語症 58
実証 239
至適鎮静状態 112
自動体外式除細動器 207
自動調節能 140
シバリング 174
自閉スペクトラム症 178
助産婦の手 201
シャント 56

集合発射 31
収縮期血圧 9
周術期呼吸器合併症 49
収束 225，226
重炭酸塩 22
重炭酸緩衝系 26
重炭酸ナトリウム 156
終板 146
出血時間 45
術後せん妄 200
術後認知機能障害 200
術後の悪心・嘔吐 175
術後無気肺 49
循環系 4
循環血液量 155
循環血液量減少性ショック
　165
循環式呼吸回路 132
証 237，238
上顎結節 82
上顎結節注射法 101
上顎神経 82
上気道 48
小球性低色素性貧血 67
小口蓋孔 82
小口蓋神経 82
上歯神経叢 82
上小脳動脈 232
静脈血栓塞栓症 173
静脈内注射 77
静脈内鎮静法 109
静脈内留置針 78
上腕動脈 217
食道挿管 138，163
ショック体位 201
シリンジポンプ 118
心因性疼痛 222，223
心音 8
侵害受容器 88，221
侵害受容性疼痛 222
心外閉塞・拘束性ショック
　165

251

索引

鍼灸療法 240
心筋梗塞 174
心筋酸素需給バランス 53, 142
神経筋接合部 146
神経血管減圧術 232
神経腫 227
神経障害性疼痛 222，223
神経伝達物質 29
神経ブロック療法 232
心原性ショック 165
腎硬化症 63
人工鼻 154
心室細動 211
心室頻拍 164
浸潤麻酔 82
浸潤麻酔法 95，96，97
心身一如 237
新鮮凍結血漿 161
身体化症状 231
身体症状症 231
身体的苦痛 234
深鎮静 3，109
心停止 165
心電図モニタ 154
心肺蘇生 207
心拍再開 216
心拍出量 8
深部静脈血栓症 170
心房細動 179
心房収縮期 8
蕁麻疹 50

す

水痘帯状疱疹ウイルス 230, 235
スガマデクス 139

せ

正円孔 82
正球性正色素性貧血 67

静止膜電位 88
精神鎮静法 108
生体監視モニター 180
声門下浮腫 193
喘鳴 49
生理学的死腔 18
責任血管 232
赤血球液 158
接合部間隙 146
切歯孔 82
切歯孔注射法 102
舌神経 83，102，231
セボフルラン 128，181，183
前酸素化 136
前上歯槽枝 82，100
全静脈麻酔 191
全身管理学 2
前投薬 188
全肺気量 14
せん妄 174

そ

早期離床 180
相乗効果 143
臓腑 240
僧帽弁 5
ソーダライム 133
組織/血液分配係数 126
蹲踞の姿勢 56

た

タートラジン 50
体温 41
大球性正色素性貧血 67
大血管症 59
大口蓋孔 82
大口蓋孔注射法 101
大口蓋神経 82，101
代謝性アシドーシス 27，156, 166

代謝性アルカローシス 27, 156
体循環 4
帯状疱疹 230
帯状疱疹後神経痛 228
代替・相補医療 237
大動脈小体 23
大動脈弁 5
体内閉鎖腔の増大 129
タイプアンドスクリーン 161
多臓器障害 166
脱窒素 136
脱分極 88，146
脱分極性筋弛緩薬 146
炭酸脱水酵素 22
単収縮高 148
単純疱疹ウイルス 235
弾性抵抗 14
断層法 43
ダントロレン 166

ち

チアノーゼ 70，73，172
遅延型アレルギー 104
知覚過敏 236
窒息サイン 212
知的障害者 108
チトクロームP-450 91，141
中医学 240
中央配管 131
中上歯槽枝 82，100
中心静脈圧 10
中枢性感作 227
中枢性顔面神経麻痺 235
中庸 238
長期増強 227
聴性誘発電位 128
貯血式自己血 160

て

低カリウム血症 164

低血糖 166
抵抗血管 9
低酸素症 162
低酸素血症 163
笛様音 49
デスフルラン 128, 181, 183
テタヌス刺激 149
電位依存性Na^+チャネル 88, 89
電解質異常 164
てんかん 178
電撃様疼痛 231
伝達麻酔 82
伝達麻酔法 95
テント状T波 164

と

疼痛構造化問診 225
導尿 180
糖尿病腎症 63
頭部後屈あご先挙上法 208
洞房結節 5
動脈血中二酸化炭素分圧 154
等容弛緩期 8
特発性間質性肺炎 51
特発性心筋症 56
特発性肺線維症 51
トリガーゾーン 231
トリガー値 158
努力性肺活量 15

な

内因性カテコラミン 141
生ワクチン 37

に

ニコチン 51
ニコチン受容体 30
ニコチン性ACh受容体 146
二酸化炭素吸収装置 133
二次ガス効果 124

二次救命処置 206
二次性BMS 233
二次痛 221
妊娠 108
認知 178
認知行動療法 230, 231
認知症 179, 194, 199

の

脳血管障害 35, 179
脳血管の自動調節能 58
脳血栓 204
脳梗塞 35, 57, 204
脳出血 57
脳性麻痺 178
脳塞栓 204
脳卒中 52
濃度効果 124
脳内出血 204
ノルアドレナリン 10, 29

は

肺活量 14, 15, 51
肺気腫病変 50
肺血栓塞栓症 173
肺循環 4
肺水腫 164
肺線維症 51
肺塞栓血栓症 164
バイタルサイン 185
肺動脈弁 5
肺胞換気方程式 17
肺胞換気量 16, 124
肺胞気方程式 17
肺胞気麻酔薬濃度 123
肺胞死腔 18
ハイムリック法 212
廃用症候群 200
肺リクルートメント 172
背部叩打法 218
破局的思考 224

橋 23
橋本病 60
バセドウ病 59
白血病 68
八綱 237
鼻マスク 113
パニック 178
パラベン 50
バランス麻酔 145
鍼治療 240
パルスオキシメータ 153, 154
バルビタール 183
バルビツレイト 140
反応 208
反復性発作性 231
半閉鎖式 132
半閉鎖式回路 132

ひ

ビール樽状胸郭 50
鼻咽頭エアウェイ 213
日帰り全身麻酔 177
鼻腔エアウェイ 184
鼻口蓋神経 82, 102
ヒス束 5
ヒスタミン遊離作用 49, 147
非ステロイド系抗炎症鎮痛薬 171
非ステロイド性抗炎症薬 50
肥大型心筋症 56
非脱分極性筋弛緩薬 147
鼻閉 111
肥満 37
標治 239
標的濃度調節持続静注 118, 199
表面張力 13
表面麻酔 82
表面麻酔法 95, 97
表裏 237
ピンインデックスシステム 112, 131

索引

貧血 62

ふ

不安定狭心症 53
フェリプレシン 93，94
不活化ワクチン 37
不規則抗体スクリーニング検査 161
副交感神経 29
副腎クリーゼ 61
不顕性誤嚥 195
不随意運動 178
不整脈 164，166
普通感冒 48
ブラ 129
ふるえ 174
プルキンエ線維 6
フルストマック 138
フレキシブルタイプ 180
プロカイン 86
プロトロンビン時間 45
プロポフォール 180，181，183
プロポフォール注入症候群 143
分時換気量 16，74
分時肺胞換気量 16

へ

平均血圧 9
閉鎖腔 110
閉塞性換気障害 15，44
ペースメーカー 5
ヘーリング–ブロイエル反射 24
ヘモグロビン 42
ヘモグロビン酸素解離曲線 20
弁証論治 238
ベンゾジアゼピン系薬剤 119，183

ほ

房室結節 5
包接 149
乏尿 175
ボーア（Bohr）効果 21
ホールデン（Haldane）効果 22
補瀉 238
補助呼吸 154
ボバース反射抑制体位 178
ホメオスターシス 238
本治 239
ポンプ 145
ボンベ 131

ま

末梢化学受容器 23
末梢気道病変 50
末梢性感作 227
末梢性顔面神経麻痺 235
麻薬桔抗性鎮痛薬 171
麻薬性鎮痛薬 171
マルチモーダル鎮痛 171
慢性糸球体腎炎 63
慢性疼痛 222

み

右→左シャント 56
ミダゾラム 183
脈拍欠損 39

む

ムスカリン受容体 30
ムスカリン性ACh受容体 147
無尿 175
無脈性心室頻拍 211

め

迷走神経 10
迷走神経緊張状態 201
メトヘモグロビン血症 92

ゆ

有意識下鎮静 109
輸液 139

よ

陽圧換気 154
陽イオン型 86
溶解 22
容量血管 10
翼口蓋神経 82
翼突下顎隙 83
翼突下顎ヒダ 102
予備呼気量 14
四連反応比 148

ら

ラテックスアレルギー 37
ラリンジアルマスク 184
ラリンジアルマスクエアウェイ 180
卵円孔 82，83

り

リザーバーバッグ 112
リドカイン 86
リバース 149
流量計 132

ろ

ロイコトリエン 50
労作性狭心症 53，203
ロクロニウム 183
六気 242

この度は弊社の書籍をご購入いただき、誠にありがとうございました。
本書籍に掲載内容の更新や訂正があった際は、弊社ホームページ「追加情報」
にてお知らせいたします。下記のURLまたはQRコードをご利用ください。

http://www.nagasueshoten.co.jp/extra.html

第5版　臨床歯科麻酔学		ISBN 978-4-8160-1356-0

Ⓒ 1995. 5.20　第1版　第1刷
　 1999. 4. 1　新訂版　第1刷
　 1999. 8. 1　新訂版　第2刷
　 2005. 4. 4　第3版　第1刷
　 2011. 9.19　第4版　第1刷
　 2018. 1.10　第4版　第2刷
　 2019. 1.19　第5版　第1刷

編集代表　丹羽　均
発行者　　永末英樹
印　刷　　創栄図書印刷 株式会社
製　本　　新生製本 株式会社

発行所　株式会社　永末書店

〒602-8446　京都市上京区五辻通大宮西入五辻町69-2
（本社）電話 075-415-7280　FAX 075-415-7290　（東京店）電話 03-3812-7180　FAX 03-3812-7181
永末書店 ホームページ　http://www.nagasueshoten.co.jp

＊内容の誤り、内容についての質問は、編集部までご連絡ください。
＊刊行後に本書に掲載している情報などの変更箇所および誤植が確認された場合、弊社ホームページにて訂正させていただきます。
＊乱丁・落丁の場合はお取り替えいたしますので、本社・商品センター（075-415-7280）までお申し出ください。

・本書の複製権・翻訳権・翻案権・上映権・譲渡権・貸与権・公衆送信権（送信可能化権を含む）は、株式会社永末書店が保有します。
・本書を代行業者等の第三者に依頼してスキャンやデジタル化することは、たとえ個人や家庭内の利用でも著作権法違反です。
　いかなる場合でも一切認められませんのでご注意ください。

JCOPY　＜(社)出版者著作権管理機構　委託出版物＞
本書の無断複写は著作権法上での例外を除き禁じられています。複写される場合は、そのつど事前に、(社)出版者著作権管理機構（電話 03-3513-6969、FAX 03-3513-6979、e-mail: info@jcopy.or.jp）の許諾を得てください。